光요법

통합의학적 해석

차용철 · 김상희 · 최상기

陰 陽 五 行

음양오행

Light Therapy

보문각

光요법 : 통합의학적 해석

초판발행 2024년 02월 23일
초판인쇄 2024년 02월 27일

지은이 차용철 · 김상희 · 최상기
펴낸이 이호동
발행처 보문각
블로그 http://blog.naver.com/bomungak
e-mail bomungak@naver.com
주소 서울시 서초구 바우뫼로 7길 8
등록번호 302-2003-00085
전화 02)468-0457
팩스 02)468-0458

값 35,000원

ISBN 978-89-6220-463-6 93510

서문

빛은 생명의 근원(根源)이다. 지구상의 모든 생물이 지구의 운동에 의해 생기는 빛과 어둠의 리듬에 반응한다. 사람은 빛이 몸과 정신에도 영향을 미친다는 것을 인지할 수 있고, 우리가 생활하는 자연환경에서 독특한 역할을 가지고 있다. 빛은 모두가 의존하는 에너지 원(原)으로서 물질적 차원에 속하며, 정신적 차원에서도 가장 최우선적으로 고양(高陽)되는 모든 것의 상징이라고 생각된다.

색(色)은 눈으로 볼 수 있는 에너지이다. 빛은 에너지이다. 색(色)은 빛이다. 그러므로 색(色)은 에너지이다. 우리가 보는 세상은 빛 에너지로 가득차 있고 에너지는 사람 주변과 인체 내부에서 소용돌이 치고 인체의 생물학적 실재는 인체가 DNA, 세포, 인체에 스며드는 수조 개의 생체 광자에 이르기까지 빛의 존재라는 것이다. 신체의 가장 밀도가 높은 부분인 뼈조차도 압축될 때 전기(빛)를 만드는 압전 결정 구조이다. 그리고 우리에게 힘을 주는 이 빛은 태양과 별, 번개와 반딧불등 우주 전체에 힘을 주는 빛과 같다고 할 수 있으며 우리는 전기적으로 연결된 현실에 휩싸인 전자기적 존재이다.

일광(日光)의 전자기적 특성으로 인해 탁월한 에너지장인 빛이 있다. 양자 물리학, 생체 전기 및 기타 성장하는 과학 분야의 발전에도 불구하고 우리가 과학과 영성을 구분하는 경계선에 부딪힌 것은 에너지 문제이다. 그것은 인간의 에너지 장을 구성하는 근원적인 물질, 아마도 다양한 밀도로 모든 생명과 우주를 구성하는 물질이다고 볼 수 있다. 우리는 전자기적으로 연결된 우주에 살고 있고 그것은 모두 하나의 빛, 하나의 전기, 하나의 근원 에너지, 하나의 보편적 자기장이며, 우리가 볼 수 있고 볼 수 없는 것으로 회전하며 귀결된다.

서(書)의 내용은 인체의 새로운 가능성을 전달하고 '더 많은 다른 것'을 공개적으로 논의하는 것이다. 많은 독자들이 현재의 지식에 대한 수용(受容)과 새로운 기술에 대해 보다 검증되었으며 온화하고 가치 있는 접근 방식의 지식 탐색(探索)을 권고한다.

광요법은 비록 아직 대중에서 많이 알려지지 않은 대체의학의 한 분야이나 더불어 색채의학 작용의 기전을 이해하는 데 기초지식이 될 것이라 생각된다. 그리고 광치료 요법은 질병의 근원적인 부분을 다스리는 부작용이 거의 없는 치료법이라 사료되고, 앞으로 더 많은 관계 연구자들이 새로운 지식과 기술적인 면을 논의하고 연구하기를 기대한다.

본서(書)는 광요법에 대한 의료 매뉴얼이 아닌 연구 기초용 및 의료 건강의 참고용으로 저술되었으며, 여기에 포함된 통합의학적 발상 및 제안은 독자의 개인 전문 의료인과의 컨설팅 및 조언을 대체할 수 없다. 그러므로, 독자에게 의료건강상 문제가 있는 경우 자격을 소지한 전문의료인에게 상담 및 치료를 구하기를 적극 권장한다.

전 수원대학교 스포츠과학부 교수
차 용 철

차 례

CHAPTER 1 광요법

악(惡)에 의해 우리의 상상력이 지배당하고
우리의 사고방식이 좌우되며,
우리의 반응이 결정되는 순간
우리는 선한 것과 참된 것과 아름다운 것을 볼 수 없게 된다.

① 개요

현대의 건강(建康), 보건(保健), 위생(衛生), 의과학은 생화학(生化學)에 기반을 두고 있으며 주로 화학적인 측면을 다룬다. 일반적으로 인간(人間) 유기체의 전자기(電磁氣)적인 측면은 실용화를 위한 계속적인 연구가 진행되고 있으나 주류 분야로 활용하는 데 장벽이 있다. 생리학에 따르면 신체의 천연 화학 물질 대부분은 전기(電氣) 신호 또는 전기(電氣) 화학(化學) 반응에 의해 활성된다. 의사들이 진단을 위해 신체의 여러 전기 시스템(예: ECG, EEG, EMG 및 MEG)을 사용하지만, 치료용 전자 시스템(예: 심장 박동기, 제세동기, 뼈 치유기구 등) 사용은 훨씬 적으며 활용을 위한 지속적인 연구가 필요한 실정이다.

마이크로파, 무선 주파수, 가시광선 스펙트럼, ELF 및 음향 주파수 범위의 에너지를 포함하는 전자기(電磁氣) 에너지 장은 생물학적 규제의 모든 측면에 큰 영향을 미치는 것으로 나타났다. 전자기 복사 에너지의 특정 주파수와 패턴은 ① 세포 분열, ② 유전자 조절, ③ DNA, RNA 및 단백질 합성, ④ 단백질 구조 및 기능, ⑤ 형태 형성, ⑥ 재건, ⑦ 신경 전도 및 성장 등을 조절한다(Candace Pert, James Oschman, 2000).

전자기장(電子氣場)이 효소와 세포에 영향을 미칠 수 있지만 원칙적으로 약리학적 선택성을 얻기 위해 화학 구조를 조절하는 것과 거의 같은 방식으로 치료제로서 전자기 파형을 조정할 수 있는 방법은 거의 없다. 전자기 신호의 높은 특이성은 제약 물질에 공통적인 많은 부작용 없이 활동의 '직접 표적화'를 유도할 수 있다.

화학 반응은 기본적으로 반응 파트너의 분할 또는 조합으로 이루어진다. 이것에 대한 세포의 예는, 구연산 순환에서 음식물의 산화와 호흡 사슬에서 ATP 생산이다. 세포에서 화학 반응을 실현하려면 관련 파트너가 만날 수 있는 충분한 운동 에너지가 필요하다. 일반적으로 전하(電荷) 분포를 변경하기 위해 적어도 짧은 시간 동안 반응 매체(媒體) 중 하나 이상을 자극해야 한다. 구성 요소의 팀 작업에서 이러한 필수 규정은 전자기 복사 현상에 의해 시작된다. 즉, 세포에서 특별한 주파수, 파장, 강도, 확산 또는 편광의 복사선의 유무가 반응이 발생하는지 여부를 결정하는 중요한 요소이다(Wilden).

현대의 서양 의학의 흐름을 살펴보면 치료 방식과 개념은 3가지 연대기 단계로 쉽게 구분된다. 그것은 1) 수술 관점의 물리의학(Physical medicine), 2) 약물 선호의 화학 의학(Chemical medicine), 3) 그 이외의 에너지 의학(Energy medicine)이다.

1) 물리의학

물리의학(수술)은 19~20세기 초에 유럽과 미주지역에서 치료의 목적으로 행해졌던 의학을 말한다. 의료에 대한 수술적 접근 방식은 남북 전쟁과 제1, 2차 세계 대전의 전장(戰場)에서 발전되었다. 발이 감염되면 의사는 발을 절단하였다. 수술은 용감무쌍한 방법으로 간주되었고 질병은 신체 기관의 물리적 기능 장애로 인해 발생하는 것으로 이해되었다. 수술은 서양 의학에서 가장 흔한 극적인 치료 개입이다. 미세 수술의 발전으로 손가락과 팔다리를 성공적으로 재연결하는 놀라운 이점을 얻었으며 작은 혈관, 심지어 신경까지 믿을 수 없을 정도로 정밀하게 다시 연결하고 있다.

문제는 생명을 구하는 수술이 최선의 선택일 때 초점(焦點)을 맞추다 보니 위기(危機)가 터질 때까지 기다렸다가 조치를 취하지 않는 경향이 있다는 것이다. 결과적으로 현대 서양 의학은 질병의 외부 원인, 극적인 개입 및 증상 완화에 중점을 둔다. 실제로 사람들의 문제를 일으키는 것이 무엇인지 알아내야 하는 딜레마에 직면하게 된다.

수술은 경우에 따라 완벽하게 적절하지만 너무 많은 경우에 불필요한 치료법으로 입증되었다. 매우 극단적으로 절개 등의 침습적이며 때로는 효과가 없을 때가 있다. 1976년 미국 의학 협회(American Medical Association)는 불필요한 수술에 대해 의회 청문회에서 "미국인에게 39억 달러의 비용으로 240만 명의 불필요한 수술이 시행되었고 11,900명의 환자가 불필요한 수술로 사망했다."라고 서술하였으며, 그리고 40년이 지난 지금도 별로 달라진 것이 없어 보인다(Stahel, et al., 2017).

신체적 고통은 아마도 인간이 대처해야 하는 가장 흔한 증상일 것이다. 2016년에는 미국 인구의 약 15%에 해당하는 약 5천만 명이 만성 통증을 앓고 있는 것으로 추산되고 있다. 서구 세계에서 우리는 처음부터 증상의 원인인 불균형에서 벗어나기 위해 노력하기보다는 증상을 완화하는 방법으로 약물과 수술에 의존하는 경향이 있다. 이는 건강 관리 시스템, 더 정확하게는 질병 관리 시스템을 수행하는 데 매우 비용이 많이 드는 방법으로 볼 수 있다.

2) 화학 의학

화학 의학(약물)은 페니실린의 발견과 처방약 또는 항생제와 같은 특정 화학 물질이 전염병을 표적으로 삼아 파괴할 수 있다는 사실적인 근거에 따라 등장한다. 이 믿음은 오늘날까지 계속되고 있으며, 질병은 평생 처방약으로 치료해야 하는 '화학적 불균형'으로 접근되고 설명된다.

화학 의학은 새로운 치료제의 도입으로 이어지는 지식 창출에 화학 및 생물학의 원리를 적용하며, 목적은 약물로 사용하기에 적합한 새로운 화합물을 설계하고 발견하는 연구이다. 암을 치료하기 위해서 암세포를 파괴하기 위한 약물을 사용한다. 이러한 유형의 암 치료는 암세포가 성장하고, 분열하고, 더 많은 세포를 만드는 것을 막는 방식으로 작동하며 화학 의학은 다양한 암의 치료법으로 사용될 수 있다.

현대 의학의 일반적인 접근은 건강이 나빠지는 원인을 정신적, 신체적, 감정적, 영적 원인이 복합적으로 작용한 것이 아니라 단순히 신체의 생화학적 역학이 부적절하기 때문이라고 여긴다. 그러므로 몸과 마음, 영혼에 무슨 일이 일어나고 있는지 완전히 고심하기보다는 그들의 '화학적 불균형'을 교정하기 위해 약물 치료적 개입으로 접근한다.

3) 에너지 의학(침술, 광치료, 진동의학 등)

불과 수십 년 전만 해도 과학적 사고는 어떠한 종류의 인간(人間) 유기체의 에너지장의 존재를 부인했다. 에너지 의학은 의료계의 주류에서 이제 연구 대상으로 관심을 가지게 되었다. 지금은 인체에 에너지 장이 존재한다는 것을 확실하게 알고 있다. 에너지 의학에서 미묘한 에너지 시스템의 강력한 효과를 탐구하고 치유를 위해 활용하고 있다. 에너지 의학은 국부적인 정보보다는 환자의 생활(生活) 전체의 유기적 정보를 인지(認知)한다. 또한 인체는 화학 물질 투쟁 장(場)이 아니며 질병과 건강 모두 단순한 증상보다 훨씬 더 깊은 근본적이고 우주적인 원인이 있다고 간주(看做)한다.

초전도 양자 간섭 장치(SQUID) 자력계 장치는 신체의 생화학적 및 생리적 활동에 의해 생성되는 생체의 미세 자기장을 감지할 수 있다. SQUID는 Superconducting Quantum Interference Device의 약자이다. 신체 주변의 생체 자기장은 EEG 및 ECG와 같은 기존의 전기 측정보다 환자의 건강을 더 정확하게 판독하는 것으로 알려진다. 사실 과학자들은 이제 심장의 전자기장이 너무 강력해서 몸에서 91cm 떨어져서 정확하게 측정할 수 있다는 것을 알게 되었다(McCraty). 전자기장 자체에는 3차원 또는 홀로그램 방식으로 정보가 포함되어 있기 때문에 신체의 모든 지점과 전자기장의 모든 지점에서 판독할 수 있다.

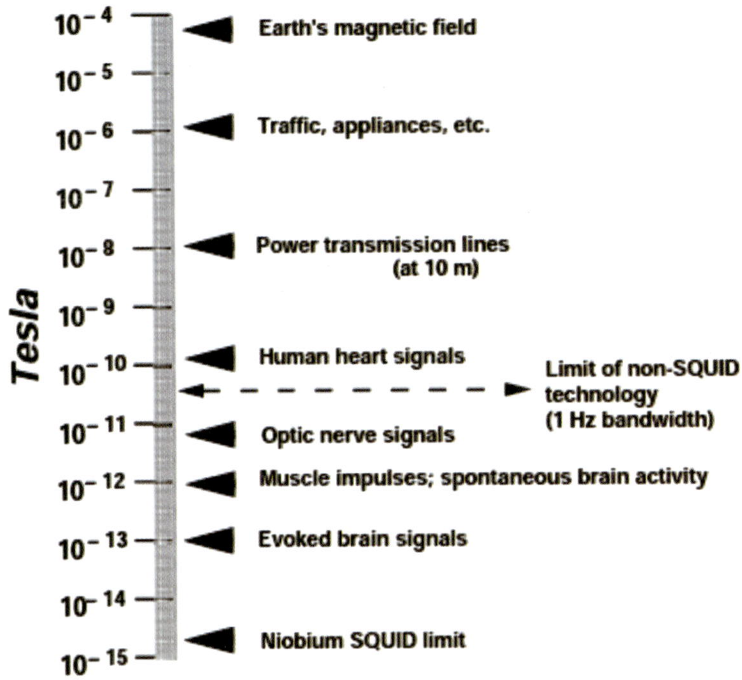

그림 1.1 다양한 소스의 자기장 수준 – SQUID 감도(RWTH AACHEN UNIVERSITY).

그럼에도 불구하고 전통적인 서구 의료 관행에서는 에너지 분야의 중요성을 고려하지 않고 있다. 결과적으로 환자들은 질병의 근본적인 원인에 대한 적절한 주의 부족으로 인해 불필요하게 고통을 겪는 경우가 많다.

효과적이고 널리 수용되는 보완대체요법으로 침술이 있다.

Wikipedia에서는 TCM(Traditional Chinese Medicine, 중의학)의 이론과 실천은 과학적 지식에 근거하지 않는다고 언급한다. 그러나 대중 과학 잡지인 *Scientific American*은 2014년에 다음과 같이 서술하고 있다.

> "침술이 만성 통증 상태에 효과적이라는 강력한 증거가 존재한다. 우울증의 경우 침술이 기존 치료에 유용한 보조 요법이라는 증거가 있다. 최근 한 실험에서 침술을 받은 항우울제를 복용한 환자들은 방금 약을 복용한 환자들보다 훨씬 더 나은 결과를 보였다."

아마도 수천 년 전 침술이 시작된 이래로 침술을 통해 통증이 완화되고 건강이 개선된 수백만 명의 증언이 더 설득력이 있다. 한의사들이 오랫동안 사용하고 인정하고 있는 경락(經絡)에 대한 지식과 이해는 한때 서양인들에게는 신비하고 이상한 것으로 여겨졌다. 그러나 주류 과학이 대체 요법이 실제로 실행 가능하다는 것을 인정하기 시작하면서 더 많은 사람들이 기(氣)를 활용하는 방법에 긍정적인 반응을 보였다.

지난 40년 동안 에너지 치유 방법을 포함한 자연 치유 방법으로의 급격한 변화가 있었다. 사람들은 회복을 위한 비침습적 방법을 찾고 있는 반면, 의료 및 제약 시설은 예방 접종 관행과 화학 요법에 두 배로 노력하고 있다. 그러나 인체(人體)가 활기차고 감정적이며 영적인 존재임을 증명하는 많은 논증과 증거가 존재한다.

진동(振動) 의학이라고도 불리는 에너지 의학은 모든 물질이 정확한 주파수로 진동하고 공진(共振)한다는 과학적 원리를 기반으로 하며, 물질의 균형이 회복될 수 있다고 주장한다. 진동 의학은 고착된 에너지를 부드럽게 유도하여 움직이거나 다시 진동시키거나 과도하게 자극된 에너지의 본질적인 안정 상태를 탐구한다. 대체로 진동 의학의 치유 기술 발전의 다음 단계로 여긴다. 부정적인 부작용 없이 매우 저렴한 비용으로 강력한 치유를 제공할 수 있다.

컬러 테라피(color therapy) 또는 크로모 테라피는 질병을 치료하기 위해 전자기선(electromagnetic radiations)의 가시광선 대역 색(色)을 사용하는 치료 방법이다. 크로모테라피(chromotherapy)의 가시광선 범위의 전자기선, 즉 색(色)의 원리에 따르면 인체의 생화학(生化學) 및 호르몬 과정의 주요 활성제(活性劑)인 전기(電氣) 충격(衝擊) 및 자기(磁氣) 전류 또는 에너지장(場), 세포로 구성된 전체 시스템 및 그 장기(臟器)의 균형을 유지하는 데 필요한 자극제 또는 진정제를 생성할 수 있다(Hassan, 2000). 그리고 현재의 과학과 기술의 다학제적 Photonics, 빛 전달 및 세포 상호 작용을 연구하는 생체광자학(biophotonics) 분야와 연결할 수 있다.

크로모테라피에는 두 가지 주요 절차가 있는데, 하나는 가시광선에 직접 노출되는 것이고 다른 하나는 하이드로-크로모테라피(hydro-chromotherapy)라고 하는 특정된 고유 주파수를 가진 색(色)으로 수화(水和)된 물(水)을 통한 것이다(Azeemi, 1999). 이러한 기술은 특히 양자적(量子的) 현상의 과학적 연구에서 여전히 저평가(低評價) 되고 있다. 의학은 계속 발전하고 있고, 살아 있는 유기체의 작용 기전과 활동 지표로 간주할 수 있는 정량화는 여전히 진행 중이다. 호르몬, 사이토카인(면역 체계를 조절하는 호르몬), 성장 인자, 종양 억제제 등 화학적 신호의 메커니즘에 대한 발견이 계속되고 있지만 초자연적인 현상을 설명할 수는 없다.

2 기본 원리

1) 빛과 색의 물리학

우주의 모든 발현(發顯)은 진동한다. 그러므로 사람의 경우도 마찬가지이며, 주파수에 동조(同調)할 수 있다. 마찬가지로 인체의 각 원자, 세포 및 기관은 설정된 주파수에 따라 진동한다(Sanders 1926). 빛 에너지의 파형은 파동 또는 양자로 알려진 자체 공간을 구성한다. 이러한 공간의 구성은 물질과 관련된 에너지의 횡파 형태의 진동적이고 상속된 특성 때문이다. 사람의 진동수가 변하면 사람에게 부조화나 불균형이 초래된다(Amber, 1983). 부조화, 불균형은 질병 유발의 하나의 요인으로 특정 장기(臟器) 기관의 진동 활동이 정상적인 상태에서 벗어날 때 발생한다(Baker, 1991). 광(光)을 이용한 치료는 개인의 주파수 균형을 재조정하는 것을 목표로 한다.

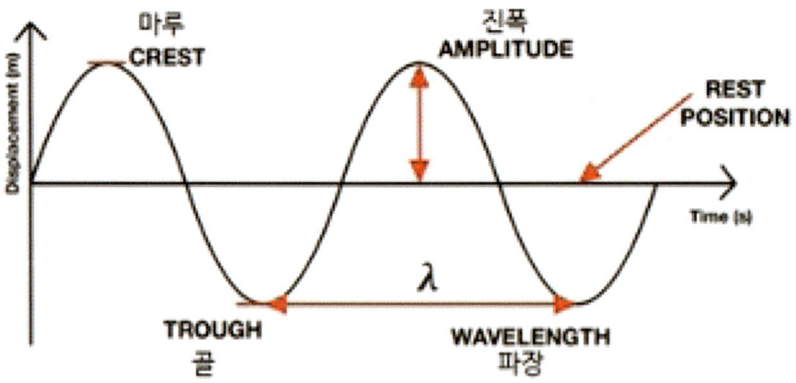

그림 1.2 파장.

감마선, X선, 라디오파, 가시광선, 자외선 및 적외선을 포함하여 전자기선(electromagnetic radiations)에는 다양한 유형과 동일한 특성이 있다. 이들의 전체 배열은 가장 긴 파장(1mm에서 수 킬로미터 범위의 전파)에서 가장 짧은 파장(0.1nm 미만의 감마선)까지의 파장 순서의 전자기장으로 알려져 있다. 인간의 눈이 다채로운 색(色)으로 시각화(視覺化)할 수 있는 대략 780나노미터(nm)에서 380나노미터(nm) 범위의 전자기 파장을 가시광선이라고 한다.

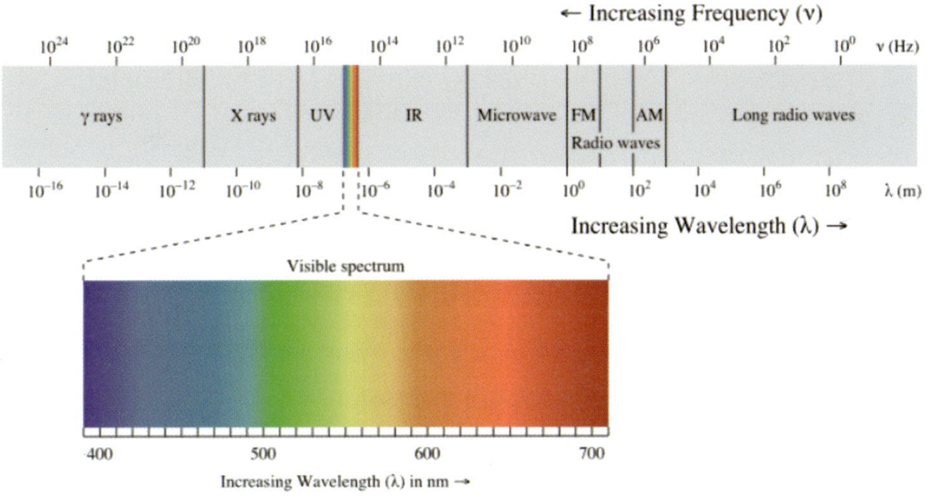

그림 1.3 전자기 스펙트럼.

높은 주파수는 짧은 파장을 가지며 낮은 주파수는 긴 파장을 가진다. 가시광선 스펙트럼에는 파장과 진폭으로 구별되는 수 많은 색(色)이 포함되어 있으며, 인간의 눈에 보이는 전자기장의 하나의 대역이다.

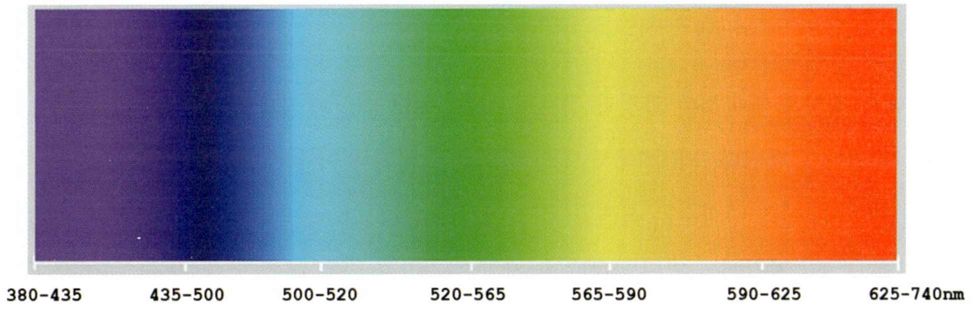

그림 1.4 가시광선 대역의 파장과 색상.

〈표 1.1〉은 다른 파장의 주파수와 가시 색(色)을 보여준다.

표 1.1 색(色)별 파장과 주파수

색(色)	파장(nm)	주파수(Hz)
자주색(Violet)	380 ~ 450	7.14×10^{14}
파란색(Blue)	450 ~ 490	6.38×10^{14}
초록색(Green)	490 ~ 560	5.66×10^{14}
노란색(Yellow)	560 ~ 590	5.17×10^{14}
주황색(Orange)	590 ~ 630	4.84×10^{14}
빨간색(Red)	630 ~ 780	4.28×10^{14}

이러한 광원의 조합은 우리가 태양과 대부분의 인공 광원에서 볼 수 있는 백색광을 생성한다. 이것은 무지개에서 자연적으로 발생한다. 백색광이 프리즘을 통해 굴절될 때도 발생한다. 과학적으로 뉴턴은 1666년에 프리즘을 실험하여 우리가 이러한 굴절에서 보는 것이 백색광의 구성 색(色)이라는 것을 결정적으로 증명했다. 즉, 그 백색광은(이전에 가정했던 것처럼) 균질하지 않고 무수한 색(色)의 전자기선의 합성물이다.

간단히 말해서, 빛은 에너지이며 색(色) 현상은 에너지와 물질의 상호 작용의 결과물이다.

2) 색(色)을 보는 방법

인간의 눈은 파장이 전체 전자기 대역의 특정 옥타브(380~780millimicron 사이)에 속하는 복사 에너지만 감지할 수 있으므로 색(色)의 일반적인 자극은 전체 전자기 대역의 매우 좁은 영역에서만 나온다. 우리가 무언가를 볼 때 빛은 그 물체에서 반사되어 망막에 이미지를 형성한다. 시신경(視神經)은 반사에 의해 생성된 화학적 변화의 전기 신호를 이용하여 뇌로 전달한다.

여기에서 정보를 해독하는 과정과 정보의 사용, 해당 대상에 대한 인식 형태의 해석이 매우 짧은 시간에 수행된다. 뇌(腦)에서 빛의 속도로 진행되는 이 과정에서 목격된 대상에 존재하는 다양한 색(色)의 주파수는 식별될 뿐만 아니라 감각으로 번역된다. 물체의 상이 형성되는 우리 눈(目)의 망막에는 망막 추체(retinal cones)라고 하는 특정한 색 감지(感知) 기관이 있다.

이 원추체는 빨강, 노랑 및 파랑의 기본 색(色)에 민감하게 반응한다. 색(色)과 관련된 원추체는 해당 색(色)을 포함하는 반사가 우리 눈의 망막에 형성될 때 활성화되어 이미지에서 발견되는 색(色)의 파장과 주파수를 뇌(腦)가 인지하게 된다. 다른 모든 색(色)은 두 가지 이상의 색(色)이 일정한 비율로 조합되어 생성되기 때문에 이러한 색(色)은 동일한 비율로 해당 색(色)의 원추체를 자극하여 해당 색(色)을 보고 인지(認知)할 수 있다.

색(色)은 크게 따뜻한 색(色), 차가운 색(色), 중간 색(色)의 세 가지 범주로 분류된다. 빨강, 주황, 노랑, 및 이들의 모든 색조는 따뜻한 것으로 간주되는 반면 파란색, 하늘색, 남색, 보라색 및 이들의 모든 색조는 차가운 색(色), 녹색 및 이들의 모든 색조는 중간 색(色)이다(Adobe).

3) 크로모테라피의 원리

크로모테라피는 화학적 불균형, 질병 상태 및 부적절한 에너지 진동이 모두 연관 동의어라는 개념을 기반으로 한다. 현대 의학과 과학은 빛이 어떻게 작용하는지에 대한 설명을 제공한다. 이러한 설명은 엄격하게 물리적 기능을 기반으로 하며, 생체 전기 에너지 분야는 고려하지 않는다고 본다.

빛이 신체 조직에 미치는 영향에 대한 현재 과학적 · 의학적 이해는 다음과 같다.

■ 직접적인 영향

신체 조직은 실제로 빛의 전하를 흡수하여 광반응 과정에서 반응한다. 복사 에너지가 흡수되면 에너지 수준이 더 높은 에너지 상태로 올라가고 정상적인 에너지 상태로 돌아가기 전에 산화 및 수 많은 화합물을 결합하는 촉매 역할을 할 수 있다.

■ 간접적인 영향

신체 조직은 빛을 흡수하지 않지만 광자가 방출하는 화학적 신호에 반응한다. 예를 들어 이러한 신호는 호르몬의 작용을 자극하여 혈액을 통해 조직으로 전달된다. 반응을 시작하는 신호는 특수한 광(光) 수용기 세포의 빛에 의한 활성화인 시각을 시작하는 것과 동일한 과정이다. 이 경우 눈의 광수용체 세포는 빛 에너지를 신경 신호로 변환하여 신체의 신경(뉴런)과 내분비(호르몬) 경로를 통해 간접 효과가 보이는 부위나 장기(臟器) 기관으로 전달된다.

화학 원소가 원자의 운동을 가속시키는 연소(燃燒) 또는 기화(氣化) 과정을 거칠 때 생성되는 분광 스펙트럼(spectrograms)의 색(色) 밴드는 이전에 많이 연구되었다. 특정 화학 요소가 가열될 때 방출되는 특정 색(色) 띠와 어두운 선을 프라운호퍼 선[(fraunhoffer lines) (Yonsei University Department of Physics General Physics Labs)]이라고 한다. 프라운호퍼 선은 원래 태양의 광학 스펙트럼에서 어두운 특징(흡수선)으로 관찰되었다. 프라운호퍼는 A부터 K까지의 문자로 줄을 표시했다. 수소 가스를 통해 빛을 비추면 365nm, 656nm 및 820nm의 파장은 수소 원자에 흡수되는 빛의 파장이다.

각 원소가 단위라고 가정하는 과학적 이론과 달리 화학 원소는 실제로 색(色) 화합물이라는 결론을 내렸다. 예를 들어, 수소를 조사했을 때 두 가지 색(色)이 나타난다. 먼저 희미한 파란색과 매우 밝고 우세한 빨간색이 함께 해당 원소의 특징이다. 이로부터 "우리의 몸이 색(色)의 파동 또는 진동의 일정한 균형을 이루는 화학 원소로 구성되어 있다."는 가설에 근거하여 색의 신체 치유 이론의 기초가 정립된다. 따라서 특정 질병은 색(色) 파동의 특이 불균형, 즉 화학적 불균형을 의미한다. 색(色) 의학은 신체의 병든 주파수를 치료할 수 있을 뿐만 아니라 실제 화학 원소/진동을 무독성(無毒性) 형태로 신체에 도입할 수 있다는 것이 분명해진다.

진동 치유 또는 색(色) 의학을 이해하는 열쇠는 물리적, 세포 물질을 둘러싼 영역과 같이 다른 영역에서 복잡한 관계를 형성하여, 더 많은 비물리적 에너지와 관련된 에너지 영역의 경로를 바꾸는 데 있다. 이러한 에너지는 신체를 통해 흐르며 지속적으로 물질화되고 다시 에너지로 되돌아간다.

모든 생물체는 건강 상태에 영향을 미치는 빛에 휩싸여 있다(Azeemi, 1993). 진동 기술의 에너지 재할당 시스템은 표준 전기 변압기와 매우 유사하게 작동하여 신체를 통과하는 전자기 에너지를 이동 및 방향 전환한다. 스펙트럼의 보라색 끝은 에너지 과부하를 완화하고, 빨간색 끝은 일반적으로 시스템의 작동하지 않거나 작동하지 않는 부분을 자극하며, 녹색 중심은 중립 또는 안정화 효과를 제공한다. 치유를 촉진하기 위해 진동 기법은 다른 신체 부위에 필요한 적절한 진동 속도로 작동한다. 예를 들어 건강한 심장은 건강한 비장과 다르게 진동하므로 균형이 맞지 않을 때 다른 진동 속도가 필요하다.

자연 환경에서 일반적으로 어둡고 밝은 색(色)의 물질의 흡수 및 반사 과정을 통해 채색화된다. 검정색은 모든 색(色)의 모두 흡수하고 흰색은 전반사한다. 흡수 및 반사 과정으로 인해 어떤 색(色)이 다른 색(色)보다 따뜻하다고 느낀다. 가시광선의 보라색 대역 끝은 빨간색 대역보다 파장이 더 짧아 더 빠르게 진동하고 에너지가 더 크다. 파장이 점점 짧아지는 보라색 너머에는 엄청난 양의 에너지를 함유한 자외선, X선, 감마선이 있다. 반대 방향에서는 적외선과 전파가 빨간색 끝을 넘어서 더 긴 파장을 가지며 상대적으로 에너지가 거의 없다.

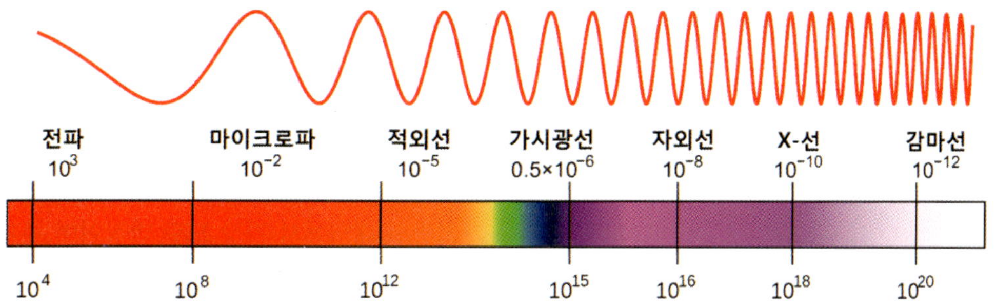

그림 1.5 전자기장의 파장 개념도.

결과적으로 보라색은 백색광(반사)의 에너지에 더 많이 조정되고 빨간색은 검정색 또는 어두운 빛의 에너지(흡수)에 더 많이 조정된다. 따라서 우리는 빨간색이 파란색보다 따뜻하다고 느낀다.

모든 색(色)의 진동은 이러한 주파수에 반응하는 신체의 모든 물리적 시스템과 기관에 영향을 준다. 모든 유기체, 세포 및 원자는 에너지로 존재하며 각 형태에는 주파수 또는 진동이 있다. 바로 에너지이다. 에너지는 자극, 진정 또는 유지하는 특질이 있다. 색약은 다음과 같은 색의 다양한 특성을 활용한다. 자극 효과를 위해 빨간색(전기적 양성): 진정 효과는 파란색(전기적 음성)이고 균형을 잡는 능력은 녹색(전기적 중립)이다. 유사하게 신체의 다양한 기관은 고유 주파수를 통해 진정, 자극 및 중화 기능을 가지고 있다. 색(色)은 에너지 진동으로 인체에 적용하면 매우 짧은 시간에 전신이나 특정 장기를 정상 건강 상태로 되돌릴 수 있다.

인체는 기술적으로 동화 작용과 이화 작용이라고 하는 두 가지 기본 방식으로 반응한다. 동화 작용은 회복의 기능으로 인체를 강화하거나 구성한다. 이화 작용은 신체에서 노폐물과 독성 물질을 제거하는 기능이다. 건강한 신체는 이 두 대사과정 사이에 균형이 있을 때만 제대로 기능할 수 있다. 빨간색/노란색 광선은 일반적으로 단백 동화 기능을 자극하는 반면 파란색/보라색 광선은 이화 작용 측면을 활성화한다. 이것은 면역 체계를 강화하고 박테리아의 균형을 조절하는 효과가 있다. 적색광의 동화 작용과 자색광의 이화 작용이 함께 녹색광이 신진 대사 기능를 조정한다.

4) 색(色)의 속성

색(色)의 배열은 따뜻한 색, 중성 색 및 차가운 색으로 나눌 수 있다. 따뜻한 색은 빨강, 주황, 노랑, 레몬이고, 중간색은 녹색이다. 시원한 색(色)은 청록색, 파란색, 남색, 보라색이다. 스펙트럼의 따뜻한 색(色)(빨간색, 노란색, 주황색 및 레몬)은 신체를 자극하고 해독한다. 일반적으로 열이나 염증과 함께 사용해서는 안 된다.

원색인 빨간색은 가시광선 대역의 한쪽 끝, 적외선 대역에 인접(隣接)하고 있다. 빨간색은 생명(生命), 힘, 활력을 상징한다(Wills, 1993). 가시광선 대역에서 가장 느린 파장이며 주황색-빨간색에서 진한 빨간색까지의 스펙트럼을 가진다. 강력한 활력제이자 자극제이다. 열이나 불을 내포하는 적색은 각성제이며, 적절히 사용하면 오감, 감각 신경계, 간(肝), 적색 혈소판과 헤모글로빈의 생성을 모두 활성화한다. 헤모글로빈에 대한 효과는 에너지를 증가시키고 체온을 높이며 혈액 순환을 개선한다(Hunt, 1956b). 빨간색은 감각 신경을 자극하고 후각, 시각, 청각, 미각 및 촉각 장애에 도움이 된다(Amber, 1983). 또한, 적색 광선은 새로운 적혈구의 생성을 돕기 위해 사용된다(Clark, 1978). 적색은 일반적으로 혈액을 정화하여 인체에 활력을 주지만 피부를 통해 빠르게 정화되고 염증과 특정 신체적 또는 정서적 조건을 활성화하는 경향이 있으므로 광치료 요법 시 극도의 주의를 기울여 사용해야 한다.

주황색은 빨간색에 인접하여 있으며 가시광선 대역의 중심으로 이동한다. 주황색은 여성적 에너지, 창조의 에너지를 상징한다(Wills, 1993). 노랑색과 빨강색을 조합하여 만들어지며, 중간색이다. 그것의 치유력은 두 가지 개별 색상보다 더 크다(Amber, 1983). 출산 후 모유 생산을 촉진한다. 주황색은 폐와 위의 에너지를 높이고 필요한 경우 구토를 돕는다. 주황색은 맥박수를 높이지만 혈압을 높이지는 않는다. 이 색은 또한 갑상선과 뼈의 성장을 자극하여 생명 에너지를 생성하여 전신에 발산한다. 오렌지는 장기 내에 갇히거나 차단된 에너지(예: 경련, 울혈, 헛배부름)를 방출하여 다른 신체 부위로 이동할 수 있도록 한다. 오렌지색은 갑상선을 자극하고 부갑상선을 저하시킨다. 이는 폐를 확장시키고, 근육 경련에 대한 항경련 효과를 가지며 맥박수를 증가시킨다(Walker, 1991). 오렌지는 기쁨과 행복을 주며 신체적, 정신적 본성 사이의 균형을 만드는 데 적합하다. 이는 생화학적 구조를 변화시켜 우울증을 분산시킨다(Wills, 1993).

노란색은 적외선 끝에서 세 번째 색(色)은 감각 및 운동 신경계를 자극하는 색(色)이다. 노란색은 마음과 지성의 상징이다(Wills, 1993). 노란색 색조는 근육을 활성화하고 림프선을 활성화(순서대로 혈액을 정화 함)하며 소화 시스템을 개선하여 장, 췌장 및 소화액을 자극한다. 독소 제거제로 간주되며 적절하게 노란색 광을 사용하면 소화관에서 많은 독소나 기생충을 제거할 수 있다. 림프계를 자극하여 피부 결점을 제거하고 혈류를 정화하는 역할을 한다. 마음이나 지성의 색인 노란색은 저에너지 감정 상태(우울증, 무관심, 낙담)를 일으킬 수 있다. 노란색은 빨간색과 녹색이 혼합된 것이다. 그러므로 노란색은 녹색 파동의 회복 효능과 혼합된 빨간색 진동의 자극 효능을 모두 가지고 있다(Walker, 1991). 노란색은 피부에 작용하여 질감을 개선하고 치유하며 흉터 및 습진과 같은 기타 장애를 제거한다. 노란색은 영감을 주고 자극하며 신경을 강화하고 정신 활동을 자극하는 양의 자기 전류를 전달한다(Wills, 1993). 노란색은 혈류를 정화하고 림프계를 활성화한다. 이는 자극제 및 신경 강화제로서 신경과 뇌에 탁월한 효과를 기대할 수 있다(Amber, 1983).

녹색은 표현이 부족하여 어떤 색(色)을 선택해야 할지 모를 때 중립적인 녹색을 사용한다. 균형, 조화, 공감의 색상이며 사람의 에너지를 균형있게 가져오는 힘을 가지고 있다. 활성(活性) 상태에서 초과 또는 미만에서 균형을 잡을 수 있다. 녹색은 가시광선 스펙트럼의 중간 색(色)이다. 대뇌의 균형을 잡고 신체의 다른 모든 샘을 조절하는 뇌하수체를 자극하는 긴장 완화제이다. 녹색은 또한 지구에서 가장 우세한 초록 식물의 색이다. 이 균형 잡힌 색은 세포와 조직을 만들고 만성이든 급성이든 모든 기능 장애에 대한 안정화 색이다. 미생물을 제거하고 부패를 방지하기 때문에 방부제, 살균제 및 소독제로 녹색을 단독으로 사용하는 것만으로도 많은 장애를 해결할 수 있다. 감기(感氣)와 식중독 및 세균 감염 완화에 사용되는 주요 색(色)이다. 신체 노폐물이 제대로 제거되면 박테리아는 건강한 조직에서 살 수 없다. 녹색은 또한 특히 청록색과 결합될 때 근육과 조직을 형성(形成)한다. 녹색에는 감염 시 도움이 되는 살균 성분이 있다. 또한 해독 및 심장병의 경우에도 사용할 수 있다(Wills 1993). 녹색은 육체적으로나 정신적으로 시원하고, 진정시키고, 차분하게 해준다. 이는 긴장을 완화하고 교감신경계에 최면제 역할을 한다(Walker 1991). 녹색은 소독제, 살균제, 방부제, 살균제이다. 이는 비타민 B1의 색으로 생각된다(Amber 1983).

파란색은 땀을 통해 독소 제거를 증가시키고 직관력을 자극하며 활력 구성자이다. 빨간색과 정반대의 특성으로 냉각 특성을 가지고 있다. 화상과 가려움증으로 인한 자극과 통증을 완화하여 보다 편안한 수면을 제공한다. 이는 운동 신경, 빠른 맥박, 통증, 온도 감소, 감염 또는 염증 퇴치를 위한 억제제로 사용된다(Clark, 1978). 파란색은 신진대사를 증가시키고 활력을 불어넣으며 성장을 촉진하고 심장 활동을 늦추며 일반적으로 신체에 강장제 역할을 한다. 살균 특성, 근육과 혈관의 수축 효능, 염증에 대한 진정 또는 냉각 효과를 가지고 있다(Walker 1991). 파란색은 혈류가 과도하게 활동하고 염증이 생겼을 때 혈류를 정상으로 되돌리는 균형 있고 조화로운 색상으로 작용한다(Amber 1983). 파란색에서 발견되는 산소 분광선은 폐를 청량(淸涼)하게 하고 빨간색에서 수소 분광선과 상호 작용하여 열과 염증을 완화한다. 파란색은 송과선을 활성화한다. 파란색은 영혼의 색이며, 영감, 헌신, 평화, 평온을 상징한다(Wills 1993).

인디고(Indigo)는 혈액을 포함한 신체(身體) 정화(淨化)에 도움을 준다. 눈 염증과 귀 문제에 적합하며 붓기와 극심한 통증을 완화한다(Clark, 1978). 인디고는 마음을 넓히고 두려움과 억제로부터 자유로워지도록 도와준다. 색은 마음과 관련되어 있기 때문에 우리에게 심리적으로 영향을 미칠 수 있으며 정신적 불만에도 강력한 영향을 미칠 수 있다(Wills, 1993). 인디고는 냉각 효과가 있고 결과적으로 수렴성이 있다. 인디고는 부갑상선 자극제, 갑상선 억제제, 혈액 정화제이다. 이는 식세포를 증진하며 과도한 출혈을 효과적으로 중지한다. 이는 근긴장도, 호흡 억제 및 통증에 대한 무감각을 촉진한다(Walker, 1991). Amber(1983)와 Anderson(1977)에 따르면 인디고는 강력한 마취제이며 의식을 잃지 않고 완전한 무감각을 유발할 수 있다.

보라색은 파란색 끝의 마지막 색(色)이므로 가시광선 색의 파장에서 가장 짧다. 보라색은 영성, 자존심, 존엄성과 관련이 있으며, 신진 대사 과정을 진정시켜 배고픔(그리고 체중)을 조절하는 능력이 있다. 보라색은 모두를 진정시킨다. 비장을 제외한 신체의 과잉 활동 기관, 심장을 포함한 근육을 이완시키고 해로운 박테리아를 파괴하는 백혈구 생성을 자극하여 항생제 특성을 가지고 있다. 보라색은 비장(脾臟)과 백혈구 생성을 자극하고 혈관의 긴장을 조절하며 고혈압을 낮춰 준다. 또한 신체의 칼륨-나트륨 균형을 유지하는 데 도움이 된다(Clark, 1978). 보라색은 운동 신경과 림프계, 심장계를 억제한다. 이는 혈액을 정화하고 종양 성장을 중지한다(Anderson, 1977). 보라색은 또한 혈액 정화기이며 다른 모든 색(色)과 마찬가지로 우리 몸에 필요한 미네랄 균형을 유지하는 데 도움이 된다. 신경을 진정시키는 것은 명상(瞑想)과 수면(垂面)에 도움이 된다. 보라색은 비장, 뇌, 뼈를 자극하고 정신 질환의 경우 진정 효과가 있다(Walker, 1991). 보라색은 동맥의 활동과 감정을 진정시킨다. 정맥의 활동을 자극하고 민감성을 감소시켜 두통과 과도한 통증을 완화한다. 혈압을 낮추고 수면을 유도한다. 보라색은 과민성 신장과 아드레날린 땀샘을 늦추고 성적 활동과 심박수를 감소시켜 과잉 활동하고 지칠 때 내부 장기(臟器)를 강화시킨다. 생리통(生理痛)과 폐(肺)의 출혈을 감소시킨다(Klotsche, 1993).

5) 광전 효과

광전 효과의 전자 생성 여부는 빛의 흐름이 아니라 빛의 주파수에만 달려 있다. 광전 효과는 금속 등의 물질이 가시광선이나 자외선 같은 전자기파를 비추었을때 한계 진동수보다 큰 진동수를 가진 전자기파를 흡수 했을 때 전자가 방출되는 현상이다. 방출되는 전자를 광전자(photoelectrons)라 한다. 아인슈타인이 빛의 입자성을 이용하여 설명한 현상이다. 빛의 본성이 파동이라는 고정된 사고에서 벗어나 빛도 전자와 동일하게 일정한 에너지를 가지고 있으며, 셀 수 있는 입자(粒子)이다. 이 입자는 뉴턴이론을 따르는 질점(質點)같은 입자가 아니라 진동수에 비례하는 에너지 입자(粒子: 광자)라는 것이다. 빛이 파동적 성질과 광입자(光粒子) 성질을 동시에 가지고 있다. 전기장의 변화는 주변 자기장의 변화를 일으키고 자기장의 변화는 주변 전기장을 변화를 일으켜서 어떤 한 곳에 전기장이나 자기장의 변화가 생기면 그런 변화가 퍼져 나간다. 빛은 전자기장의 파동이라 할 수 있다. 즉 빛은 전기장과 자기장의 진동이다.

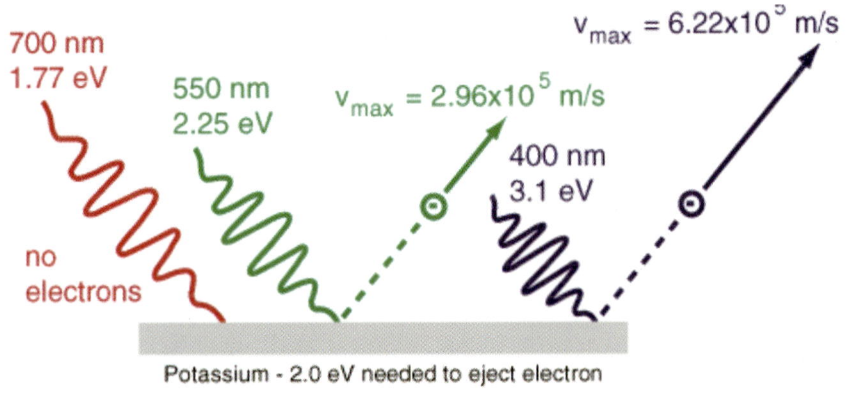

그림 1.6 칼륨 원소의 광전 효과. (Bin Chen, 2019)

6) 빛의 세기 및 흡수

일광(日光)은 인간과 지구 상의 모든 생명체들에게 필수적이다. 햇빛은 광합성을 통하여 지구 생명체들이 생존할 수 있는 탄수화물을 생산하게 하고, 생명체가 활동하고 번식할 수 있도록 지구 온도에 영향을 준다. 태양 광(光)에서 가장 세기가 높은 영역이 가시광선(可視光線) 대역의 빛이다. 지구에 생존(生存)하는 생명체들은 가시광선 영역의 빛을 이용하는 시각을 발달시키며 진화했다. 인간의 눈에 보이지 않지만 좁은대역의 가시광선 너머 다양한 파장들의 광선 파동이 있다. 파동의 속력은 파장과 진동수를 곱한 것이며, 빛의 속력은 일정하다. 그러므로 광의 파장과 진동수는 반비례한다. 그리고 광 에너지는 진동수에 비례하기 때문에, 파장이 짧을수록 에너지가 크다. 빛의 세기는 전자기파의 진폭을 의미한다. 빛의 세기가 크다는 것은 전자기파의 진폭이 크다는 뜻이다.

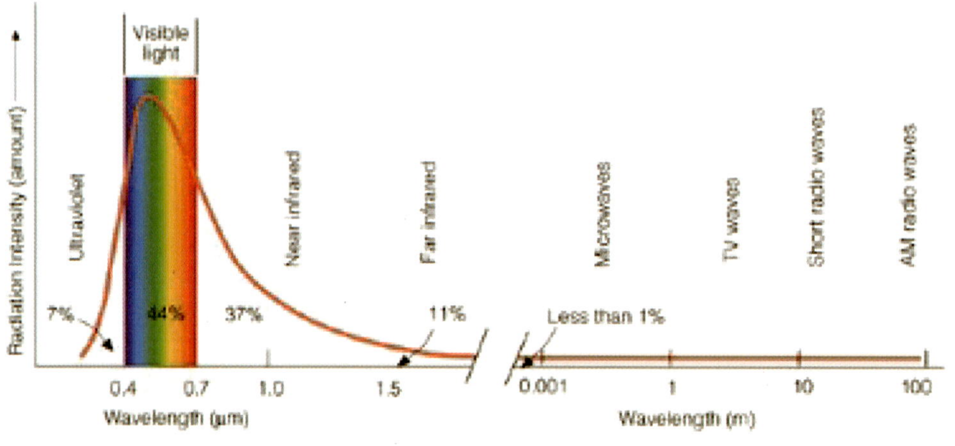

그림 1.7 태양의 복사선 세기.

일반적으로 태양을 6,000K 흑체로 생각할 수 있다(주어진 온도에 대해 각 파장에서 단위 면적당 최대 가능한 속도로 에너지를 방출하는 이론적 구성). 태양 복사선의 세기는 가시광선의 녹색 영역에서 가장 높다.

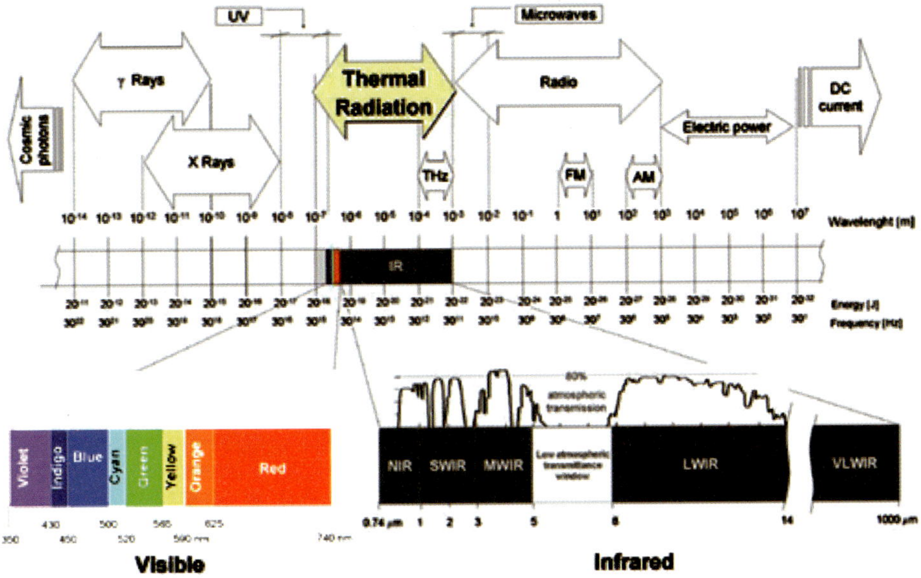

그림 1.8 전자기장의 열복사 영역.
열복사(熱輻射, thermal radiation)는 열이 전자기파의 형태로 운반되거나 물체가 전자파를 방출하는 현상을 말한다(Yunus and Afshin, 2015).

- 흡수는 복사 에너지가 흡수되어 다른 형태의 에너지로 변환되는 과정이다. 흡수 대역은 복사 에너지가 물(H_2O), 이산화탄소(CO_2), 산소(O_2), 오존(O_3) 및 아산화질소와 같은 물질에 의해 흡수되는 전자기 스펙트럼의 파장(또는 주파수) 범위이다(N_2O).
- 다양한 성분에 의한 흡수의 누적 효과로 인해 스펙트럼의 특정 영역에서 대기가 고립될 수 있다. 감지할 수 있는 에너지가 없기 때문에 원격 감지에는 좋지 않다.
- 가시광선 영역(400~700nm)과 같은 스펙트럼의 특정 부분에서는 대기가 입사 에너지를 모두 흡수하지 않고 효과적으로 투과한다. 에너지를 효과적으로 전달하는 스펙트럼 부분을 '대기창'이라고 한다.
- 흡수는 원자나 분자의 공명 주파수와 동일한 주파수의 에너지가 흡수되어 여기 상태를 생성할 때 발생된다. 동일한 파장의 광자를 재방사하는 대신 에너지가 열 운동으로 변환되어 더 긴 파장으로 재방사 되면 흡수가 발생한다.
- 투과율은 소광계수에 층 두께를 곱한 것과 반비례한다. 방사선의 특정 파장은 산란보다는 흡수에 의해 훨씬 더 많은 영향을 받는다. 이는 특히 적외선과 가시광선보다 짧은 파장의 경우에 해당된다.

서로 다른 분자는 서로 다른 파장의 방사선을 흡수한다.

- O_2와 O_3는 300nm보다 짧은 파장을 거의 모두 흡수한다.
- 물(H_2O)은 700nm 이상의 많은 파장을 흡수하지만 이는 대기 중 수증기의 양에 따라 달라진다.

분자가 광자를 흡수하면 분자의 에너지가 증가한다. 이것을 대기를 가열하는 것이라고 생각할 수 있지만 대기는 복사를 방출하여 냉각되기도 한다.

7) 한의학의 크로모테라피

한의학에서 색(色)은 건강과 연결되어 있다. 한의학의 오색은 원소[(토(土), 화(火), 수(水), 금(金), 목(木)]의 사용, 장기 기능 및 기분을 통합적으로 이해한다. 한의학은 정(精: 육체)-기(氣: 에너지)-신(神: 정신), 즉 하늘-사람-지구의 연결을 중시(重視)하였으며, 고대부터 현재까지 이어지는 전인적인 한의학 기술에서 나타난다. 몸이 끌어당기는 색상은 우주 및 주변 에너지와의 정렬 또는 불균형이라고 믿는다. 치유의 측면에서, 자연환경과 삶이 균형을 이루는 것이 더 건강한 생활 방식을 가져온다고 믿는다. 한의학의 생체 시계를 따르면 신체를 통해 흐르는 기(氣)를 개선하여 조화로운 존재를 치유하고 유지하는 데 도움이 된다고 생각되어 왔다. 기(氣)는 침술과 지압을 통해서도 자극될 수 있다. 기(氣)란 생물학적 근원 혹은 기초에 기반하여 활성화된 생명력으로 인체를 작동하게 하는 생명활동의 에너지이다. 그러므로, 한의학에서는 기가 뭉치면 살고 흩어지면 죽는다고 믿는다(人之生, 氣之聚也). 에너지의학(energy medicine)으로 분류할 수 있다.

한의학에서 오색(五色)을 이용하여 우리가 몸 속의 장기를 직접 볼 수는 없지만 오장육부의 건강은 몸 바깥에 보이는 증상으로 상태를 진단한다. 얼굴에서 눈이 침침하고 피곤해 보이면 간(肝)의 건강을 살펴야 하고, 얼굴의 색이 붉으면 심장(心臟)이 좋지 않은 경우이고, 얼굴색이 검어지면 신장(腎臟)에 이상이 생긴 것이고, 백지장처럼 하얗다면 폐장(肺臟)의 기능 이상으로 간주한다. 따뜻한 기운이 땅위에 가득한 봄의 색인 녹색은 나무(木)에 해당하며, 간장의 기능을 좋게 한다.

한의학에서 오색(五色)은 청(青: 푸른)색, 적(赤: 붉은)색, 황(黃: 누런)색, 백(白: 흰)색, 흑(黑: 검은)색이다. 인체의 주요 장기인 간(肝)은 청색, 심장(心)은 적색, 비장(脾)는 황색, 폐

(肺)는 흰색, 신장(腎)은 검은색에 대응한다. 난경(難經)에도 얼굴에 나타난 색으로 각 병의 계통을 알아내는 방법에 대해 언급하고 있다. 얼굴 색을 보고 오장 계통의 병을 알아내기도 하지만, 각 경맥의 병을 알아내기도 하여 한의학에서 얼굴 색은 신체의 건강을 확인하는 중요한 요소가 된다(신동원 외, 2006).

CHAPTER 2

광요법의 역사

"가장 중요한 것은 무엇을 감당하느냐가 아니라
그것을 어떻게 감당하느냐이다."
– Seneca, On Providence –

1 고대

크로모테라피는 수세기 전의 개념이다. 색약(色藥)의 역사는 다른 약의 역사만큼이나 오래되었다. 광요법은 고대 이집트, 그리스, 중국 및 인도에서 시행되었다. 이집트인들은 치유를 위해 햇빛과 색을 사용했다(Coclivo, 1999). 색(色)은 기원전 2000년부터 약으로 연구되고 있다. 고대의 시대에 사람들은 색이 의학이라는 과학적 사실을 확실히 알지 못했지만 색을 통한 치유에 대한 믿음은 확실히 있었다. 그들은 두 가지 색(色)의 혼합을 인식하지 못했기 때문에 치유를 위해 원색(빨간색, 파란색 및 노란색)을 사용했다. 그 당시 과학은 아직 걸음마 단계에 있었던 것 같다.

고대 이집트 신화에 따르면, 크로모테라피 기술은 토트 신에 의해 발견되었다. 폐쇄적 전통에서 고대 이집트인과 그리스인들은 색이 있는 광물, 돌, 수정, 고약 및 염료를 치료제로 사용했으며 다양한 색조의 색(色) 처리된 성스런 장소에 사용했다(Graham, 2004). 기원전 6세기에 살았던 고대 아유르베다 의사 Charaka는 다양한 질병을 치료하기 위해 햇빛을 권장했다(Graham, 2004). 고대 그리스에서는 색(色)의 물리적 특성이 지배적이었다. 색(色)은 균형 회복과 관련된 치유의 내재적 성질이다. 의복, 기름, 고약, 연고 및 고약은 질병 치료에 사용되었다. 그리스인들은 색(色) 처리의 결과로 인한 신체의 생물학적 변화를 알지 못했다. 그럼에도 불구하고 그들은 색의 치유력에 대한 맹목적인 믿음을 가지고 있었다.

그들이 햇빛에 직접 노출과 간접 치유라는 두 가지 형태의 치료를 사용했다는 것도 흥미롭다. 간접 방법에서는 돌, 염료, 연고, 플라스터 등의 재료를 매개체로 사용한다. 색의 의약적 사용에서 빠진 것은 색을 흡수하는 매개체로 물이었고, 나중에 몸에서 독소를 제거하는 가장 좋은 치료법으로 판명되었다. 이 개념은 hydrochromopathy(Azeemi, 1999)를 연구하는 모든 연구자들에게 공통적인 견해이다.

Avicenna(AD 980)는 색(色)을 사용하여 치유 기술을 발전시켰다. 그는 진단과 치료 모두에서 색의 중요성을 분명히 했다. Avicenna에 따르면, "색은 질병의 관찰 가능한 증상이다." 의사가 눈으로 환자의 몸을 살펴보고 그 외부의 변화로써 병을 진단하는 한의학의 시진(視診)법과 서로 비슷한 개념이다. 그는 또한 체온 및 신체 상태와 색(色)을 연관시키는 차트를 개발했다. 그는 적(赤)색이 혈액을 이동시키고 청(靑)색 또는 백(白)색이 그것을 식히고 황(黃)색이 근육통과 염증을 감소시킨다는 관점에서 컬러 치료를 사용했다(Graham, 2004). Avicenna의 연구는 분명히 그 시대에 색채 요법의 사용을 발전시켰다. 그는 치유를 위한 색의 특성에 대해 논의했고, 치료를 위해 제안된 잘못된 색이 특정 질병에 대해 아무런 반응을 일으키지 않는다는 것을 처음으로 확인했다.

예를 들어, 그는 코피가 나는 사람은 눈부신 붉은 색의 물건을 쳐다 보지 말아야 하며, 이것이 핏빛 액을 자극하므로 붉은 빛에 노출되어서는 안 되는 반면, 파란색은 그것을 진정시키고 혈류를 감소시킬 수 있다는 것을 관찰했다.

이것은 당시 실제적인 이해인 것처럼 보이지만 우리는 이러한 색과 관련된 주파수 또는 에너지의 완전한 이해를 하지 못한 것으로 보인다.

2 19세기 아이디어와 학습

Pleasanton(1876)은 파란색만 사용했으며 부상, 화상 또는 통증이 있을 경우 파란색이 첫 번째 치료법이라고 말했다. 그는 식물, 동물 및 인간의 색(色) 효과에 대한 그의 발견을 보고했다. 그는 "청색과 투명한 유리판을 번갈아 가며 만든 온실에서 재배하면 포도의 품질과 크기가 크게 증가할 수 있다"고 주장했다(Pleasanton, 1876). 그는 또한 특정 질병을 치료하고 동물의 번식력을 높이고 동물을 푸른 빛에 노출시켜 육체적 성장 속도를 높인다. Hassan (1999)은 청색을 사용하는 동일한 방법론을 채택하여 화상뿐만 아니라 부상에 대한 1차 치료로 매우 유용하다는 것을 발견한다. 그 이후로 Pleasanton의 작업에는 과학적 이론과 증거가 부족했다. 과학 학회 이전에 확립된 규칙이 제시되지 않았기 때문에 그의 작업과 과학적 근거에서 색(色), 진동 치유의 발전 사이에 큰 격차가 나타났지만, 그의 위대한 아이디어, 특히 농업 개발과 동물에 대한 작업은 지금도 꾸준히 연구되고 있다.

과거에 무시되었던 것처럼 보이는 대부분의 영역은 Edwin Babbitt에 의해 강조되었다. Babbitt는 색으로 치유하는 포괄적인 이론을 제시한다. 그는 붉은 색이 특히 혈액과 그 정도는 적지만 신경의 자극제임을 확인했다. 신경 자극제로 노란색과 주황색, 파란색과 보라색은 모든 시스템을 진정시키고 항염 작용을 한다. 따라서 Babbitt는 마비, 육체적 피로 및 만성 류머티즘에는 빨간색 완하제, 구토제 및 하제 및 기관지 장애용은 노란색, 염증 상태, 좌골 신경통, 수막염, 신경 불안정, 두통, 과민성 및 일사병에는 파란색을 처방했다. 그는 또한 "모든 중요한 장기는 동맥, 혈관 및 모세혈관을 통해 피부와 직접 연결되어 있으며, 색광선은 독소의 순환과 제거를 통해 전체 혈류에 영향을 줄 수 있다."고 말했다.

Babbitt는 또한 색 유리와 자연광을 사용하여 색광을 생성하고 특수 색 필터가 장착된 깔때기 모양의 장치인 크롬 디스크를 사용하여 빛을 집중시키는 데 사용되는 thermolume이라는 특수 캐비닛을 포함하여 다양한 장치를 개발했다. 신체의 다양한 부분과 빛의 반사, 흡수, 투과 및 편광 효과에 대해 자세히 논의했다. 그가 만든 색 치유 장치를 사용하여 치료한 다른 환자들이 그의 책에 제시되었다. Babbitt는 또한 색과 광물 사이의 관계를 확립했으며, 색광 치료에 추가로 사용했다. 그는 유색 렌즈를 통해 걸러진 햇빛으로 물을 조사하여 엘릭시르를 개발했다. 그는 이 '강력한 물'이 사용된 특정 컬러 필터 내에 생명 요소의 에너지를 유지하고 놀라운 치유력을 가지고 있다고 주장했다(colour history).

Babbitt은 사실 현대 크로모테라피의 선구자 중 한 사람이다. 그는 직접 및 간접 색(色) 처리 방법을 모두 사용했다. 그는 크로모테라피에 사용되는 기술과 방법론을 잘 알고 있는 것 같다. 그의 발명품은 자연 광(光)을 사용하여 7 가지 색(色)으로 나누어 색광을 생성하고 특정 부위에 빛의 초점을 맞추는 데 사용되는 특수 캐비닛과 같은 다양한 장치를 발명하여 상처를 치료하고 출혈, 두통 등을 막는 데 매우 효과적이었다. 그가 색광수(色光水)에서 언급한 실제 에너지는 어떤 방법으로도 계산되지 않았다. 그는 물의 에너지 변화, 양자 상태 및 다양한 종류의 진동이 물에 어떻게 다른 방식으로 영향을 미치는지 설명하지 않았다. 그는 강력한 물의 효능에 대해 설명하지 않았다. 그러나 그 당시에는 그의 자기와 크로모테라피의 상관 관계가 놀랍다. 색채 치유에 대한 그의 연구는 역사상 처음으로 생리적 접근과 심리적 접근 모두에서 포괄적인 것으로 입증되었다.

3 20세기 과학적 창발

Ghadiali(1927)는 왜 다른 색 광선이 신체에 다양한 치료 효과를 미치는지 설명하는 과학적 원리를 발견했다. 그의 Spectro-Chrome Encyclopaedia는 크로모테라피의 완전한 원리를 설명하는 최초의 출판된 책으로 간주된다. 이 책에 설명된 규칙은 모든 종류의 현대 기술을 사용하여 증명되었다. 대부분의 크로모테라피 방법은 그의 기술을 사용한다. 그는 특정 기관을 통해 에너지 흐름을 진정시키거나 자극하여 자연적인 생화학 반응을 일으키는 독특한 색 또는 에너지 진동이 있음을 발견하였다. 신체의 여러 기관과 시스템에 대한 다양한 색(色)의 작용을 알면 기능이나 상태가 비정상이 된 기관이나 시스템의 작용을 균형 있게 조정하는 적절한 색(色)을 적용할 수 있다. 이 균형이 깨지면 정신적 육체적 문제가 발생한다.

색(色) 치유 과학의 목적은 신체의 색(色) 에너지의 정상적인 균형을 회복하여 질병을 치료하는 것이다(Ghadiali, 1997). Ghadiali에 의하면, 신체의 특정 영역이 특정 색(色)에 반응한다. 이 영역을 고대인들은 '차크라(chakras)'라고 일컬었다. Klotsche에 의하면 "차크라는 주로 척수를 따라 여러 위치에 연결된 고농축 에너지 영역이다." 이러한 에너지 장은 신체의 주요 기관과 관련이 있다(Azeemi, 1999). 차크라의 개념은 본질적으로 동인도 지역의 개념이며, Ghadiali가 에너지의 원천으로 제시했다.

Ghadiali의 작업은 실제로 크로모테라피 이론을 설명한다. Ghadiali의 연구에 따르면 스펙트로 그램의 색(色) 밴드는 화학 원소가 원자의 운동을 가속화하는 연소 또는 증발 과정을 겪을 때 생성된다. 특정 요소가 가열 될 때 방출되는 특정 색(色) 밴드와 어두운 선을 프라운호퍼 선(fraunhauafer lines)이라고 한다. 이 절차는 일반적으로 물질의 화학적 구성을 식별하는 데 사용된다(광분광계 사용)(Ghadiali, 1997).

각 원소가 하나의 단위라고 가정하는 수용된 과학 이론과는 달리, Ghadiali는 '화학 원소는 색 화합물'이라고 결론지었다. 그의 결과는 현대 과학의 정교한 장비로 입증된다. 따라서 "특정 질병은 색파의 특정 불균형을 구성하고 함축적으로 화학적 불균형을 구성한다."

Ghadiali는 신체를 특정 색(色) 진동으로 처리함으로써 적절한 생화학적 요소를 신체에 효과적으로 재도입할 수 있음을 발견했다. 그는 이것을 색 화학, '확실히 새로운 학문 분야'라고 불렀다.

20세기의 첫 10년에 발표된 그의 결과는 *Color Medicine*의 저자 Klotsche(Klotsche, 1993)에 의해 입증되었다. 칼라 처방은 신체의 병든 주파수를 치료할 수 있을 뿐만 아니라 실제 화학 원소/진동을 무독성 형태로 체내에 도입할 수 있다.

19세기 동안 과학은 에너지보다는 물질에 중점을 두고 있다. 의학이 과학의 우산 아래서 정신 세계를 무시하고 물질적인 육체에 너무 집중했다. 물리의학과 수술, 방부제 등의 치료가 발달하면서 색을 이용한 치유에 대한 관심이 점점 소외(疏外) 되었다.

4 광 주파수 이해

1951년 Takkata는 태양 흑점에서 발생하는 대기의 광선 주파수 변화가 실제로 인간 혈액 알부민의 응집 지수에 영향을 주어 월경 주기를 변화시킨다는 사실을 발견한다. Takkata는 햇빛에 직접 노출되는 실험 결과를 제공하였다. 그는 인체에 부족한 색을 제공하는 물질적 보조제에 대해서는 언급하지 않았다. Ott는 1987년에 출판된 그의 시리즈인 "Color and Light: They on Plants, Animals and People"의 Part III에서 Takkata의 실험을 설명하고 흑점의 색 광선이 사람의 응집 지수를 어떻게 변경하는지 설명한다. 그는 또한 유색광을 적용하는 다른 방법이 있다고 설명했다. 피부나 눈을 통해 받을 수 있으며, 차례로 내부 땀샘을 자극하는 것으로 밝혀졌다.

Ott의 작업은 Takkata의 노력의 연속으로 여겨진다. 둘 다 빛이 혈액에 미치는 영향에 대해 연구했지만 Ott는 또한 색채 요법의 다른 방법을 설명한다.

그의 작업에서는 햇빛이 피부에 미치는 영향을 확인하기 위해 어떤 매개 변수를 채택했는지 명확하지 않다. 동일한 효과가 Babbitt의 작업에서도 설명되었는데, 이는 보다 유익하고 설명적이다. 어떤 chromopath도 특정 질병에 대해 제안된 다른 특정 색(色) 치료와 모순되지 않는다는 것은 매우 흥미(興味)롭다. Ott는 또한 크로모테라피가 적용될 때 인체의 생물학적 기능을 강조했다. Ott는 다른 빛이 치유 목적을 위해 다른 효소 반응에 영향을 미친다는 점에 주목했다(Ott, 1972). 크로모테라피의 효과가 DNA 수준에서 테스트된 것은 처음이었다. Ghadiali처럼 Klotsche는 색(色)을 차크라와 연관시켰다.

표 2.1 색과 차크라 영역

색(色)	차크라 에너지 공급 영역
Red(빨간색)	Root chakra
Orange(주황색)	Sacral chakra
Green(녹색)	Heart chakra
Blue(청색)	Throat chakra
Indigo(남색)	Brow chakra
Violet(남자색)	Crown chakra
White(흰색)	Perfect color blend

각 차크라는 몸의 특정 기관에 에너지를 공급하고 유지한다. 일곱 차크라의 균형은 신체 주변의 전자기장에 에너지를 전달하여 치유를 활성화한다(Klotsche , 1993). 몸에는 차크라로 알려진 7 개의 주요 에너지 중심이 있으며 각 중심은 다른 색(色)에 반응한다. 주요 내분비선 영역에 위치한 차크라는 특정 의식 상태, 성격 유형 및 내분비선의 호르몬에 영향을 미친다.

5 색채 요법의 연구자들

Klotsche는 색채 요법을 수행하면서 몇 가지 유용한 점을 논의했으며, 123가지 주요 질병에 대한 완전한 치료 시스템임을 발견했다. 그는 치료와 다른 기술, 즉 직접 노출과 수색 변색 증을 위해 단일 색(色)과 두 가지 이상의 색(色) 조합을 사용한다. 그는 색 치유의 개념을 아인슈타인의 질량-에너지 관계와 연관시켰는데, 이는 인체 주변의 에너지 장의 개념 측면에서 매우 정확해 보인다. 그의 작업은 Ghadiali의 개념을 확장한 것처럼 보이지만 더 정확한 것으로 입증되었다.

Mester는 동물과 인간 세포에서 빛의 기능을 결정하기 위한 실험을 수행했다. Mester의 작업은 Azeemi의 작업과 유사하며 피부에 직접 바르거나 물, 기름, 우유와 같은 물질에 흡수된 다음 환자에게 주었든 간에 색이 인체에 미치는 영향에 대한 명확한 그림 설명을 제공한다. 이것은 고혈압, 지중해 빈혈 및 당뇨병과 같은 유전성 질환 환자에게 영향을 미칠 수 있다. 이 작업은 더 많은 연구가 필요하며 특정 생물 물리학적 응용 프로그램으로 일련의 실험을 수행해야 한다. Khawaja Shamsuddin Azeemi는 질병의 원인에 대해 자세히 논의하고 이해하고 사용하기 매우 쉬운 적절한 색(色)을 제안했다. 그에게 설명된 색채 요법의 완전한 방법론은 매우 유용하고 효과적이다. 확실하게 그의 책이 출판되면서 새로운 연구 분야가 발전했다.

Hassan은 또한 Azeemi가 제시한 방법론을 채택한다. 그의 작업은 지금까지 확립된 색채병의 모든 개념을 정리했다는 점에서 주목할 만하다. 과거의 Chromotherapists는 한 가지를 강조하고 다른 것은 방치했다.

일부는 영향을 받고 질병에 걸린 부위를 빛에 직접 노출시키는 것을 강조했다. 어떤 사람들은 재료에 대해 이야기하고 다른 사람들은 색채 만을 강조했다. 이 모든 방법은 색채 요법의 물질적 측면에만 초점을 맞추었지만 Hassan은 색 특성의 전자기 전달뿐만 아니라 치유의 물질적 측면을 포함하여 색채 요법의 다양한 측면을 다루는 상세한 연구를 생성했다. Hassan은 광선 흡수로 인해 색광수(色光水, 수화형고리 물)에서 32su(스파클 단위) 전하의 생성을 측정했지만 이론적인 설명이 없다.

크로모테라피 역사상 처음으로 이런 종류의 작업이 이루어졌다. 그러나 놀랍게도 Hassan은 하전된 물의 분광학을 더 이상 진행하지 않았다. 그는 또한 7개의 음악적 음색을 7개의 진동 상태와 7개의 비타민과 연관시켰다. 그는 크로모테라피(진동 치유)의 완전한 원리에 대한 깊이 있는 설명과 함께 지금까지 개발된 다른 모든 치료 시스템과 크로모테라피를 비교했다. 그는 다음과 같이 말한다.

> "모든 치료 시스템은 질병의 원인과 원인에 대해 자신의 견해를 말하거나 자신의 견해를 가지고 있다."

크로마룩스 이론에 따르면 우주 광선과 다채로운 광선의 진동이 뇌 세포에 미치는 영향으로 인해 전하(電荷)가 생성된다. 이 전하는 다양한 세포가 서로 충돌하는 곳에서 방출되는 전류의 형태를 취한다.

이 충돌은 계산할 수 없는 다채로운 진동의 형성을 초래한다. 경추(cervical vertebrae)는 뇌에서 시작되는 전류(電流)의 주요 전도 통로이다. 만약 이 경추(뼈)가 골절되면 전류의 흐름이 방해하여 뇌 조직이 손상된다.

그는 특정 질병에 적합한 색을 선택하는 기술을 정교화하고 치료에 사용되는 기본 색에 대한 이론과 색을 제안하기 전에 환자의 질병 이력(history)을 예리하게 관찰해야 한다고 강조하고 다양한 색조의 조합을 설명했다.

6 색(色) 심리학과 의학

색(色)에 대한 연구 기법과 정량적 데이터를 사용하는 색(色) 심리학과 의학의 세계는 Gerard(1970)의 연구에서 시작되었다. 그는 빛, 색, 정신 생리학적 영향의 전체 영역을 열심히 검토하였다. 아마도 처음으로 그는 대상의 피부에 빛을 비추는 첨단 및 현대 기술을 사용하여 전체 유기체의 반응을 테스트했다. 다른 과학자들의 경험과 뇌파의 사용을 통해 그는 새로운 접근 방식을 발전시켰고 여러 중요한 사실을 발견했다.

연구 대상자의 생리학적으로 효과적인 반응은 따뜻한 색이 반응성 우울증이나 신경 무력증으로 어려움을 겪는 사람들을 자극하는 데 유용하다는 것이다. 그리고 고혈압(高血壓) 환자의 근육 긴장이나 혈압을 증가시켰다. 차가운 색(色)은 모든 동일한 테스트에서 반대의 정서 반응을 이끌어 냈다. 불안한 피험자들은 임상 심리학의 관점에서 이 차가운 색으로 진정되었다. 이 현상은 Gerard의 연구의 중요한 발견이었다. 차가운 색이 긴장과 불안의 경우 진정제로 효과적 일 수 있음을 보여주기 때문이다. 생리학적으로 모든 색(色)은 임상적으로 두드러진 결과를 가져 왔다.

따뜻한 색에 노출되면 호흡 운동, 눈 깜박임 빈도, 피질 활성화 및 손바닥 전도(電導)(자율신경계의 각성)가 증가했다. 따뜻한 색(色)은 지속적으로 더 뚜렷한 자극 패턴을 보여준다.

시원한 색(色)은 불안한 사람들에게 이완제 및 진정제 역할을 하고, 혈압을 낮추고, 긴장 완화를 제공하고, 근육 경련을 완화하고, 눈 깜박임 빈도를 줄여 반대 효과를 나타낸다.

그들은 또한 불면증에 대한 도움으로 판명된다. 따뜻한 색(色)이 지속적으로 뚜렷한 자극 패턴을 보였으며, 차가운 색(色)은 일관된 이완 패턴을 보였다. Gerard의 연구와 테스트를 요약하기 위해 그의 과학 데이터는 모든 색(色)이 특정 방식으로 모든 인간에게 심리적, 생리적 영향을 미친다는 것을 알 수 있었다.

7 형이상학적 관점

Hassan은 인체(人體)를 모든 생물을 둘러싼 전자기 에너지 빛과 연관시킨다. Hassan의 견해에 따르면 에너지 빛은 우리 몸을 건강하게 유지하는 역할을 한다. Azeemi는 그의 책 *Color Therapy*에서 동일한 사실을 설명하고 있다.

물질적(物質的) 몸이 모든 것이지만, 대신에 몸 주변의 전자기 빛(아우라)이 우리에게 에너지를 주고 건강이나 질병을 몸으로 전달한다는 것은 잘못된 개념이다.

이러한 개념은 Kirlian 기술을 사용하여 인도 연구원인 Shah와 협력하여 작업 한 러시아 과학자들의 지원을 받았다. 그들은 인체 주변의 전자기 에너지 빛을 사진으로 찍었고 실제 질병이 오라에서 먼저 나타난 다음 우리의 신체로 전달되어 신체에 나타나기 6~8개월 전에 발견될 수 있음을 발견했다. 따라서 그들은 색채 요법이 예방적 치료가 될 수 있다는 사실을 확립했다.

이 이론을 뒷받침하기 위해 Thelma Moss는 다음과 같이 언급하였다.

> "우리 몸을 포함하여 우리 세계의 모든 물질적(物質的) 대상은 전자기 에너지로 구성되어 있으며 에너지 밀도가 높을수록 물체가 더 단단하다."

이 사실은 또한 Shah가 그의 저서 『신성한 치유(*Divine healing*)』에서 아인슈타인의 이론을 도입하여 설명한다. 만약 우리가 질량 'm'을 가진 물체이고 우리가 매우 강력하고 강도가 높은 전자기장에 노출된다면 우리는 점차 물질에서 에너지로 변화될 것이다.

에너지의 형태로 우리가 우월한 수준의 의식을 얻으면 우리는 에너지의 흐름을 지시할 수 있을 것이고 우리는 제한된 시공간(時空間)의 차원에 의해 제한되지 않을 것이다. 따라서 이 상태에서 우리는 시간의 경계를 넘어 과거로 돌아가거나 미래로 여행할 수 있다. 우리가 의식적인 지혜를 가진 에너지 원(源)이라는 사실에 더하여, 우리는 스스로를 육체적 형태로 되돌릴 수 있는 능력이 있다(Shah). 아인슈타인의 주장 이후, 신체 주변의 전자기장(電磁氣腸) 의 타당함을 보여주기 위한 새로운 문이 열릴 수 있다.

8 색(色) 의학

오직 아인슈타인의 수학적 에너지 공식 $E = mc^2$을 통해 유물론적이거나 기계화된 서양의 뉴턴학파의 세계를 설명할 수 있었다. 아인슈타인에 따르면 에너지와 물질은 상호 교환 가능하고 상호 변환 가능한다. Klotsche는 이 현상을 다음과 같이 설명한다.

> "우리는 물질의 진동 속도가 물질의 밀도 또는 형태를 결정한다는 것을 알고 있다. 우주의 진동 패턴, 즉 우주 전자기 기준에서 발견되는 에너지 지식 범위 또는 장(場)을 인식할 때, 우리는 우주의 미묘한 에너지 옥타브에서 발견되는 엄청난 치유력에 대한 문을 열 수 있을 것이다. 인체에 유익한 주파수를 가진 가시광선의 스펙트럼은 치유를 위한 예방 도구를 제공한다. 그러므로 색(色) 의학(color medicine)은 진정한 미래의 약이다."(Klotsche, 1993)

크로모테라피는 전자기체 또는 신체 주변의 기운(氣運, 에너지 장)에 색(色)(또는 파동, 진동수)을 제공하여 신체에 에너지를 전달한다. 다양한 치료법 중에서 크로모테라피의 이러한 에너지 전달 원리가 가장 효과적이라 할 수 있다.

색(色)이라고 하면 에너지 파동을 의미한다. 각각 고유의 주파수를 가진 모든 색은 에너지의 한 형태이다(Perry). Ghadiali는 피부에 색을 비추는 것이 신체에 색을 공급하는 형태로 작용한다고 설명한다. Stellar Research Corporation의 Patterson은 말한다.

> "빛은 우리가 식별할 수 있는 순수한 에너지에 가장 가까운 것이다. 순수한 진동 에너지로서의 색은 건강을 유지하고 질병을 극복하기 위한 합리적 치료법이다." (Amber, 1964)

인체에 적용될 때 모든 색은 에너지의 양과 관련이 있기 때문에 빛은 모든 부족한 에너지를 제공한다. 물리학의 개념은 '색(色)이 에너지를 제공한다'는 색채 요법 관계자의 아이디어를 확인시켜 준다. 제시된 크로모 테라피에 관한 이론들 사이에 모순이 없는 것처럼 여겨진다.

색(色)은 신체적, 정신적, 정서적 모든 수준에서 우리에게 큰 영향을 준다. 우리의 에너지 수준이 차단되거나 고갈되면 우리 몸은 제대로 기능할 수 없으며, 이는 차례로 다양한 수준에서 다양한 문제로 이어질 수 있다(Birren, 1988).

이러한 미묘한 힘의 상호 연관 시스템은 에너지가 차단되거나 부족한 질병이 있는 지역으로 에너지를 재충전(再充電)하거나 다시 채널화한다. 질병은 에너지 흐름의 제한에 지나지 않기 때문이다. 최소 저항의 경로를 따라 그리고 진동 치유의 사용과 관련된 추가 에너지를 통해 에너지 또는 진동 흐름을 알기 때문에 적절한 에너지는 필요한 영역을 찾아 차단된 에너지를 가장 필요한 곳에서 발산한다. 신체의 조밀한 물리적 에너지와 많은 신체 기능이나 활동을 제어하는 묘한 에너지 사이의 상호 작용은 에너지와 물질 간의 관계를 이해하는 열쇠이다(Klotsche, 1993).

이 에너지 체는 Perry가 크로모테라피의 과학적 문서에서 설명한 것처럼 사진을 통해 증명될 수도 있다. 1939년 Kirlian은 사진 판 위의 물체가 고전압 전기장을 받으면 판에 이미지가 생성된다는 사실을 발견했다. 이미지는 유색 후광 또는 관상 분비물처럼 보인다. 이 이미지는 모든 생명체를 둘러싸고 있는 것으로 알려진 신체 주변의 전자기선(aura)의 물리적 표현이라고 한다(Kortkov).

Qalander Baba Auliya(Qalander, 1979)는 그의 연구에서 인체와 그 에너지 빛에 대한 밝혀지지 않은 사실을 설명했다. 이 아이디어는 환자 치료를 위해 Shah와 러시아 의료진에서도 사용되었다. 이 발견은 새로운 연구 영역으로 이어진다. 안타깝게도 오늘날까지도 과학자들은 신체 주변의 전자기 에너지(Aura)와 크로모테라피 간의 관계를 아직 탐구하지 않았다. 서양의 정통 의학과 과학은 빛이 어떻게 작용하는지에 대한 설명을 제공한다. 이러한 설명은 엄격하게 물리적 기능을 기반으로 하며, Kirlian 장치(Klotsche)로 시연 또는 촬영된 생체 전기 에너지 장을 인정하지 않고 무시한다.

전자기 에너지는 색약(色弱)을 사용하여 빛의 주파수에 의해 우리의 전자기 에너지를 통해 육체로 이동할 수 있다는 것도 다음과 같이 설명할 수 있다.

> "모든 생물은 수분으로 촉촉하다. 수분은 대상에서 에멀전으로 이동하여 필름의 전하 패턴으로 이동하여 Kirlian 이미지가 나타난다."(Moss)

이것은 우리가 색채 병증 이론에 따라 질병이 어 떻게 치료되는지 이해하는 데 도움이 되지만, 강조해야 할 영역은 모든 생체는 주변이 전자기 방출(放出)의 양자(量子) 상태이다.

9 빛의 영향의 변화

1950년대에 연구에 따르면 미숙아의 3분의 2에서 발견되는 잠재적으로 치명적인 상태인 신생아 황달이 햇빛에 노출되면 성공적으로 치료할 수 있다고 기록된다. 이것은 1960년대에 확인되었고 백색광이 이 상태의 치료에서 고위험 수혈을 대체했다. 청색광은 나중에 전체 스펙트럼광(신생아 황달 치료의 가장 일반적인 형태)보다 더 효과적이고 덜 위험하다는 것이 밝혀진다. Ebbesen(Ebbesen, et al., 2003)은 신생아 황달 치료를 위해 청색광과 청록색을 비교했다. 밝은 흰색 스펙트럼 빛은 현재 암, SAD(계절성 정서 장애, 이른바 겨울 우울증), 식욕 부진, 신경성 과식증, 불면증, 시차, 교대 근무, 알코올 및 약물 의존의 치료에도 사용되고 있다. 그리고 약물의 전반적인 사용 수준을 줄인다. Schauss는 색(色)의 진정 효과에 대해 연구했으며 색(色)이 공격적인 행동과 폭력을 감소시킨다는 것을 발견했다(Schauss, 1979).

Pleasanton이 그의 연구에서 강조한 바와 같이 신생아 황달 치료에 성공한 것으로 밝혀진 청색광은 류마티스 관절염 치료에도 효과적인 것으로 나타났다. McDonald의 연구에서 최대 15분의 가변 기간 동안 청색광에 노출된 대부분의 사람들은 상당한 정도의 통증 완화를 경험했다. 통증 감소는 청색광과 그에 대한 노출 시간 모두와 직접적으로 관련이 있다고 결론지었다. 청색광은 또한 손상된 조직을 치료하고 흉터 조직을 예방하고 화상과 폐 상태를 예방하는 데에도 사용된다(Azeemi, 1999).

1990년에 과학자들은 중독, 섭식 장애 및 우울증을 포함한 다양한 심리적 문제의 치료에 청색광을 성공적으로 사용하는 것에 대해 미국 과학 진흥 협회(American Association for the Advancement of Science)의 연례 회의에 보고했다. 색(色) 스펙트럼의 다른 쪽 끝에서 붉은 빛은 암 및 변비 치료와 상처 치유에 효과적인 것으로 나타났다. 결과적으로 색(色)은 다양한 의료 응용 분야에서 치료 도구로 널리 채택되고 있다.

선구적인 연구의 결과로 지난 20년 동안 개발된 새로운 기술은 광역동 치료(PDT: photodynamic therapy)이다. 이것은 정맥 주사로 주입된 특정 감광성 화학 물질이 암세포에 축적될 뿐만아니라 자외선 아래에서 이러한 세포를 선택적으로 식별한다는 발견에 기반한다. 이러한 광에 민감한 화학 물질은 적색광에 의해 활성화될 때 암세포를 선택적으로 파괴한다. 적색광은 파장이 길어 다른 색보다 조직에 더 깊이 침투할 수 있다. PDT는 진단과 치료 모두에 사용할 수 있다. PDT를 개발한 Thomas Dougherty는 전 세계 실험에서 다양한 악성 종양을 가진 3000명 이상의 사람들이 이 기술을 사용하여 성공적으로 치료를 하였다고 보고하였다(Gaham).

색채 요법은 이제 운동 선수의 성능을 향상시키는 데 사용된다. 빨간불은 짧고 폭발적인 빠른 에너지를 필요로 하는 운동 선수에게 도움이 되는 반면, 파란불은 안정적인 에너지 유지가 필요한 경기에 도움이 된다. 이에 비해 분홍색 빛은 노출 후 몇 분 안에 진정되고 진정되는 효과가 있다. 적대적이고 공격적이며 불안한 행동을 억제한다. 핑크 홀딩 셀(보호복장)은 현재 수감자들의 폭력적이고 공격적인 행동을 줄이기 위해 널리 사용되며, 일부 소식통은 2.7 초 이내에 수감자의 근력 감소를 보고 했다. 분홍색 환경에서 사람들은 욕망에도 불구하고 결코 공격적이 될 수 없는 것 같다. 반대로 노란색은 매우 자극적이기 때문에 이러한 상황에서 피해야 한다. Gimbel(Peterson, 2001)은 폭력적인 거리 범죄와 나트륨 황색 거리 조명 사이의 가능한 관계를 제시했다.

⑩ 물과 가시광선

물이 가시광선 영역에서 다른 파장을 흡수할 때 가시광선의 단색 빔에 대해 물 분자가 단색으로 수화(水和)되었다고 한다(특정 파장 흡수). 동일한 주파수의 빛을 가진 물 분자가 에너지를 흡수하면 공명(共鳴) 상태가 생성된다. 동일한 에너지 주파수를 가진 이러한 분자는 응고되어 수화형 구조를 생성한다. 〈그림 2.1〉은 '전하 양자화' 현상의 결과로 내부 공명으로 인해 물 분자에서 가능한 수화형 구조, 즉 5각형, 6각형, 9각형을 보여준다. 막스 플랑크 연구소에서 얼음 결정을 형성하는 데 필요한 최소 물 분자(H_2O) 수가 275±25개라고 발표했다(Pradzynski, et al., 2012).

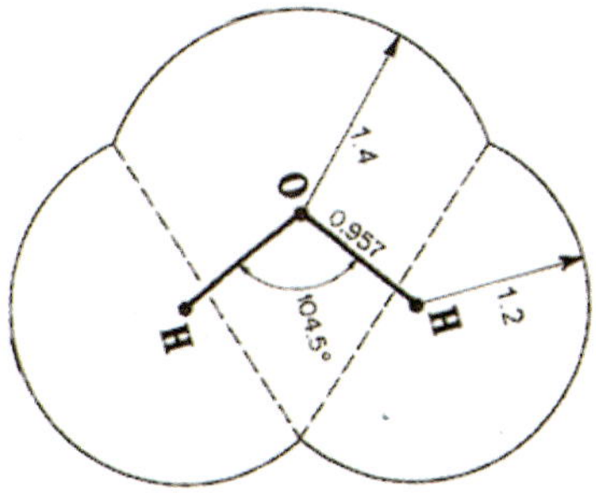

그림 2.1 물의 분자(H_2O).

우리는 물이 어떻게 작동(作動)하는지 잘 모른다. 문제의 일부는 우리가 물 분자를 명확하게 해석하기 어렵다는 사실에 있다. 이론적 다이어그램과 방정식이 있다는 것은 사실이다. 매우 간단한 물 분자 공식으로 H_2O 표기법을 알고 있다. 그러나 현실에서 물이 매우 복잡하다는 것이다. 엑스레이는 물 속의 원자들이 복잡하게 얽혀 있다는 것을 보여 준다. 물은 특별하고, 이상하고, 다르다는 말이 계속해서 회자(膾炙)되어 왔다. 물은 거의 파괴되지 않는다. 전기분해로 물 원자를 분리할 수 있지만 다시 결합하면 다시 분리되기 위해서는 2900℃ 이상으로 가열되어야 한다.

물은 매우 독특하다. 물 분자(그림 2.2 참조)에 있는 두 개의 수소 원자가 서로 매우 정확하고 이상한(다른) 정렬을 취하는 방식으로 볼 수 있다. 두 개의 수소 원자는 항상 서로 약 105°의 각도로 정지한다. 이 105° 관계는 물을 한쪽으로 치우치고 특이하게 만든다. 이는 모든 규칙을 깨뜨린다. 이 105° 각도는 우리가 알고 있는 모든 생명체에 매우 중요하다. 따라서 물이 특별한 이상하고, 다르며, 중요한 이유에 대한 답은 0°에서 105° 사이 어딘가에 있다고 생각된다.

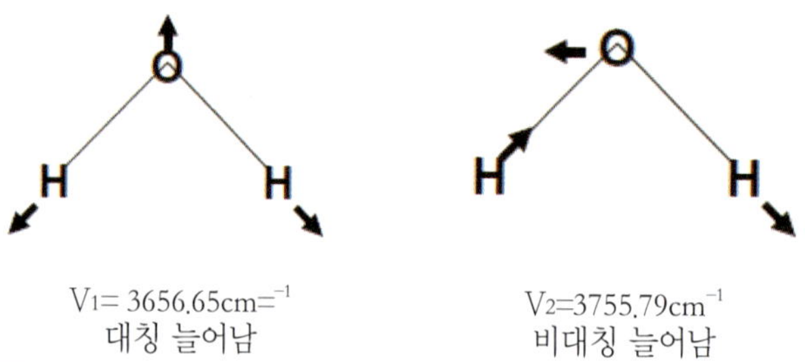

그림 2.2 단일 물 분자의 일반적인 진동 모드.
처음 두 개의 진동 (a)와 (b)는 해당 주파수 v_1과 v_2를 갖는 신축 진동이라고 하며, 세 번째 (c)는 주파수 v_3의 굽힘 진동이라고 한다.

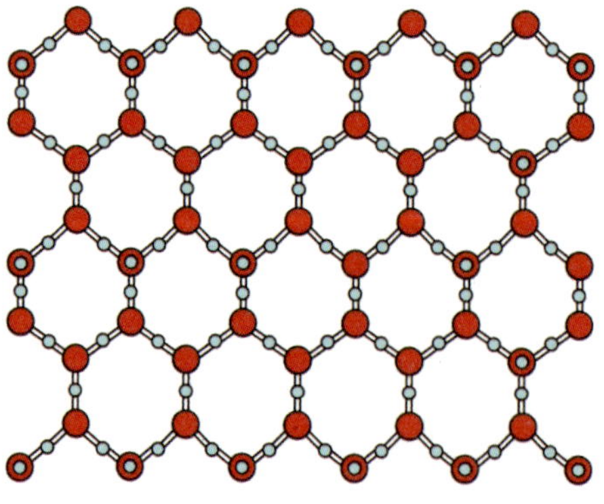

그림 2.3 물의 얼음 결정을 형성하는 6각 고리. (Pradzynski et al., 2012)

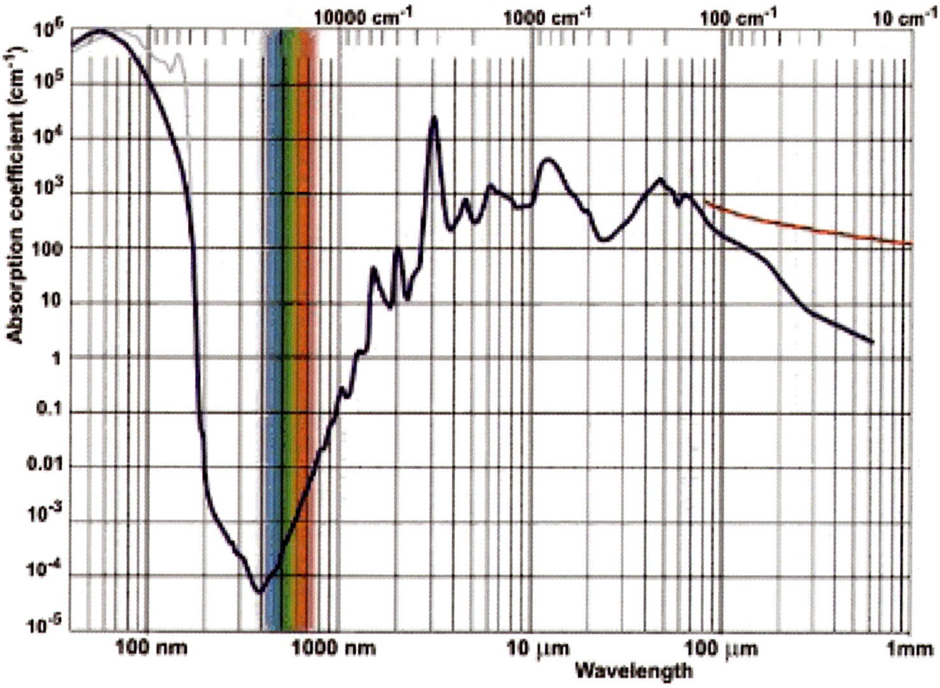

그림 2.4 순수한(증류수) 물의 흡수 스펙트럼. (Vasiliev, Mikhail & Alameh, Kamal. 2008)

물이 광자 에너지에 노출될 때 광자의 에너지 전체가 한 번에 물 분자에 흡수되지 않는다. 오히려 시간이 지남에 따라 부분적으로 흡수된다. 자외선 영역에서는 녹색, 주황색, 보라색, 노란색, 가시광선 영역에서는 녹색, 주황색, 빨간색의 그래프에서 명확한 물 분자 내 에너지 흡수가 포화되는 시간이 있다. 가시광선 색(色)에서 관찰된 피크는 최소 6시간 이상 노출되면 거의 동일한 거동(擧動)을 나타낸다. 단순하게 설명하면, 수화형 구조의 특징적인 기하학적 모양으로 6시간 안에 형성된다. 이는 물이 시간이 지남에 따라 부분적으로 에너지를 흡수하는 것으로 해석할 수 있다.

분광학적 관찰에 의하면 물 분자(H_2O)가 입사 광자의 에너지를 흡수할 때 전자의 전하를 증가시켜 전자의 흔들림을 유발하여 저준위 영역의 전자 에너지 준위를 높인다. 이 진동은 절연체의 가장 안쪽 껍질의 전자에 흡수된 추가 에너지를 유발한다. 전자가 더 많이 진동하면, 즉 더 많은 에너지를 받으면 자유로워지고 속박된 준위 껍질에서 나온다. 수소와 산소 사이의 공유 결합은 광자에 의한 에너지 획득으로 인해 늘어난다.

광자는 일반적으로 내부 껍질에서 전자와 '충돌'한다. 전자는 광자의 모든 에너지를 흡수한다. 그 에너지가 전자의 결합 에너지보다 높으면 전자는 원자에서 탈출한다. 운동 에너지는 흡수된 에너지와 결합 에너지의 차이이다. 밀도가 높은 물질에서 이 광전자는 다른 원자의 전자와 충돌하며 운동 에너지가 남지 않을 때까지 충돌할 때마다 에너지를 잃는다. 결과적으로 이제 원자에는 전자 빈자리가 생기고, 이 빈 공간은 더 높은 에너지 상태의 전자로 채워질 수 있다. 두 상태의 결합 에너지의 차이가 해제되어야 한다. 이것은 광자를 방출함으로써 이루어질 수 있다. 또는 결합 에너지가 낮은 다른 전자가 에너지를 사용하여 원자에서 탈출할 수도 있다. 두 경우 모두 광자가 완전히 제거된다.

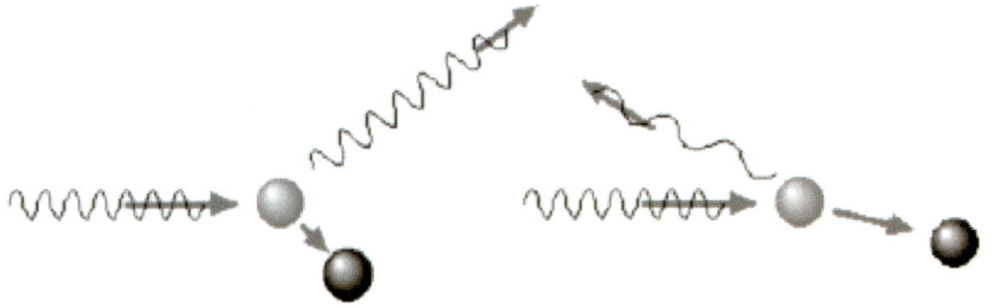

그림 2.5 콤프턴 산란은 광자와 전자 사이의 탄성 충돌로 간주될 수 있다.

광전 상호작용의 확률은 대략 Z3/E3에 비례한다. 여기서 Z는 물질의 원자 번호이고 E는 광자의 에너지이다. 따라서 광전 효과는 저에너지 방사선과 밀도가 높은 재료에 특히 중요하다.

콤프턴 산란은 광자와 전자 사이의 탄성 충돌로 간주될 수 있다. 이는 입사 광자의 에너지에 비해 무시할 수 있는 결합 에너지를 갖는 느슨하게 결합된 전자(외각 껍질)에서 발생한다. 탄성이라는 말은 충돌 전과 충돌 후의 총 운동 에너지가 같다는 뜻이다. 모든 충돌과 마찬가지로 운동량도 보존된다. 산란 각도가 0인 경우, 광자는 에너지를 잃지 않으며 원래 방향에서 벗어나지 않는다. 아무 일도 일어나지 않는다. Compton 확률은 E가 증가하고 Z가 증가함에 따라 매우 느리게 감소한다.

물은 색(色)이 투명하다. 그러나 분산 매질에서 색(色)의 굴절은 에너지 손실이 있음을 나타낸다. 이 에너지는 기하학적 구조, 즉 수화형 구조로 변환된다. 수화형 구조는 모든 보이는 색(色)의 동일한 주파수의 흡광도를 갖는 분자로 형성된다.

양자 역학 운동량의 개념은 드 브로이(de Broglie)에 의해 다음과 같이 가정되었다(Hollas,

1998).

$$p = \frac{h}{\lambda}$$

여기서 h는 프랭크의 상수이다.

양자 역학의 운동량은 물질 파동을 다룬다. 물질의 에너지는 횡파의 형태이다. 물질 파동과 관련된 에너지는 진동한다. 이것이 '양자'로 알려진 이 진동 에너지로 공간이 구성되는 방식이다(Peter, 1995).

화학 결합(chemical bonding)의 양자역학적 연구는 분자 기하학을 이해하는 수단을 제공한다. 분자 구조에 대한 정보는 쌍극자 모멘트 측정에서 얻는다. 쌍극자 모멘트는 샘플 분자 내에서 특정 전이가 허용되는지 여부를 결정한다(Antonelly, 1995). 양자화된 원자는 전자기파와 정확히 직각으로 충돌하는 경우에만 진동한다(Lubert, 1995).

확실히 이 상황에서 물 분자는 태양으로부터 에너지(서로 다른 파장의 복사선)를 흡수하는데 중요한 역할을 한다. 서로 다른 노출된 물 샘플에서 흡수되는 에너지는 전하 양자화의 형태이다. 즉, 흡수된 에너지가 많을수록 전하 양자화가 더 두드러진다.

전하 양자화는 공간 또는 스핀으로 인해 발생하기 때문에 수소 분자(물 분자에는 존재하지 않음)에 공유결합이 있음을 고려하는 것도 중요하다. 물은 극성 분자이므로 전하 양자화는 전자의 전하와 같은 전하가 '페르미온(fermions)'의 형태로 양자화되는 페르미 액체의 발현이다.

페르미 액체 전자는 스핀 양자화(spin quantization)를 따른다. 따라서 전하의 스핀 양자화는 수소 원자 궤도의 우선적 배향의 현저한 효과로 이어질 것이다. 이것은 전자에 의해 흡수된 에너지가 각 수소를'페르미 액체(Fermi liquid)'로 만들고 Fermi-Dirac 통계를 따른다는 것을 의미한다. 이는 반대칭 공유(스핀-비대칭) 결합이 수소 원자의 오비탈에 흡수된 에너지를 만드는 도구임을 의미한다. 공유(스핀) 결합은 수소 원자의 오비탈에만 기인한다. 그것은 결코 수소-수소 결합 때문이 아니다. 이것은 공유(스핀) 결합을 '스핀 공명 상태(spin resonate state)'로 만들고 동일한 분자가 응고하여 물 분자와 동일한 흡수 에너지 주파수로 기하학적 모양을 얻고 다른 기하학적 구조를 만드는데, 이것이 수화형 구조이다.

전자 준위는 전자에 허용되는 에너지의 값이다. 파울리 배타원리(Pauli exclusion principle)는 하나의 준위에 최대 스핀 방향이 각각 다른 2개 이하의 전자가 채워질 수 있는 데 그 이상의 전자는 수용할 수 없다는 원리이다. 원자 내의 가능한 모든 전자 준위에 전자가 채워지지 않을 수도 있다. 거의 모든 원자에서 전자는 낮은 에너지를 갖는 전자각과 부각의 준위로부터, 각 준위에 스핀 방향이 다른 2개의 전자로 채워진다. 수소원자는 전자 하나를 갖는 양이온의 파동 함수이며, 전자의 위치와 에너지는 최소 전자준위 1s 궤도를 가진다.

수소 원자의 1s 궤도 상태는 스핀이 없는 전자이지만 태양 빛에 노출되면 에너지를 흡수한다. 그것은 스핀이 적은 전자를 스핀하게 만들고 가상 페르미 액체에서 이 전자를 바꿀 것이다. 이렇게 되면 수소 원자의 두 전자 모두에 두 개의 페르미온 상태가 생성되고 수소의 두 원자 사이에 공유(스핀)이 생성된다. 무스핀 전자가 페르미 액체가 되어 하전된 물 분자에서 공유(스핀) 궤도 분자 상태를 생성하면 자기 모멘트 I*A를 갖는 원자핵의 양성자가 영향을 받게 된다.

이 사실 변화는 대사 시스템에서 거대 분자와 관련된 특성 주파수에 대해 물 분자를 약성(藥性)으로 충전했다. 사실 온도는 이러한 수화형 구조를 증발시키고 세포 내 구조 내에서 이온의 이동을 더 빠르게 만드는 데에도 도움이 된다. 온도로 인해 물 분자의 밀도가 낮아진다. 밀도가 낮을수록 거대 분자와의 반응이 더욱 생생해진다.

물은 극성이 있다는 것을 기억해야 한다. 물 분자의 극성 종류는 모든 방향에서 우선적이므로 결과적으로 편광의 순 효과는 영(0)이지만 물 시료가 가시 범위의 색(色)에 노출되면 물 분자가 특정 파장을 흡수한다(흡수 피크에서 볼 수 있음). 복사선을 흡수하는 분자가 있으며 수화형 구조를 배열하고 만든다. 더 큰 수화형 구조는 더 많은 흡수 피크가 보이는 곳에서 형성한다. 감쇠 피크가 많을수록 더 뚜렷한 효과가 나타난다. 수화구조된 물 분자의 흡수 피크에 대해 알아야 할 가장 중요한 것은 일반 물과 상당히 다른 특성을 획득한다는 것이다.

푸리에 변환 적외선 분광법(FTIR: Fourier Transform Infra Red) 분광법에서 관찰되는 2359cm−1의 피크는 물의 특징적인 진동 에너지이다. 물 분자가 가시 영역에서 다른 복사선에 노출되면 처리되지 않은 물 샘플에 비해 진동 에너지가 향상된다. 결과적으로 피크는 다른 위치에 나타난다.

물 분자는 세포 통신과 주요 대사 기능에 참여한다. 물은 생물학적 시스템의 모든 분자 상호 작용에 중대한 영향을 끼친다. 생명의 존재는 결정적으로 정보 운반체 역할을 하는 극성 분자를 용해하는 물의 능력에 달려 있다(Molecular Resonance Effect Technology). 수화형 구조의 물 분자가 우선적으로 극성화될 수 있다. 이는 이러한 수화형 구조(hydration spheres)가 거대 분자 내 세포 내에서 이온, 염 등의 이동 속도를 변화시키는 역할을 한다는 것을 의미한다. 이것은 각종 질병에서 벗어날 수 있는 요인 중 하나로 고려할 수 있다.

⑪ 색(色), 뇌 및 빛의 효과

1960년대 러시아의 연구에 따르면 실험 대상 6명 중 1명은 20~30분 훈련 후에 손가락 끝으로 색을 인식할 수 있었으며 시각 장애인은 이 감도를 훨씬 더 빨리 발전 시켰다. 이러한 효과에 대한 이해는 뇌의 송과선에서 생성되는 멜라토닌과 세로토닌 호르몬에 대한 연구의 결과로 확인되었다. 멜라토닌은 중요한 화학 물질로 알려져 있다

동물이 빛에 반응하고 신체 기능을 일별 및 계절적 변화와 동기화하는 경로. 세로토닌은 정신 분열증 및 환각 상태와 같은 정신 장애와 관련이 있는 뇌의 매우 중요한 신경전달물질이다. 각성제인 세로토닌은 낮 동안 생성되는 반면 수면과 관련된 멜라토닌의 생산량은 어두울 때 증가하고 일반적으로 우울한 효과가 있다. 이것은 빛의 영향으로 멜라토닌 생성이 떨어지면 반전된다. 주요 작용 부위는 다양한 호르몬의 영향을 조절하고 감정을 조절하는 데 관여하는 뇌의 일부인 시상하부인 것으로 확인되고 있다. 그러나 빛에 대한 멜라토닌의 생산량 변화는 신체의 모든 세포, 특히 생식 과정에 영향이 있다. 이러한 변화는 생리현상에 민감하다. 높은 수준의 멜라토닌은 배란 문제와 신경성 식욕 부진(무월경 또는 월경이 없는 특징)이 있는 여성, 낮은 정자 수를 가진 남성 및 보통 겨울에 발생하는 SAD로 고통받는 사람들에게서 발견되고 있다.

연구는 또한 뇌의 특정 부분이 빛에 민감할 뿐만 아니라 실제로 다른 파장에 다르게 반응한다는 것을 확인되었다. 이제 복사선의 다른 파장의 색(色)이 호르몬 생산을 자극하거나 감소시키기 위해 내분비 계와 다르게 상호 작용한다고 믿어지고 있다(Peterson, 2001).

Jacob은 환자가 컬러 필터를 통해 햇빛에 노출된 크로모 테라피에 대한 자세한 연구를 수행했다. 그는 멜라토닌, 빛 및 색의 관계를 증명하기 위해 현대 이론을 채택했다. Takkata는 혈액과 햇빛 사이의 관계를 찾으려고 시도한 최초의 연구자이다. Jacob의 연구는 햇빛에 노출된 결과로 인한 호르몬 변화에 관한 것이었다. 물론 햇빛은 7 가지 색(色)의 완벽한 조화가 있다. 다른 색깔은 우리를 건강하게 유지하는 여러 종류의 호르몬의 방출을 담당한다. Jacob은 그의 연구에서 "빛은 뇌와 신체를 켜는 책임이 있다"고 말한다. 빛은 눈과 피부를 통해 몸

에 자극을 발생한다. 빛의 광자 하나라도 눈에 들어 오면 뇌 전체에 영향을 준다. 이 빛은 시상 하부를 촉발하고 모든 생명을 유지하는 신체 기능, 자율 신경계, 내분비 계 및 뇌하수체(신체의 주 호르몬선)를 조절한다. 시상 하부는 또한 우리 몸의 생물학적 시계를 담당한다. 시상하부는 또한 빛을 통해 우리의 가장 중요한 호르몬 중 하나인 멜라토닌을 방출하는 송과선 기관에 자극 신호를 전송한다.

멜라토닌의 방출은 빛, 어둠, 색 및 지구의 전자기장과 직접 관련이 있다. 이 필수 호르몬은 신체의 모든 세포에 영향을 미친다. 그것은 각 세포의 내부 활동을 켜서 서로 및 자연과 조화를 이룰 수 있도록 한다. 송과선은 우리가 우주와 하나됨을 느끼는 역할을 하며 우리 내면과 환경 사이의 관계를 위한 무대를 설정한다고 사료된다. 그 관계가 조화를 이루면 우리는 건강하고 행복하며 행복감을 느끼게 한다. 이 관계의 불균형은 신체적, 정신적 또는 정서적 상태의 장애 또는 질병의 형태로 알려지고 있다. 송과선(pineal)은 우리 신체의 '광도계'이며, 우주로부터 정보를 받아 우주와 하나됨을 우리에게 제공하고 아래의 지구의 전자기장으로부터 우리를 연결(grounding) 상태로 유지한다. 건강을 유지하고 환경과 조화를 이루려면 완벽한 균형이 필요하다(Peterson, 2001).

인류 연구의 많은 부분은 무시되거나 버려진다. 크로모테라피 분야는 이러한 소외 항목 중 하나이다. Ayurveda, 동종 요법, 침술, Unani, 동종 요법, 생화학, 자기 요법, 물리 요법, 복사선 요법, 아로마 요법, 반사 요법 또는 색채 요법과 같은 모든 치료 및 치료 시스템의 공통된 특징은 어떻게든 한 종류 또는 다른 종류의 진동에너지를 적용하는 것이다. 신체를 건강 트랙에 다시 올릴 수 있는 방식이다. 대부분의 시스템은 간접적으로 진동을 유도하지만 진동이 신체에 직접 사용되는 경우가 몇 개 있고, 크로모 테라피는 그 중 하나이다. Babbitt, Ghadiali 및 Azeemi는 크로모테라피 개발에 선구자적 역할을 하였다. 그들의 아이디어는 다른 연구자들에 의해 수행되고 있고, 전 세계 어느 지역에서나 수행된 연구 작업에서 제시된 이론 사이에서 논란이 발견되지 않는다.

크로모테라피의 연구자들은 색이 물질의 양자 상태라고 가정한다. 매력, 아름다움, 풍미, 부드러움 등과 같은 다른 양자 상태가 있다. 이러한 양자 상태는 '글루온(glueons)'을 통해 서로 연결되어 '쿼크(quarks)'로 알려진 중간 에너지 장을 형성한다. 쿼크가 압축되면 다섯 번째 물질 상태인 보손(bosons)을 생성한다. 크로모테라피에 사용되는 매질(媒質)은 깊이 탐구된 적이 없다. 예를 들어, 색채 요법에 사용되는 주요 매질(媒質)인 물은 색채 요법의 맥락에서 수행된 연구에서 정량적으로 연구된 바 없다.

인체 주변의 양자 상태와 전자기장(電磁氣場)에 대한 연구 성과는 빈약하다. hydrochromopathy에 고유 주파수로 수화형 구조의 하전(荷電)된 물의 전도도 측정은 어떤 연구자도 강조하지 않는다. 질량 에너지 관련 측정은 치료에 사용되는 액체 매질을 강화하거나 채색화시키는 데 도움이 될 수 있다. 수화형 구조의 물, 에너지 상태 및 인체에 미치는 영향 사이에 관계가 확립되어야 한다. 우리는 서로 다른 색을 흡수한 결과 양자 역학적 쌍극자 모멘트가 전하 양자화 현상을 일으킨다고 추론한다. 치료 시스템으로서의 색채 요법은 자연과의 조화로 인해 사람들에게 도움이 될 수 있다. 이 세상에 존재하는 모든 것은 서로 다른 색의 조합이다(Azeemi, 1999). 하나님의 모든 자연 현실에서 하나 또는 추가된 색이 지배적이다.

점토(粘土)를 사용하여 항아리를 수리하고 천 조각이 인형을 수선한다. 천으로 만든 플라스틱은 플라스틱 제품을 수리하는 데 사용된다. 인간 창조의 기원인 인간 건강 관리에 빛과 색을 사용할 수 없는 이유는 무엇인가?

성경은 인간의 존재가 다양한 종류의 빛과 색깔에 기초한다고 말한다. 그렇다면 인간은 왜 색깔로 치료할 수 없을까?(Azeemi, 1999)

"Power of Colours"의 Walker는 서술했다. "당신은 독특한 색과 진동을 발산하는 에너지장(Aura 라고도 한다)으로 둘러싸인 삶의 홀로그램의 일부임을 알게 된다. 에너지 장은 당신의 영혼을 손끝으로 하고 당신의 선함, 웰빙, 정신적 안정, 성숙함, 정서적 · 내적 혼란 또는 평화로운 성취를 반영한다. 이러한 각각의 자질, 평화, 건강, 안정, 성숙 및 성취감은 우리의 일상 생활에 색의 힘을 적용함으로써 당신의 소중한 소유물이 될 수 있다"(Walker, 1990).

CHAPTER 3 적색광과 근적외선

우리는 색(色)의 영향을 받는다.
항상 있지만, 우리는 색(色)을 깨닫지 못한다.

1 적색광과 근적외선의 역사

태초(太初)부터 빛의 의학적 특성이 인식되어 치유에 활용되었다. 고대 이집트인들은 질병을 치료하기 위해 가시광선 대역의 특정 색(色)을 활용하기 위해 색 유리가 장착된 일광욕실(solariums)을 만들었다. 그리스와 로마인의 초기 사용은 빛의 열 효과를 강조했으며 1903년 Neils Ryberg Finsen(닐스 뤼베르 핀센)은 결핵 치료에 자외선 광선을 활용한 공로로 노벨 의학상을 수상했다(NobelPrize.org, 1903). 그리고 오늘날 Finsen은 현대 광선 요법의 아버지로 인정받고 있다. 핀센의 전기(傳記)에서 광(光)을 연구한 계기를 설명하고 있다.

> 내 질병은 내 생애의 연구에 매우 큰 역할을 했다… 이 질병은 내가 빛에 대한 조사를 시작한 원인이 되었다. 나는 빈혈과 피로에 시달렸고, 북쪽을 향한 집에 살았기 때문에 더 많은 햇빛을 받으면 도움이 될 수 있다고 믿기 시작했다. 그래서 나는 태양 빛 속에서 가능한 한 많은 시간을 보냈다. 열정적인 의사로서 나는 물론 태양이 실제로 어떤 유익을 주는지 알고자 하였다. 생리학적으로 사고(思考)를 하였으나 Answer(치료법)을 찾을 수 없었다.
>
> 이 때(약 1888년)부터 나는 태양을 찾는 동물에 대한 가능한 모든 관찰을 수집했고, 태양이 유기체(특히 혈액)에 유용하고 중요한 영향을 미친다는 나의 확신이 점점 더 강해졌다. 이 유용한 효과가 실제로 무엇인지 알 수 없었다. 나는 그 이후로 이 목표를 위해 노력했으나 의학 기술이 어느 정도 전진했지만 내가 찾고 있던 것을 정확히 찾을 수 없었다. 나의 목표는 그 당시에도 일광욕이나 인공 광 목욕의 형태로 태양의 유익한 효과를

> 이용하는 것이었다. 그러나 과학적 조사와 명확한 사실에 기초한 이론이 아니라면 실용화하는 것이 부적절하다는 것이다.
>
> 이 목표를 향해 작업하는 동안 나는 몇 가지 광(光)의 효과를 알 수 있었다. 그 이후 적색 광(光)에 의한 천연두 치료(1893)와 루푸스 치료(1895)를 고안했다. 이 두 가지 모두 어떤 의미에서 부수적인 문제이지만 몇년 동안 나는 대부분을 이 두가지 연구에 몰두했으며 한편으로는 내 주요 목표에서 벗어나 있었다. 그러나 지난 몇년 동안 나는 실험실에서 내가 답을 찾을 때까지 기다리는 것이 도움이 되지 않고 임상 실험을 하는 것이 타당하다는 확신을 갖게 되었다. 따라서 두 접근 방식을 동시에 수행하여 최종 목표에 도달할 수 있었다(finsen, 1903).

1910년 미국 의사 John Harvey Kellogg는 백열전구와 아크 등을 사용하여 사람들을 치료한 경험을 기록한 '광치료법'이라는 책을 출판한다. 광선 요법은 당뇨병, 비만, 만성 피로, 불면증, 대머리, 악액질 및 기타 여러 건강 문제를 치료하는 데 효과적이라고 Kellogg 박사는 『광치료법(*Light Therapeutics*)』의 책에서 서술했다.

레이저 광이 발명되기 전까지 빛의 의학적 효과는 주류 의학의 무관심에서 생의학 기반의 현대의학과 외과 기반의 치료로 대체 되었다. 레이저는 미국의 물리학자 Theodore H. Maiman이 1960년에 발명했지만 헝가리 내과의이자 외과의사인 Endre Mester(1903~1984)가 레이저에 상당한 치료적 가치가 있음을 발견한 것은 1967년이다(Mester, et al., 1968). 최초의 레이저 장치는 루비 광원을 사용하였다.

헝가리 부다페스트에 있는 Semmelweis 대학에서 근무하던 Mester 연구 팀은 우연하게 저수준의 루비 레이저 광이 생쥐의 머리카락을 다시 자랄 수 있다는 사실을 발견했다. Mester는 레이저 적색 광이 생쥐의 종양을 수축시킬 수 있다는 것을 발견한 이전 연구를 재현하려고 시도하는 동안 치료를 받지 않은 쥐보다 치료를 받은 쥐에서 털이 더 빨리 자라는 것을 알게 되었다(Mester, et al., 1968). 저수준 레이저는 조직 온도를 높이지 않고 소량의 에너지를 전달한다. 저수준 레이저는 함염증, 진통, 재생, 면역, 혈관확장 효과 등의 생체 자극효과가 있는 것으로 알려져 있다. 그러나 저수준 레이저가 모발 성장에 미치는 연구는 Mester 연구 당시까지 거의 없었다. 레이저 광이 생쥐의 치유 과정을 가속화할 수 있다는 사실을 발견한 것이었다. 정필상 연구진의 저수준 뮤린 모발 성장효과에 대한 연구결과는 대조군 모발 성장(成長)은 제모 후 13일째에 처음 관찰되었으며, 완전한 모발 재성장(再成長)은 25일째 관찰되었다. 저수준 레이저를 조사한 쥐의 모발 성장속도는 30% 빨랐으며, 비(非)조사(照査) 부위보다 모발의 성장 속도와 밀도가 월등히 높았고, 조직시료를 관찰한 결과 진피층에서 모낭이 새로 생성된 것으로 확인되었다(Phil Sang Chung, et al., 2005).

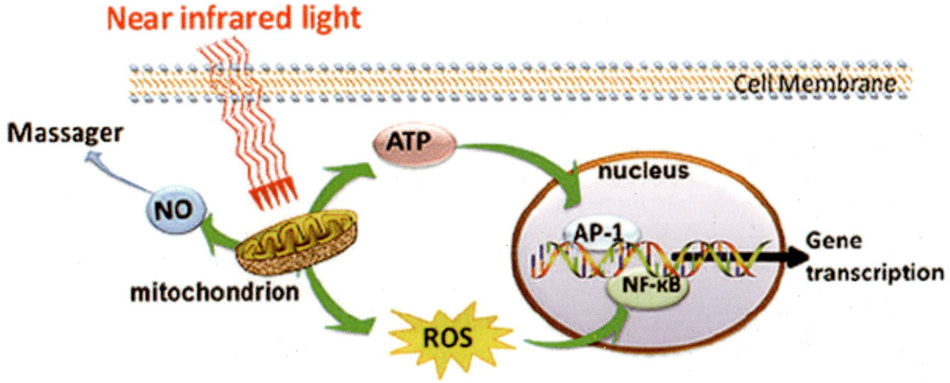

그림 3.1 LLLT의 세포 메커니즘.

〈그림 3.1〉은 미토콘드리아에 국한된 특정 세포 발색단 또는 광수용체에 의한 적색 또는 근적외선(NIR) 빛의 흡수를 보여주는 개념도이다. 이 과정에서 미토콘드리아 호흡 사슬에서 ATP 생산이 증가하고 활성산소종(ROS)이 생성된다. 산화질소가 방출되거나 생성된다. 이러한 세포질 반응은 결국 전사 인자(예: NF-kB 및 AP1)의 활성화를 통해 전사 변화를 유도할 수 있음을 설명하였다(LLLT).

아메리카 북미지역에서는 2000년경이 되어서야 적색광 연구가 자리를 잡기 시작했다. 광선 요법을 설명하는 검색 용어(Phototherapy, Photobiomodulation, Lllt, Low-level laser therapy, Near-infrared light 등)에 대한 PubMed의 빠른 검색은 97.000개 이상의 출판된 과학 및 임상 연구 결과를 찾을 수 있다(2023년 9월 기준).

2 적색광과 근적외선

대부분의 사람들은 햇빛이 비타민 D 생성을 자극하고 자가 면역 장애, 다양한 유형의 암 및 심혈관 질환과 같은 수많은 질병으로부터 우리를 보호하는 풍부한 UVB 방사선원이라는 것을 알고 있다(Schnatz, 2014). 대부분의 사람들이 인식하지 못하는 것은 태양이 우리에게 제공하는 치료용 방사선의 또 다른 중요한 소스이다. 스펙트럼의 적색 및 근적외선 끝에서 방출되는 빛이다. 과도한 자외선은 일광 화상을 유발할 수 있지만 적색 및 근적외선은 일광 화상으로부터 피부를 보호한다. 자외선 노출의 균형을 맞추기 위해 적색/근적외선이 없으면 자외선은 더 빨리 피부를 손상시킨다.

프리즘을 통해 빛을 비추면 녹색, 파란색, 보라색, 노란색, 주황색 및 빨간색을 포함하여 빛의 가시광선 대역을 구성하는 모든 색상으로 시각화된다.

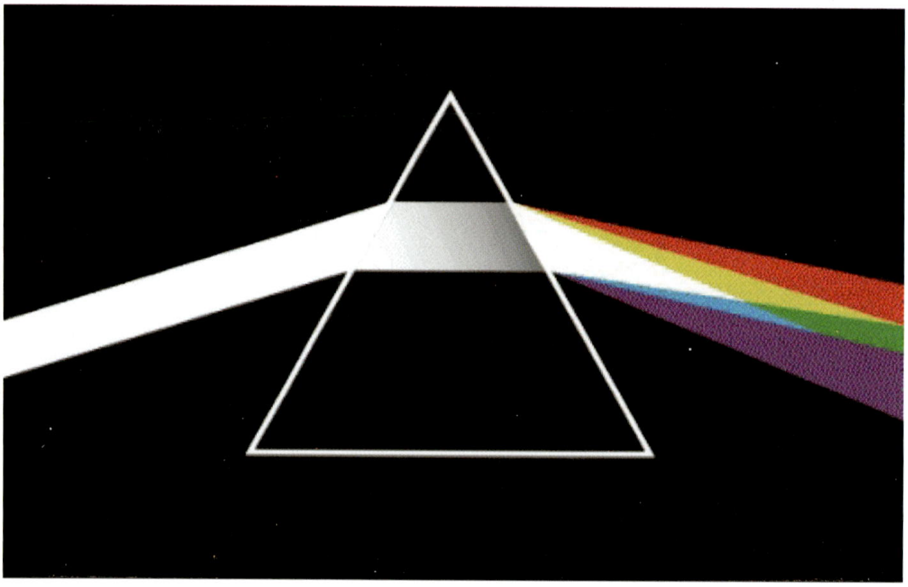

그림 3.2 프리즘을 통과한 빛의 스펙트럼.

적색광은 인간의 눈에 보이는 방사선의 한 형태이며, 자외선, 청색광 또는 녹색광과 같은 대부분의 빛 파장은 피부 깊숙이 침투하지 않고 대신 피부 표층에 흡수된다. 반대로 적색광은 피부에 쉽게 침투하므로 신체 내부의 더 깊은 세포와 조직에 도달하는 데 치료적으로 유용하다.

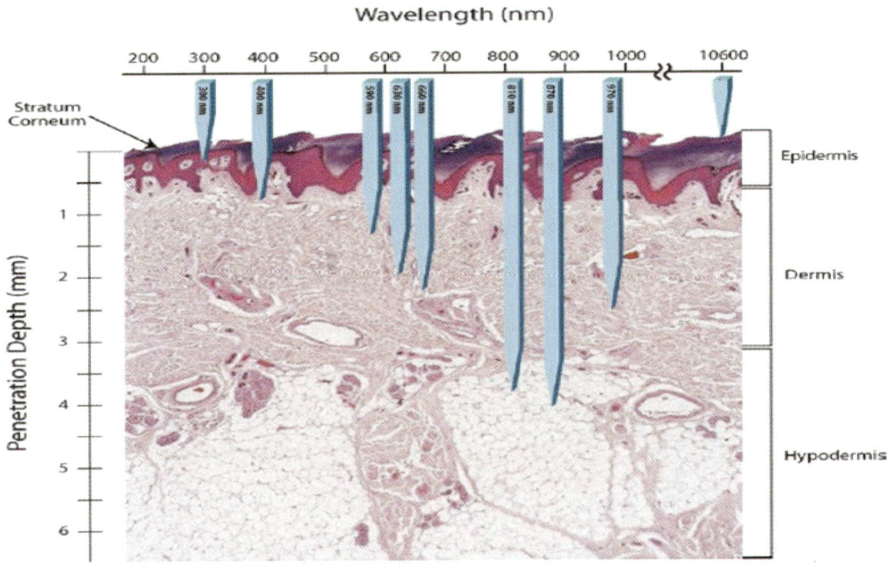

그림 3.3 피부의 광침투 깊이. (Barolet, 2008)

인간의 눈은 400~700nm 사이의 빛의 파장을 볼 수 있다. 적외선과 같이 그 이하 또는 그 이상은 보이지 않거나 연분홍색으로 유지된다. 흥미롭게도 인간의 눈에는 보이지 않지만 인체는 적외선과 같이 볼 수 없는 전자기장(電子氣場)의 일부를 느낄 수 있다.

적외선 대역의 전자기장 범위는 700~10,000nm이며 실제로 근적외선, 중간적외선 및 원적외선으로 구분된다. 근적외선, 중적외선, 원적외선이 어디에서 시작되고 끝나는지에 대해 많은 상반된 의견이 있다.

의학에 원적외선(FIR)을 적용하려면 통제된 환경에서 편리한 치료 시간 내에 방사선을 전달하기 위해 전자기의 상호 작용에 대한 이해와 지식이 필요하다. 순수한 원적외선(FIR)을 전달하는 더 나은 기술이 개발되면서 그 효과로 인한 이점이 더욱 넓어졌다. 요즘에는 FIR 방출 나노입자가 함침된 필라멘트(섬유)로 구성된 특수 FIR 방출 열 램프와 의류가 이러한 열 복사 효과를 전달하는 데 사용되고 있다.

전체 전자기 방사선 스펙트럼과 관련하여 적외선(IR: infrared radiation) 대역은 750~1000000nm의 파장 범위, 400THz~3THz의 주파수 범위, 12.4meV~1.7eV의 광자 에너지 범위를 포괄한다. 이는 가시광선의 장파장 빨간색 가장자리와 테라헤르츠(3THz에서 시작) 스펙트럼 대역의 짧은 가장자리 사이에 있다.

국제조명위원회(CIE: The classification of the International Commission on Illumination)에서는IR 스펙트럼에 대한 세 가지 하위 분류가 있다〈표 3.1〉. IR 스펙트럼 범위의 세분화에 대해 ISO 20473 표준에 제공된 대체 분류는 〈표 3.2〉 이다. IR 광 대역에서 FIR만이 인간 피부의 온도 수용체에 의해 복사열로 인식될 수 있는 열 형태로 에너지를 순수하게 전달된다(Plaghki, et al., 2010; Vatansever, Fatma & Hamblin, Michael. 2012). FIR은 인체에 흡수될 뿐만 아니라 흑체 방사선(3000~50000nm, 출력 피크는 9400nm)의 형태로 신체에서 방출된다.

표 3.1 CIE classification of IR radiation

명칭(약어)	파장(nm)	광자에너지(THz)
근적외선(IR-A)	700 ~ 1,400	215 ~ 430
중적외선(IR-B)	1,400 ~ 3,000	100 ~ 215
원적외선(IR-C)	3,000 ~ 10,000	3 ~ 100

표 3.2 ISO 20473 standard for sub-division of the IR

명칭(약어)	파장(nm)	광자에너지(THz)
근적외선(Near IR), NIR	780 ~ 3000	385 ~ 100
중적외선(Mid IR), MIR	3000 ~ 50000	100 ~ 6
원적외선(Far IR), FIR	50,000 ~ 1,000,000	6 ~ 3

치유에 가장 적합한 적외선의 범위는 700nm에서 약 1,400nm 범위의 근적외선이다. 신체에서 적색광 및 근적외선의 생리학적 효과는 유사한 방식으로 발생한다. 치료 응용 분야에서 이 두 가지의 주요 차이점은 근적외선이 적색광보다 신체에 더 깊숙이 침투한다는 것이다. 적색광은 종종 여드름과 같은 피부 치료와 같은 표면적인 용도에 사용되는 반면, 근적외선 빛은 피부와 신체 내 더 깊은 조직에 도달하는 데 사용될 수 있다.

과학적 연구에서 가장 치료 효과가 있는 것으로 밝혀진 적색광 및 근적외선의 파장은 다음과 같다.

표 3.3 적색광 및 근적외선 광원과 파장 영역

광원	파장
적색광 치료 범위	620~700nm
근적외선 광선 치료 범위	700~1,000nm

적색광 및 근적외선의 유효 범위 내에서도 일부 파장은 다른 파장보다 다소 유익한 것으로 밝혀졌다. 오늘날 많은 광선 치료 장치는 적색광 또는 적외선의 여러 파장을 방출하고 일부는 단일 장치에 적색광 및 적외선 파장을 모두 결합하기도 한다. 특정 피부 상태의 경우 적색광이 근적외선보다 더 유익할 수 있다는 일부 증거가 있다. 모든 실용적인 목적을 위해 근적외선 또는 적색광과 근적외선의 조합이 타당할 수 있다.

의학에 원적외선(FIR)을 적용하려면 FIR 범위의 전자기 방사선과 생물학적 구조(세포, 세포막, 세포액, 특히 물, DNA/단백질 포함)의 상호 작용 및 일반적인 생체 시스템의 기능에 대한 이해와 지식이 필요하다. 세포 수준에서 전자기 방사선과 살아있는 세포의 상호 작용에 대한 기본 생물리학적 메커니즘은 변경된 세포막 전위 및 변경된 미토콘드리아 대사 측면에서 구성될 수 있다(Sheppard, et al., 2008).

FIR 에너지(양자 에너지 수준이 12.4meV~1.7eV인 광자)는 분자 결합의 진동 수준에 의해 흡수된다. 대칭 및 반대칭 스트레칭(stretching), 굽힘(bending), 가위질(scissoring), 위아래흔들기(rocking), 좌우흔들기(wagging) 및 비틀기(twisting)를 다루는 6가지 진동 모드가 있다.

진동방식	진동 개념도
Stretching	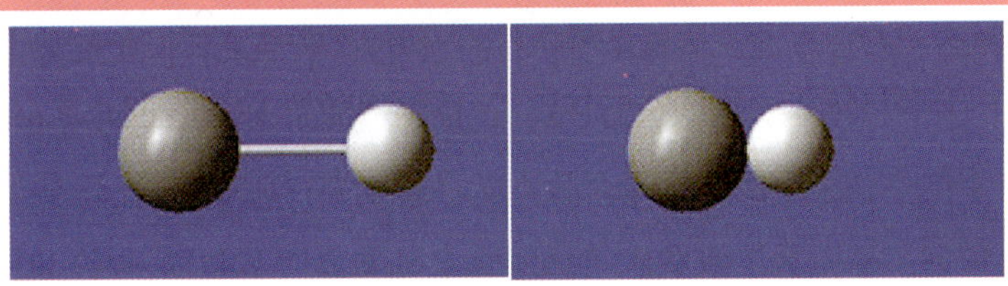

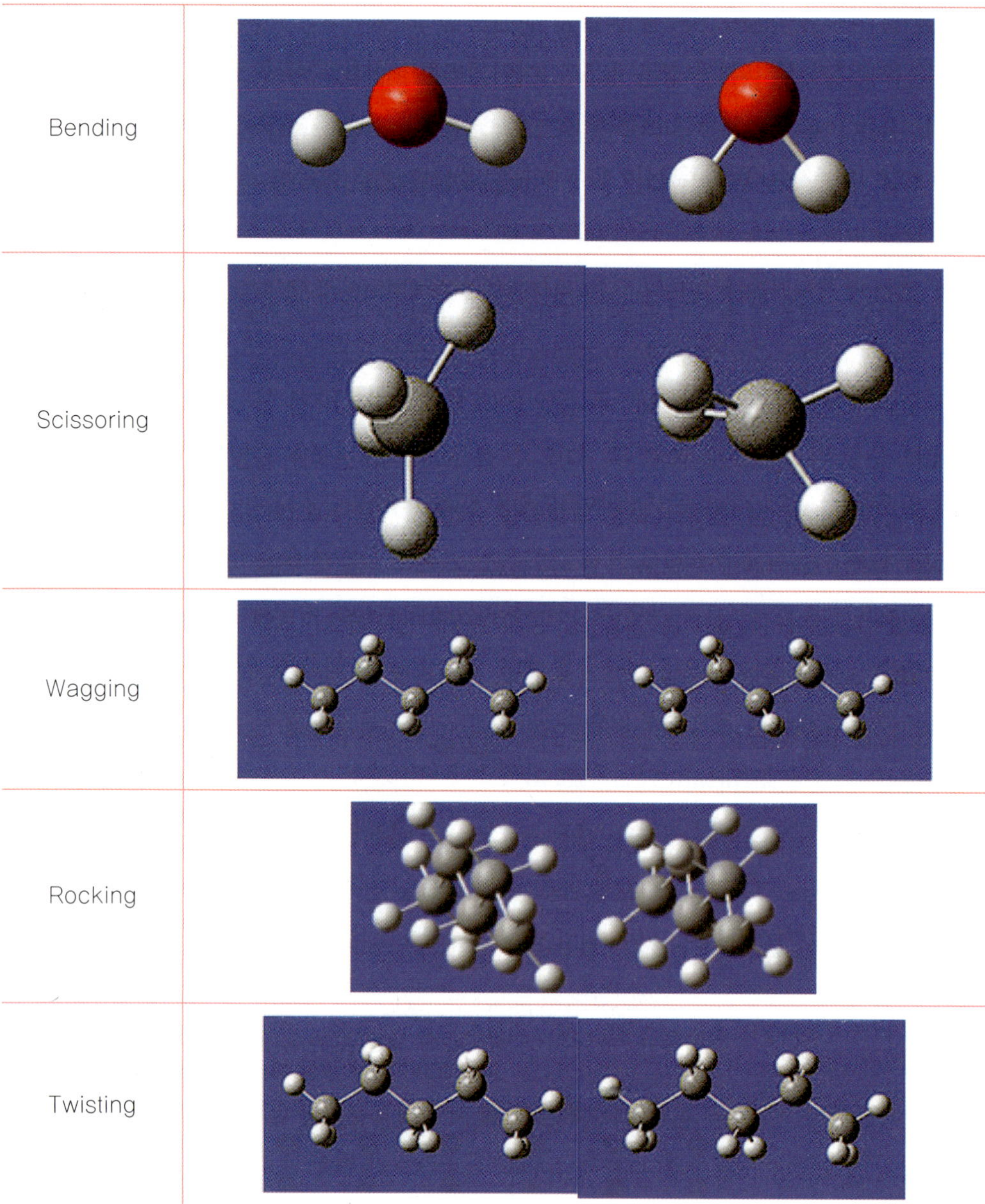

그림 3.4 분자의 운동. (출처: 적외선분광법개론, 2014)

생물학적 시스템에서 물의 높은 농도, 이온과 물 분자의 결합(용매화 효과), 물의 유전 특성 및 이 효과가 생성하는 큰 쌍극자 모멘트를 고려할 때 이는 생물학적 솔루션에서 지배적인 요소가 될 것이다. 더 낮은 주파수에서 물 분자는 에너지 손실이 거의 또는 거의 없이 진동하는 전기장에서 자유롭게 회전할 수 있는 것으로 알려져 있다. 그러나 전기장의 주파수가 108Hz 수준에 도달하면 회전 모드가 방해를 받고–'유전 마찰' 효과로 인해–흡수된 에너지가 매체의 충돌이나 가장 가까운 이웃 상호 작용에 의해 소멸되기 시작한다(Sheppard, et al., 2008). 310K에서 물의 유전 완화는 약 25GHz이며, 여기서 전자기장에 대한 쌍극자의 회전 응답은 넓은 주파수 범위에 걸쳐 전달된다.

살아있는 시스템에서는 전자기장과의 물 분자 연관성 및 그 효과 외에도 단백실과 하선 그룹(단백질의 특정 부위에 위치)이 전반적인 생물학적 활동에 중요한 '메조 구조' 효과를 고려해야 한다. 특별히 위치된 이러한 하전 그룹은 물 분자와 결합하고 이를 통해 전체 분자 집합의 유전적 거동에 영향을 미치며, 이는 결국 생물학적 기능에 영향을 미친다. 따라서 조직의 유전 특성(심지어 세포 수준에서도)은 수분 함량에 따라 달라지며 이에 따라 달라진다. 또한 이러한 분자 '메조 구조'의 완화는 주파수에 따른 변화를 나타낼 수 있다. 이러한 이유로 수분 함량은 FIR과 살아있는 유기체 사이의 상호 작용에 중요한 요소이다.

이와 관련하여, 물 클러스터의 역학은 대량 액체 물의 역학과 관련하여 눈에 띄는 차이가 있기 때문에 상당한 관심을 끌었으며 이는 생물학적 환경에 중요한 영향을 미칠 수 있다. 분자 환경의 국소적 변화(용매화 또는 얽매임으로 인해 발생)는 FIR 주파수 범위의 병진 및 진동 모드에 실질적으로 영향을 미치는 것으로 나타났다. 물 클러스터 크기와 온도가 FIR 흡수 스펙트럼에 크게 영향을 미치는 것으로 밝혀졌다(Lee, et al., 2008).

3 광치료의 과학

러시아 과학자들은 1900년대 초에 적색광이 건강에 미치는 영향을 최초로 과학적으로 탐구하고 문서화 했다. 2000년 즈음까지는 거의 이루어지지 않았다. 미국 등 서구 국가에서 적색광 연구에 대한 관심이 폭발적으로 증가하였다. 이 주제에 대한 연구, 출판 활동의 양은 기하 급수적으로 증가했으며, 지금까지 적색광 및 근적외선 치료에 관한 50,000편 이상의 논문이 발표되었다.

지난 100년 동안 수십 가지 질병과 상태에 대해 인간과 다른 많은 동물에 대해 적색 및 근적외선 광선 요법이 광범위하게 연구되었다.

적색광과 근적외선의 주요 연구 질병은 다음과 같다.

- 아킬레스 건염
- 아킬레스 건병증
- 여드름
- 중독
- 약시
- 연령 관련 황반변성
- 알츠하이머병
- 아프타성 궤양
- 벨마비
- 뼈 골절
- 화상 흉터
- 불타는 입 증후군
- 손목터널증후군
- 셀룰라이트
- 만성 관절 장애
- 인지 향상
- 구순포진
- COPD
- 치아 임플란트 안정성
- 상아질 과민증
- 우울증
- 당뇨병성 족부궤양
- 구강건조증(xerostomy)
- 월경통
- 팔꿈치 건병증(테니스 엘보우)
- 운동 수행 및 회복
- 섬유근육통
- 얼어붙은 듯 굳은 어깨(동결건, 오십견)

- 녹내장
- 탈모
- 수족구병
- 갑상선기능저하증
- 염증성 피부질환(편평태선, 扁平苔癬, planus)
- 요통
- 림프부종
- 상악동염
- 반월판 병리
- 근육 성장
- 근육통
- 목 통증
- 신경병성 족부궤양
- 젖꼭지 통증(모유 수유로 인한)
- 비만
- 구강 점막염
- 교정통증
- 교정 치아 운동
- 골관절염
- 골다공증(골소실)
- 통증
- 치주염(잇몸병)
- 대상포진 후 신경통
- 욕창
- 방사선 피부염
- 레이노의 현상
- 재협착
- 류마티스 관절염

- 어깨 건병증
- 피부노화
- 흉골절개 절개복구
- 뇌졸중
- 화상 예방
- 측두하악 장애
- 건병증
- 테스토스테론 결핍
- 발톱무좀
- 외상성 뇌손상
- 정맥성 하지 궤양
- 백반증
- 상처치유

4 적색광의 치유

신체의 전반적인 건강은 에너지 공급에 달려 있다. 신체 내부에서 일어나는 모든 중요한 과정(수리 및 재생에서 해독, 면역, 눈 깜박임 및 심장 박동에 이르기까지)이 모두 성공적으로 수행되기 위해서는 에너지가 필요하기 때문이다. 어느 날 잠에서 각성했는데 사용할 수 있는 신체 에너지가 없다면 침대에서 일어나지 못하고 결국 죽게 될 것이다. 마찬가지로 세포도 생존을 위해 에너지가 필요하다. 사실, 신체는 개별 세포에서 에너지를 얻는다.

세포 내에는 미토콘드리아라고 하는 작은 에너지 생산 '발전소'가 있으며, 이는 세포와 신체 전체의 에너지원이다. 세포 내부의 미토콘드리아가 에너지를 효율적으로 생산하는 데 필요한 모든 것을 갖추고 있을 때 그 세포는 건강하다. 그리고 대부분의 세포에 미토콘드리아가 효율적으로 에너지를 생산하고 있을때 신체는 건강하다. 효율적인 에너지 생산에 필요한 물질을 영양소라고 할 수 있으며, 거의 모든 물질은 식이요법을 통해 얻을 수 있다. 식단을 통해 얻을 수 없는 효율적인 에너지 생산에 필수적인 영양소 중 하나는 바로 적색광이다.

5 적색광의 신진대사 향상

적색광과 근적외선이 세포 대사에 미치는 영향은 독특하다. 놀랍게도, 적색광과 근적외선 둘 다 시토크롬 c 옥시다제 효소로부터 산화질소를 실제로 결합 해제(광해리)하여 활성을 회복시키는 것으로 입증되었다. 시토크롬 c 산화효소는 실제로 스펙트럼의 적색 및 근적외선 부분 내에서 빛을 실제로 흡수한다는 점에서 독특하다. 따라서 적색광과 근적외선은 시토크롬 c 산화효소를 산화질소에 의한 억제로부터 해방시킬 뿐만 아니라 이 효소에 직접 에너지를 공급하여 활성을 과급(過給)한다.

그 결과 세포 대사가 강화되고 대사 활동이 증가하여 다음과 같은 일련의 유익한 생리적 효과가 나타난다는 연구결과가 있다.

- 에너지(ATP) 생산 증가
- 세포 산소화 증가
- 체내 혈류 증가
- CO_2 생산량 증가
- 스트레스 호르몬 감소

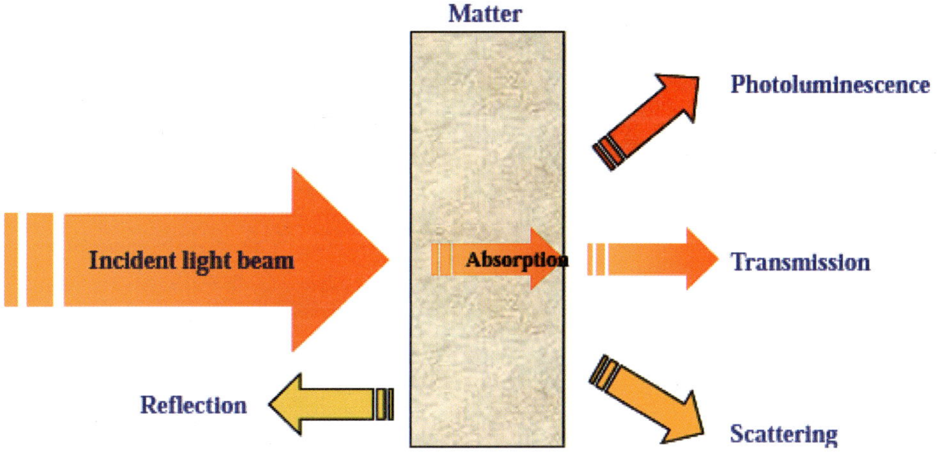

그림 3.5 광선과 물질의 상호 작용.
물질이 전자기 광선(예: 적외선)에 노출되면 광선은 흡수, 전송, 반사, 산란되거나 광발광(photoluminescence)을 겪을 수 있다. 광발광(photoluminescence)은 형광, 인광, 라만 산란 등 다양한 효과를 지정하는 데 사용되는 용어이다.

CHAPTER 4

광요법의 치유 메카니즘

"의미에 얽매이지 않고 명확한 형태와 결합되지 않은
단순한 색은 수천 가지 방식으로
영혼에 말을 걸 수 있다."
-오스카 와일드-

1 효소 반응에서 촉매로서의 색(色)

모든 살아 있는 세포에는 에너지가 필요하다. 세포의 복잡한 기능에 필요한 에너지는 유기체에 흡수 된 영양소에서 비롯된다. 그러나 기본 형태에서 영양 화합물의 화학적 에너지는 세포에 직접 사용할 수 없지만 먼저 생화학 적으로 세포에서 사용할 수 있는 형태로 전환되어야 한다. 세포 에너지 전달은 미토콘드리아에서 발생하므로 이러한 세포 기관은 세포의 핵심 기능을 가지고 있다. 영양소에서 세포 내(內) 고(高) 에너지인 아데노신삼인산(ATP)으로의 에너지 전달과 관련된 에너지 범위를 조사하면 가시 광선 형태의 전자기 복사의 영향도 나타난다. 이 범위는 전체 과정의 에너지 섭취 및 에너지 방출 시스템에 관한 한 대사 에너지에 해당한다. 즉, 세포에서 특수한 주파수, 파장, 강도, 확산 또는 편광의 복사선의 존재 여부가 반응의 발생 여부를 결정하는 요소이다(Wilden).

살아있는 세포는 매우 약한 광자를 방출 한다. 살아있는 세포나 유기체에서 "매우 약한" 광자가 방출되는 이 현상은 생물 발광과는 다른 현상으로, 초당 최대 수백 광자에서 표면적 평방 센티미터당 몇 백 광자의 강도를 가진다. 이러한 광자(biophotons) 또는 생물학적 시스템의 매우 약한 광자 방출은 광(光: 빛)의 광학 범위에서 약한 전자기(電磁氣) 파동(波動)이다. 이 광자 방출은 생명체의 기능적 상태를 표현하는 것이므로 측정을 통해 이 상태를 평가할 수 있다(Bischof & Marco. 2005).

생체 광자 방출의 발견은 또한 다양한 신체 요법, 동종 요법 및 침술과 같은 항상성(유기체의 자기 조절) 개념을 기반으로 하는 일부 비전통적인 치유 방법에 과학적 논증(論證)를 제공한다. 이러한 생체 광자는 기질(基質)과의 복합체 결합으로 인해 활성화 에너지를 낮춤으로써 생화학적 반응성을 향상시키는 효소 단독보다 생화학적 반응성을 조절하는 훨씬 더 강력한 효능을 가지고 있다. 특정 파장을 조사하여 효소에 직접 에너지를 제공할 수 있다면 질병 치료 과정이 더욱 빨라질 것이다. 왜냐하면 마이크론 규모의 입자, 세포, 소기관 및 대형 생체분자에서 서로 다른 파장(가시광선)의 작용이 있기 때문이다. 효소의 구조적 변화를 자극하여 생물학적 과정에 영향을 미칠 수 있다(Bischof, Marco. 2005).

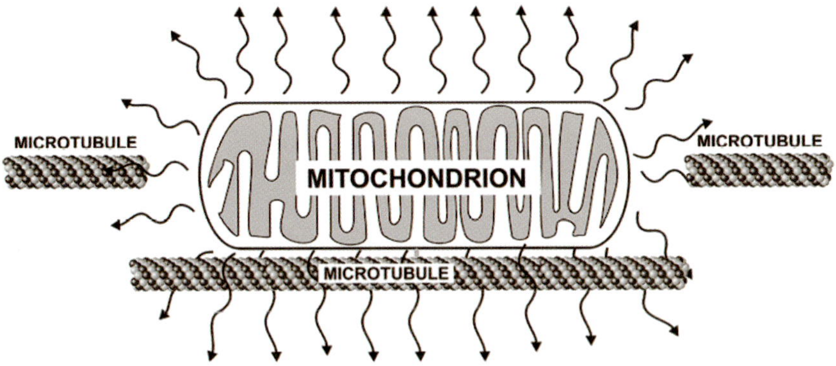

그림 4.1 미토콘드리아에 의해 생성된 생체 광자의 표현과 미세소관과 생체 광자의 상호 작용. (Rahnama, et al., 2011)

❷ 빛이 세포에 미치는 영향

상처나 병변에 저출력 레이저를 조사하여 자연적인 치유를 유도하는 치료하는 광생물조절(photobiomodulation) 또는 빛을 치료적으로 사용하는 광의학 등 치료 목적으로 빛의 사용에 관한 한, 그것은 인도까지 3000년 이상 거슬러 올라간다.

18세기에 다양한 질병을 치료하는 햇빛의 힘에 대한 보고서가 의학 문헌에 나타나기 시작했다. 2018년 Hamblin 등이 저술한 "Low-Level Light Therapy: Photobiomodulation (Hamblin et al., 2018)"은 빛이 인간의 건강에 영향을 미친다는 사실이 어떻게 인식되게 되었는지에 대한 자세하게 설명하고 있다.

근적외선을 피부에 적용하려면 빛의 세기가 중요하다(Barolet, 2021). 적외선(760nm)은 해수면에서 지면에 도달하는 태양 복사의 약 40%를 구성한다. 가장 짧은 파장의 근적외선(NIR) 광자(NIR 또는 IR-A: 760-1,400nm)는 다양한 생물학적 효과를 통해 표피, 진피 및 피하 조직에 침투할 수 있다. NIR은 해로운 효과를 초래하는 고용량에서 고강도 인공 광원을 사용하는 과거 연구를 기반으로 나쁜 평판이 있었다. 그러나 동전의 뒷면과 태양으로부터 무엇을 배울 수 있는지 살펴보면 NIR 강도가 중요하다. 따라서 햇빛 NIR 강도(30~35mW/cm^2)를 모방하면 오히려 유익한 피부 효과가 유발된다.

전달되는 빛의 광량(光量)보다 세기가 더 중요하다.

게다가 광생물학에서 조직 반응을 고려할 때 상호성의 법칙(즉, 생물학적 효과는 강도에 관계없이 총 선량에 정비례함)이 항상 적용되는 것은 아니다. 실제로, 광역동요법의 2상 선량 곡선(Arndt–Schulz 곡선)은 조사량이 특정 대상에 대한 생리학적 임계값보다 낮으면 빛의 조사(照射) 기간이 연장되더라도 유익한 효과를 생성하지 않는다는 것이 입증되었다. 또한, 더 높은 조사량에서는 광억제 유해 효과가 발생할 수 있다. 놀랍게도 그 사이의 유익한 "최적 지점"은 태양의 방사 조도에 해당한다.

NIR은 이른 아침 햇빛의 NIR 파장에 노출되면 다가오는 정오의 유해한 UVR에 대비하여 피부를 준비할 수 있으므로 진화론적 관점에서 피부에 사전 조건을 부여할 수도 있다.

3 광선요법과 세포

통증, 염증 및 부종을 줄이고 상처, 심부 조직 및 신경의 치유를 촉진하고 조직 손상 및 사망을 예방하기 위해 낮은 수준의 가시광선 또는 근적외선을 사용하는 것은 레이저가 발명된 이후 거의 40년 동안 알려져 왔다. 원래는 레이저 빛의 고유한 특성으로 생각되었지만 이제는 비간섭성 빛을 사용하는 광생체 변조 및 광생체 자극을 포함하도록 주제가 확대되었다. 시험관 내에서 수행된 실험, 동물 모델 및 무작위 대조 임상 시험에서 긍정적인 결과가 나왔다는 많은 보고에도 불구하고 저수준 광선 요법(LLLT: Low Level Light Therapy)은 여전히 논란의 여지가 있다.

미토콘드리아는 빛의 초기 생체적 효과가 일어날 가능성이 있는 곳으로 생각되며 산화질소(NO)가 관여한다고 가정되어 왔다. 호흡 사슬의 활성화는 ATP 생산 증가, 활성 산소종(ROS) 조절 및 전사 인자 활성화로 연결된다. 이러한 효과는 결과적으로 세포 증식 및 이동(특히 섬유아세포에 의한) 증가, 사이토카인, 성장 인자 및 염증 매개체 수준의 조절, 항-세포자멸 신호 전달에 의한 세포 사멸 방지 및 조직 산소화 증가로 진행된다.

광생물학 제1법칙에 따르면 저전력 가시광선이 살아있는 생물학적 시스템에 영향을 미치려면 광자가 일부 분자 발색단 또는 광수용체에 속하는 전자 흡수 대역에 흡수되어야 한다(Sutherland, 2002). 발색단은 두 개의 서로 다른 분자 궤도에 있는 전자 사이의 에너지 차이가 가시 스펙트럼의 광자가 갖는 에너지 내에 속하는 분자(또는 분자의 일부)이며, 발색단의 정체를 찾는 한 가지 접근법은 활동 스펙트럼 정보를 이용한다. 활동 스펙트럼은 빛의 파장에 대해 표시된 생리적 활동의 비율이며, 특정 화학 반응에서 어떤 파장의 빛이 가장 효과적으로 사용되는지 보여준다.

1) 미토콘드리아

미토콘드리아는 에너지 생성과 대사에 중요한 역할을 한다. 저출력 레이저 치료(LLLT: Low Level Laser Therapy) 효과의 메커니즘에 관한 현재 연구에는 당연하게 미토콘드리아가 포함된다. 미토콘드리아는 2개의 막으로 이루어진 별개의 소기관으로 크기는 보통 막대 모양이며 크기는 1~10μm(마이크론미터)이다. 미토콘드리아는 산화적 인산화 과정을 통해 음식 분자를 ATP 형태의 에너지로 변환하기 때문에 때때로 "세포 발전소"로 설명되고 있다. 미토콘드리아는 크렙스 회로, 지방산 산화 및 아미노산 산화를 포함한 대사 경로를 사용하여 이화(理化) 과정을 계속한다.

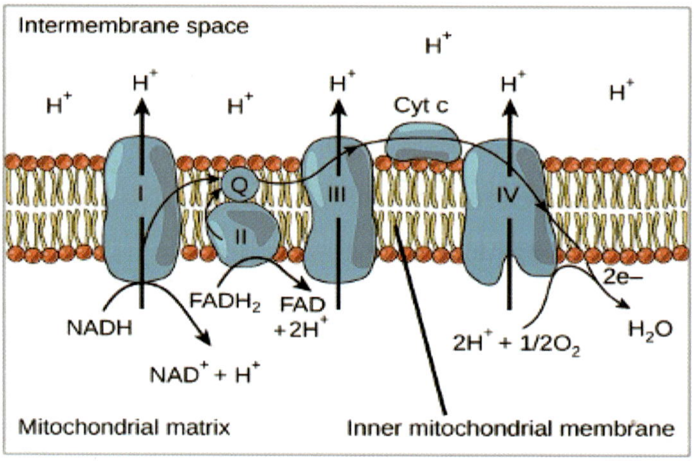

그림 4.2 전자 수송 사슬(Electron Transprot chain).
Image modified from "Oxidative phosphorylation: Figure 1", by OpenStax College, Biology(CC BY 3.0).

2) 미토콘드리아 호흡 사슬

미토콘드리아 전자전달계는 미토콘드리아 내막에 결합된 일련의 금속단백질로 구성된다. 내부 미토콘드리아 막에는 5가지 통합 막 단백질 복합체가 포함되어 있다. NADH 탈수소효소(복합체 I), 숙신산 탈수소효소(복합체 II), 시토크롬 c 환원효소(복합체 III), 시토크롬 c 산화효소(복합체 IV), 그리고 ATP 합성효소와 한 복합체에서 다음 복합체로 전자를 운반하는 두 개의 자유 확산 분자인 유비퀴논과 시토크롬 c가 있다. 호흡 사슬은 NADH 및 FADH2(구연산 또는 크렙스 회로에서 생성됨)에서 산소 분자로 전자를 단계적으로 전달하여(양성자의 도움으로) 물 분자를 형성하며, 이러한 전달에 의해 방출되는 에너지를 활용하여 매트릭스에서 막간 공간으로 양성자(H^+)를 펌핑한다.

이러한 능동 수송 과정에 의해 내부 막을 가로질러 형성된 양성자의 구배는 소형 배터리를 형성한다. 양성자는 내막에 있는 또 다른 통합 단백질 복합체인 ATP 합성효소 복합체를 통해서만 이 기울기를 따라 다시 흘러 매트릭스로 다시 들어갈 수 있다(Turrens, 2003).

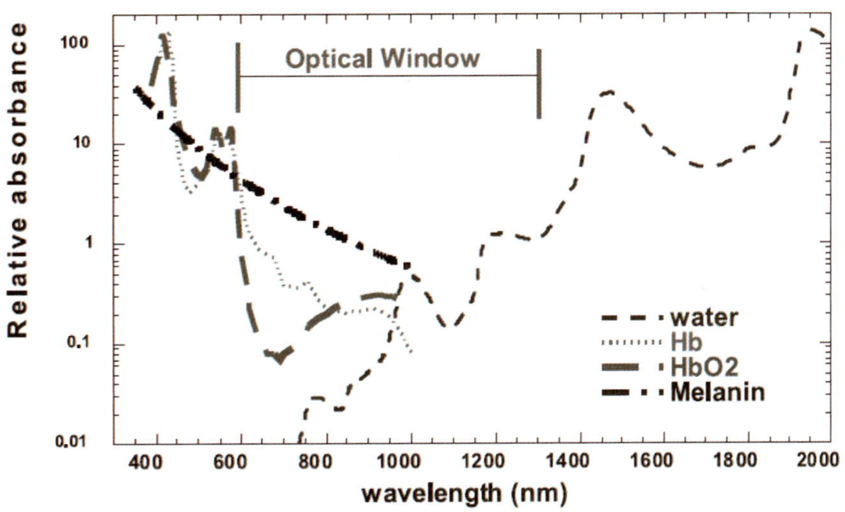

그림 4.3 조직광학창(Tissue optical window).

3) 세포조직 광생물학

중요한 고려 사항은 조직의 광학적 특성과 관련이 있다. 세포조직에서 빛의 흡수와 산란은 둘 다 파장에 따라 다르며(둘 다 빨간색보다 파란색 스펙트럼 영역에서 훨씬 높음) 기본 조직 발색단(헤모글로빈 및 멜라닌)은 600nm보다 짧은 파장에서 높은 흡수 대역을 갖는다. 물은

1,150nm보다 큰 파장에서 크게 흡수되기 시작한다. 이러한 이유로 조직에는 적색 및 근적외선 파장에 반응하는 "광학 창(optical window)"이 있으며, 여기서 빛의 효과적인 조직 침투가 최대화된다(그림 4.3). 따라서 파란색, 녹색 및 노란색 빛은 광학적으로 투명한 배양 배지에서 성장하는 세포에 중요한 영향을 미칠 수 있지만 동물과 환자에서 LLLT의 사용은 거의 전적으로 빨간색 및 근적외선(600~950nm)과 관련된다(Karu & Afanasyeva, 1995).

4) 시토크롬 C 산화효소는 광수용체이다

다양한 산화 상태에서 시토크롬 C 산화효소에 대해 얻은 흡수 스펙트럼이 기록되었으며 빛에 대한 생물학적 반응에 대한 작용 스펙트럼과 매우 유사한 것으로 나타났다. 따라서 시토크롬 C 산화효소(Cox: cytochrome c oxidase)가 포유류 세포의 적색-NIR 범위에 대한 주요 광수용체인 것으로 제안된다(Karu & Kolyakov, 2005). Whelan 그룹은 또한 Cox가 적외선 조사의 자극 효과를 담당하는 중요한 발색단이라고 발표했다(Carnevalli, et al., 2003; Whelan, et al., 2003; Whelan, et al., 2001). 시험관 내에서 Wong-Riley 등은 적외선 조사가 테트로도톡신으로 전압 의존성 나트륨 채널을 차단하고 일차 신경 세포에서 Cox 활성을 상향 조절하여 생성된 Cox 활성 감소를 역전시켰다는 것을 확인했다. 생체 내에서 Eells 등은 쥐의 망막 뉴런이 메탄올 중독으로 인한 손상으로부터 보호된다는 것을 입증한다. 메탄올에서 형성되는 실제 독성 대사물질은 포름산(formic acid)이며 이는 Cox를 억제한다(Eells, et al., 2003). 더욱이, 시토크롬 C 산화효소(cytochrome c oxidase)의 활성 증가와 폴라로그래피로 측정된 산소 흡수의 증가가 조명된 미토콘드리아에서 관찰되었다 (Pastore, et al., 1994).

5) 광활성 포르피린

발색단으로 작용할 수 있는 또 다른 종류의 세포 분자는 포르피린(porphyrin)이다. 이것이 '단일 산소 가설(singlet-oxygen hypothesis)'이다. 포르피린은 헴 생합성 주기의 일부로 미토콘드리아(mitochondria)에서 형성된다. 프로토포르피린 IX(PPIX: protoporphyrin IX) 와 같은 포르피린의 흡수 스펙트럼은 400nm에서 630nm까지의 영역에 걸쳐 5개의 밴드를 가지며 빨간색으로 갈수록 크기가 감소한다. 전이 금속 배위 중심이 결여된 PPIX와 같은 가시적인 흡수 밴드를 가진 분자는 광자 흡수 후 수명이 긴 삼중항 상태로 변환될 수 있다

(Friedmann, et al., 1994).

이 삼중항 상태는 에너지 전달을 통해 바닥 상태 산소와 상호 작용하여 반응성 종인 일중항 산소를 생성할 수 있다. 이는 암세포를 죽이고, 혈관을 파괴하고, 미생물을 죽이기 위해 광역학 치료(PDT)에 사용되는 것과 동일한 분자이다. PDT 연구자들은 고용량에서 관찰되는 살해 대신 매우 낮은 용량의 PDT가 세포 증식 및 조직 자극을 유발할 수 있다는 것을 오랫동안 알고 있었다(Plaetzer, et al., 2002).

6) 플라보 단백질

광수용체로 작용할 수 있는 또 다른 종류의 분자는 Lubart 그룹에 의해 주로 제안된 플라보단백질이다. 플라보단백질은 리보플라빈의 유도체인 플라빈 아데닌 디뉴클레오티드(FAD) 또는 플라빈 모노뉴클레오티드(FMN)를 포함하는 단백질이다. 플라보단백질은 생물발광, 산화 스트레스에 기여하는 라디칼 제거, 광합성, DNA 복구 및 세포사멸을 포함하지만 이에 국한되지 않는 다양한 생물학적 과정에 관여한다. 플라빈 보조 인자의 분광학적 특성으로 인해 플라빈은 활성 부위 내에서 발생하는 변화에 대한 자연스러운 감지자가 된다(Massey, et al, 2000).

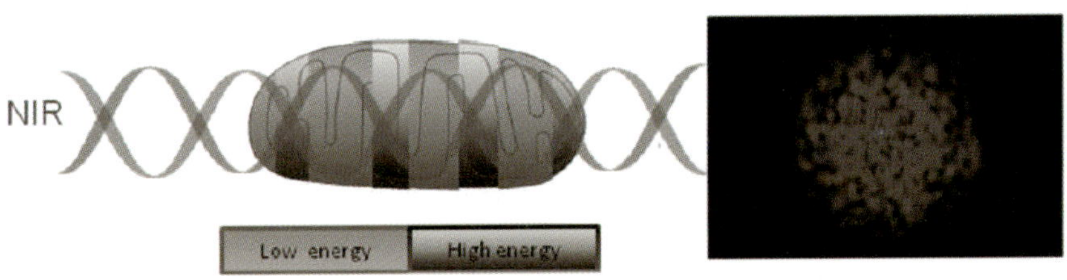

그림 4.4 레이저 얼룩 패턴. (Asamoah, et al., 2021)

7) 미토콘드리아의 레이저 반점 효과

조직에 대한 낮은 수준의 레이저 효과를 설명하기 위해 제안된 또 다른 메커니즘이 있다는 점을 언급해야 한다. 이 설명은 레이저 광 특유의 레이저 스펙클 현상에 의존한다. 스펙클 효과는 서로 다른 위상을 갖는 많은 파동의 간섭으로 인해 발생하며, 이러한 파동이 합쳐져 진폭과 강도가 무작위로 변하는 결과 파동을 생성한다. 조명을 받은 조직의 각 지점은 2차 구형파의 소스 역할을 한다. 산란광 필드의 어느 지점에서든 빛은 조명된 표면의 각 지점에서 산란된 파동으로 구성된다. 표면이 한 파장을 초과하는 경로 길이 차이를 생성할 만큼 충분히 거칠면 2π보다 큰 위상 변화, 진폭 및 강도가 발생한다. 결과적인 빛의 양은 무작위로 변한다(그림 4.4). 약 1미크론 떨어져 있는 반점 사이의 강도 변화는 광화학을 유발하지 않고 미토콘드리아와 같은 세포 내 소기관 내에서 작지만 가파른 온도 구배를 일으킬 수 있다고 제안 되었다(Rubinov & Afanas'ev, 2005).

8) LLLT는 미토콘드리아에서 ATP 합성을 향상시킨다

여러 가지 증거에 따르면 미토콘드리아가 적색 가시광선과 근적외선에 대한 세포 반응을 담당한다는 사실이 밝혀졌다. 연구에 가장 널리 사용되는 시스템은 쥐의 간에서 분리된 미토콘드리아에 대한 HeNe 레이저 조명의 효과로, 양성자 전기화학적 전위와 ATP 합성의 증가가 발견 되었다(Passarella, et al., 1984).

5J/cm^2 이후에 증가된 RNA 및 단백질 합성이 입증되었다(Greco, et al., 1989). 660nm, 650nm 및 725nm와 같은 다른 파장의 빛을 미토콘드리아에 조사하면 산소 소비, 막 전위가 증가하고 NADH와 ATP의 합성이 강화되는 것으로 나타났다(Yu, et al., 1997; Gordon, 1960).

633nm의 빛을 조사하면 미토콘드리아 막 전위와 양성자 구배가 증가하고 ADP/ATP 교환 속도가 증가했으며(Passarella, et al., 1988), 미토콘드리아에서 RNA 및 단백질 합성도 증가했다.

4 LLLT와 신호전달 경로

신호 전달 경로는 광자 에너지를 흡수하는 세포 발색단 또는 광수용체의 신호를 유전자 전사에서 작동하는 생화학적 기계로 변환하기 위해 세포에서 작동해야 한다는 것이 분명한다. 위에서 설명한 대로 LLLT는 특히 미토콘드리아와 시토크롬 C 산화효소에 흡수되어 세포 대사를 변경하는 빛의 능력에 기초한 것으로 생각된다(Karu, et al., 2004). 그러나 미토콘드리아가 어떻게 핵에 신호를 보내는지, 핵이 어떻게 개별 유전자의 발현을 조절하는지에 대해서는 알려진 바가 상대적으로 적다.

1) 산화환원 민감 경로

반응성 산소종(ROS: reactive oxygen species) 및 반응성 질소종(RNS: reactive nitrogen species)과 같은 여러 종류의 분자가 미토콘드리아에서 핵으로의 신호 전달 경로에 관여한다.

Harman이 처음 보고한 ROS는 이온 또는 매우 작은 분자이며, 짝을 이루지 않은 원자가 껍질 전자의 존재로 인해 분자 산소보다 더 높은 반응성을 갖는 다양한 부분적으로 환원된 산소 대사산물(예: 과산화물 음이온, 과산화수소 및 하이드록실 라디칼)을 포함된다.

세포와 조직에 존재하는 연결된 산화환원쌍의 환원 전위와 환원 능력의 곱의 조합은 세포의 산화환원 환경(산화환원 상태)을 나타낸다.

세포에 존재하는 산화환원 쌍에는 니코틴아미드 아데닌 디뉴클레오티드(산화/환원형), 니코틴아미드 아데닌 디뉴클레오티드 인산염 NADP/NADPH, 글루타티온/글루타티온 이황화물 쌍 및 티오레독신/티오레독신 이황화물 쌍이 포함된다(Schafer & Buettner, 2001).

산화환원 신호전달이라는 용어는 박테리아를 포함한 산화환원 화학을 통해 신호가 전달되어 산화 손상에 대한 보호 반응을 유도하고 ROS에 일시적으로 노출된 후 "산화환원 항상성(redox homeostasis)"의 원래 상태를 재설정하는 규제 과정을 설명하는 데 널리 사용된다(Droge, 2002).

미토콘드리아에서 생산되는 주요 ROS는 슈퍼옥사이드 음이온($O_2^{\bullet -}$)이며, 이는 자발적인 불균등화 또는 슈퍼옥사이드 과산화 수소(H_2O_2)로 전환된다.

여러 분자가 ROS의 센서가 될 수 있다고 보고되었다(Storz, 2007). LLLT는 전체 세포 산화환원 전위를 더 큰 산화 방향으로 이동시키는 것으로 제안되었다(Karu, 1999). Lubart 그룹은 적색광 조명이 ROS 생성과 세포 산화환원 활동을 증가시킨다는 것을 발견했다(Lavi, et al., 2003). 그들은 또한 ROS 생성이 전자 스핀 공명(ESR) 기술에 의해 감지될 수 있다고 보고했다(Lavi, et al, 2004; Eichler, et al., 2007).

산화 스트레스의 보편적인 특성과 ROS의 손상 효과로 인해 세포는 항산화 수준의 조절, 새로운 유전자 발현의 유도 및 단백질 변형을 통해 이러한 불리한 조건에 반응한다(Liu, et al., 2005).

산화제 수준의 항상성 조절은 진화 초기에 나타난 매우 효율적인 메커니즘으로, 모든 세포가 매우 좁은 범위 내에서 산화환원 상태를 엄격하게 제어할 수 있게 해준다. 세포 내에는 산화되어 ROS를 감지할 수 있는 수많은 분자 센서가 있으며, 형성된 새로운 화학 구조는 일련의 반응을 일으킬 수 있는 신호 전달 경로를 시작한다(Schreck, et al., 1991).

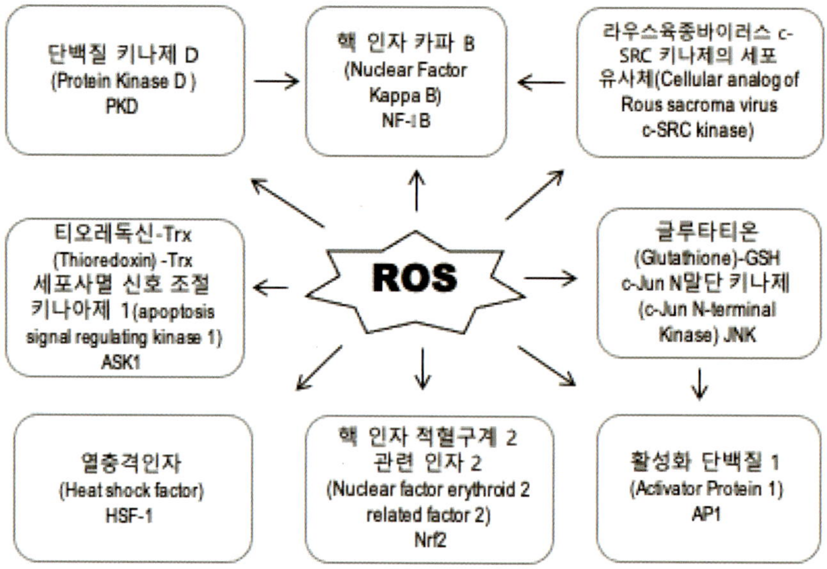

그림 4.5 ROS에 대한 세포의 반응을 지배하는 세포 센서, 신호 전달 경로 및 전사 인자의 도식적 다이어그램.

결과적으로, 세포는 작동하는 신호 네트워크에 따라 증식 속도를 변경하거나 죽을 수 있다. 산화제 수준의 세포 내 진동은 이전에 세포 증식 속도의 유지와 실험적으로 연관되어 있었다. 〈그림 4.5〉는 산화 스트레스에 대한 세포 반응을 지배하는 것으로 보고된 ROS 센서, 신호 전달 중간체 및 전사 인자의 범위를 그래픽으로 보여준다.

2) 순환 AMP 의존 신호전달 경로

순환 AMP(cAMP)는 아데닐산 시클라제에 의해 생성되며, 이는 세포외 신호 전달 분자(호르몬, 신경 매개체)가 동족 G 단백질 결합 수용체에 결합하는 것에 반응하여 G 단백질에 의해 자극된다. 그런 다음 cAMP는 수많은 세포 과정을 조절하는 단백질 키나아제 A를 활성화한다. 이 경로는 일반적으로 세포 보호에 관여한다. 신호 중간체 CREB의 인산화는 cAMP 반응 요소(CRE) 매개 유전자 발현을 활성화한다. c-fos, 프로디노르핀, 사이클로옥시게나제-2, 뉴로키닌-1 및 티로신 수용체 키나제 B와 같은 많은 염증 유발 유전자는 프로모터 영역에 CRE 부위를 포함하고 c-fos는 세포외 신호 조절 단백질 키나제 경로에 의해 조절된다. 피질 뉴런; 유해한 자극과 염증은 등쪽 뿔 뉴런에서 CREB 인산화를 유도한다.

3) 산화질소 신호전달

빛 매개 혈관 확장은 1968년 RF Furchgott에 의해 산화질소 연구에서 처음 기술되었으며, 이로 인해 30년 후인 1998년에 노벨상을 수상하게 되었다.

다른 연구자들이 수행한 이후 연구에서는 Furchgott의 초기 연구를 확인하고 확장하였으며 빛이 NO의 국부적인 생성 또는 방출에 영향을 미치고 cGMP에 대한 NO 효과를 통해 혈관 확장을 자극하는 능력을 입증했다. 이 발견은 적절하게 설계된 조명 장치가 국소적인 NO 가용성 증가로 혜택을 받는 환자에게 효과적이며 비침습적인 치료제일 수 있음을 시사한다. 그러나 그러나 이러한 광 매개 NO 방출에 가장 효과적인 파장은 헤모글로빈에 흡수되는 UVA 및 청색 범위에 있는 LLT에 사용되는 파장과 다르다. 그리고 그 조명은 적혈구의 헤모글로빈(특히 헤모글로빈 분자의 베타 사슬에 있는 니트로소티올에서 유래)에서 NO를 방출할 수 있다.

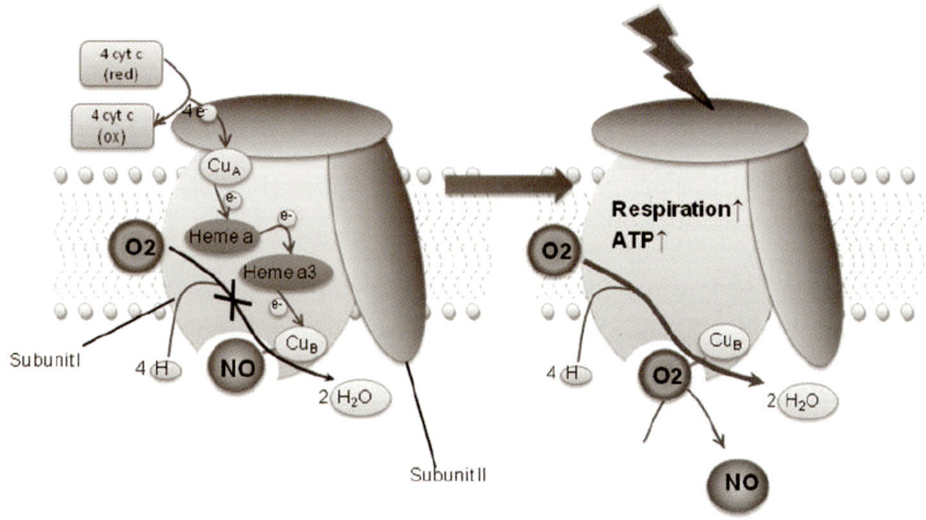

그림 4.6 시토크롬 C 산화효소와 산화질소.

앞에서 언급한 바와 같이 시토크롬 C 산화효소(Cox: cytochrome C oxidase)는 미토콘드리아의 내막에 위치하며, 미토콘드리아 기질에서 양성자를 펌핑하는 것과 관련된 과정에서 시토크롬 C의 산화와 O_2의 물로의 환원을 촉매한다. 이 효소는 2개의 헴(aa 및 a3)과 2개의 구리 중심(CuA 및 CuB)을 포함하며, 그중 시토크롬 a3의 헴 철은 CuB와 함께 환원된 형태로 O_2 결합 부위를 형성한다. NO는 O_2와 매우 유사하므로 이 부위에 결합할 수도 있다.

1990년대 중반에 NO가 Cox의 활동을 억제한다는 것이 입증되었다. LLLT는 Cox에서 NO를 광분해하여 과도한 NO 결합의 신호 전달 결과를 역전시킴으로써 작동할 수 있다고 제안되었다(그림 4.6). 빛은 실제로 분리된 미토콘드리아와 전체 세포 모두에서 Cox에 대한 NO 결합으로 인한 억제를 역전시킬 수 있다.

빛은 또한 NO로 인한 세포 사멸로부터 세포를 보호할 수도 있다. 이 실험에서는 파장이 600~630nm인 가시광선 스펙트럼의 빛을 사용했다. NIR은 또한 NO가 존재할 가능성이 없는 조건에서 Cox에 영향을 미치는 것으로 보이다.

쥐의 뼈 치유를 자극하기 위해 780nm를 사용하는 것에 대한 다른 생체 내 연구, 즉 심장마비 발생 후 쥐의 심장에 가해지는 손상을 줄이기 위해 804nm 레이저를 사용하는 경우 LLLT 후 조명된 조직에서 산화질소가 상당히 증가하는 것으로 나타났다(Guzzardella, et al., 2002; Tube, et al., 2006). 한편, 자이모산(zymosan)을 관절 내 주사하여 발생한 관절염이 있는 쥐를 치료하기 위해 red와 NIR LLLT를 사용한 연구도 보고되었으며(Moriyama, et al., 2005), 쥐에게서 발생한 뇌졸중에 대한 660nm 레이저를 사용한 연구에서는 둘 다 조직에서 NO가 감소하는 것으로 나타났다(Leung, et al., 2002). 이 저자들은 LLLT가 유도성 산화질소 합성효소를 억제한다고 제안함으로써 이러한 관찰을 설명했다.

4) G-단백질 경로

G 단백질 결합 수용체(GPCR)는 신체에서 가장 큰 단백질 슈퍼패밀리이다. 수천 가지의 서로 다른 GPCR이 확인되었으며 일부는 빛, 냄새, 맛과 같은 외인성 자극에 의해 활성화된다.

P2Y 수용체는 아데닌 및/또는 유리딘 뉴클레오티드에 반응하는 유비쿼터스 GPCR이다. 이는 혈관 신생, 신경 전달, 상처 치유, 형태 형성, 세포 증식 및 세포 사멸을 포함한 특정 세포 기능과 결합된다. 빛에 의해 유발된 신경돌기 확장은 세포 소기관과의 가벼운 상호작용으로 인해 P2Y 수용체를 자극하는 아데닌(adenine) 또는 유리딘 뉴클레오티드(uridine nucleotides)의 증가로 인해 발생할 수 있다(Klepeis, et al., 2004).

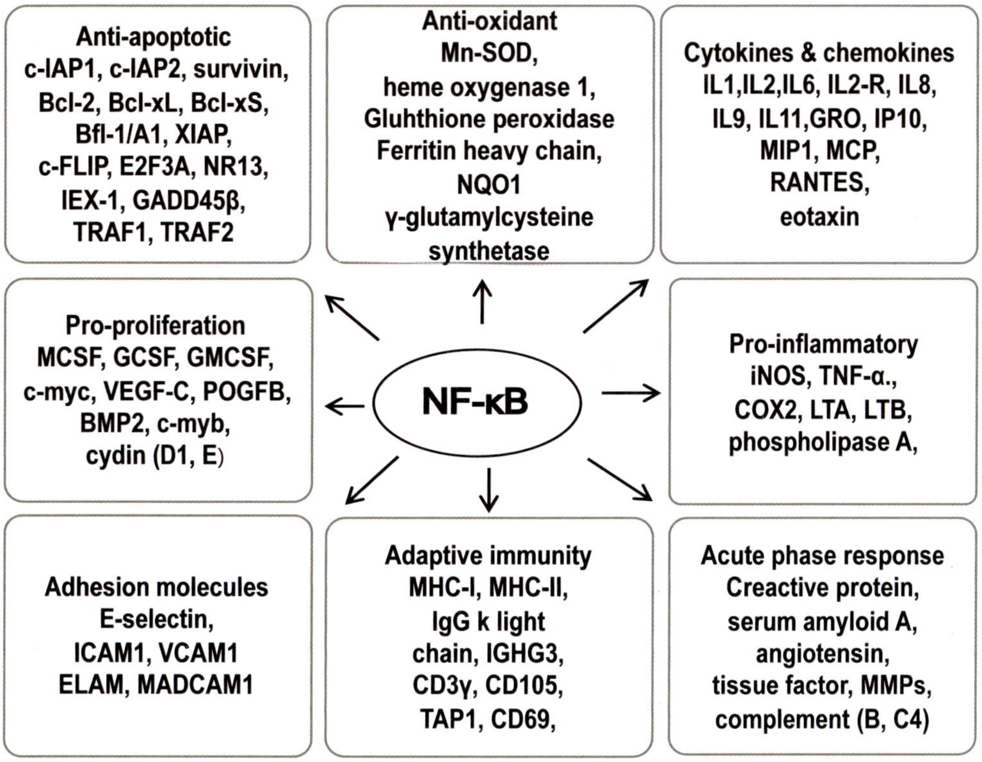

그림 4.7 NF-κB 표적 유전자. (Hamblin, et al., 2009)

5 LLLT 이후 유전자 전사

전사 인자는 세포질에서 DNA의 특정 서열(공감 결합 부위 또는 반응 요소)에 결합할 수 있는 핵으로 이동하여 DNA에서 RNA로 유전 정보의 전달(또는 전사)을 제어할 수 있는 단백질이다. 전사 인자는 RNA 폴리머라제(DNA에서 RNA로의 유전 정보 전사를 활성화하는 효소)의 모집을 촉진(활성화자로서)하거나 차단(억제자로서)하여 단독으로 또는 복합체 내의 다른 단백질과 함께 이 기능을 수행한다. 특정 유전자에. 인간 게놈에는 DNA 결합 도메인을 포함하는 약 2,600개의 단백질이 있으며 이들 중 대부분은 전사 인자로 기능하는 것으로 추정된다.

〈그림 4.7〉은 여러 NF-kB 반응(표적) 유전자를 그룹으로 나누어 보여준다. 몇 가지 중요한 조절 경로는 세포 산화환원 상태를 통해 매개된다. 산화환원 상태의 변화는 수많은 세포

내 신호 전달 경로의 활성화를 유도하고, 핵산 합성, 단백질 합성, 효소 활성화 및 세포 주기 진행을 조절한다. 이러한 세포질 반응은 차례로 전사 변화를 유도한다. 여러 전사 인자는 세포 산화환원 상태의 변화에 의해 조절된다.

그중 산화환원 인자-1(Ref-1) 의존 활성자 단백질-1(AP-1)(Fos 및 Jun), 핵 인자 AB(NF-BB), 전사 인자/cAMP 반응 요소 결합 활성화 단백질(ATF/CREB), 저산소증 유발 인자(HIF)-1t 및 HIF 유사 인자. 일반적으로 산화환원 의존성 전사 인자의 산화된 형태는 DNA 결합 활성이 낮다. Ref-1은 이러한 전사 인자의 특정 감소에 중요한 요소이다. 그러나 낮은 수준의 산화제가 일부 유형의 세포의 증식과 분화를 자극하는 것으로 나타났다.

1) NF-κB

핵 인자 카파 B(NF-kB: Nuclear factor kappa B)는 다중 유전자 발현을 조절하는 전사 인자이며, 염증 및 스트레스 유발 반응과 생존을 포함한 다양한 세포 기능을 지배하는 것으로 나타났다. NF-kB 활성화는 NF-kB에 결합하지만 유비퀴틴화 및 프로테아솜 분해를 겪을 수 있는 억제제 단백질인 IkB에 의한 음성 피드백에 의해 제어되며(그림 4.8), 따라서 NF-kB가 핵으로 이동하여 전사를 시작되도록 한다(Hoffmann, et al., 2002). NF-kB를 지배하는 활성화 메커니즘을 이해하는 것은 조직 복구나 암 진행을 연구하는 데 중요할 수 있다.

NF-kB는 산화환원에 민감한 전사 인자이며, 산화 스트레스에 대한 센서로 제안되었다. 활성산소종(ROS)은 NF-kB를 활성화할 수 있으며, 다른 염증 유발 자극에 의한 NF-kB 활성화에 관여하는 것으로 나타났다. 몇몇 실험실에서는 LLLT 이후 시험관 내에서 세포에서 ROS의 형성을 관찰했으며, ROS는 광자가 세포의 미토콘드리아에 흡수된 후 시작되는 신호 전달 경로에 관여한다고 제안되었다.

Rizzi 등은 외상 후 콜라겐 농도 증가와 산화 스트레스를 동반한 조직학적 이상이 관찰되었음을 보여주었다. 유도성 산화질소 신타제 과발현 및 콜라겐 생성의 관련 감소는 NF-kB 경로가 근육 외상의 발병에 관여하는 신호 전달 경로일 수 있음을 시사한다.

2) AP-1

전사 인자 AP-1은 확인된 최초의 포유류 전사 인자 중 하나였으며 세포 증식, 변형 및 사망에 관여한다. AP-1은 단일 단백질이 아니라 특정 핵 표적 서열을 인식하는 Jun, Fos, Maf 및 ATF 하위 계열에 속하는 단백질로 구성된 이종이합체의 복잡한 배열이다(그림 4.9). 다양한 이합체 조합은 다양한 유전자 발현 패턴을 자극할 수 있다. AP-1은 성장 인자, 사이토카인, 저산소증, 이온화 및 UV 방사선에 의해 활성화될 수 있다. 또한 AP1 활성이 세포의 산화환원 상태에 의해 제어되는 것으로 나타났다. AP-1 매개 유전자 전사는 산화 스트레스에 의해 시작될 수도 있다. 처음에는 세포 티올 통계의 석면 유발 변화가 쥐 흉막 중피 세포에서 AP-1 활성화를 유발한다고 제안되었다. 이러한 데이터는 실리카와 석면이 AP-1 루시퍼라제 리포터 마우스의 표피 세포와 상호 작용하는 동안 ROS 생성을 보여주는 연구에 의해 뒷받침되었다. 슈퍼옥사이드 디스뮤타제와 카탈라제를 첨가하면 이러한 활성화가 억제되었다.

3) HIF-1

저산소증 유발 인자(HIF-1: The hypoxia-inducible factor)는 저산소증에 대한 세포 및 조직 반응의 조절, 특히 혈관 생성, 조혈 및 혐기성 에너지 대사에 관여하는 편재적인 전사 인자이다. 이는 세포 산소 센서 역할을 할 수 있다. HIF-1은 산소 조절 HIF-1H 하위 단위

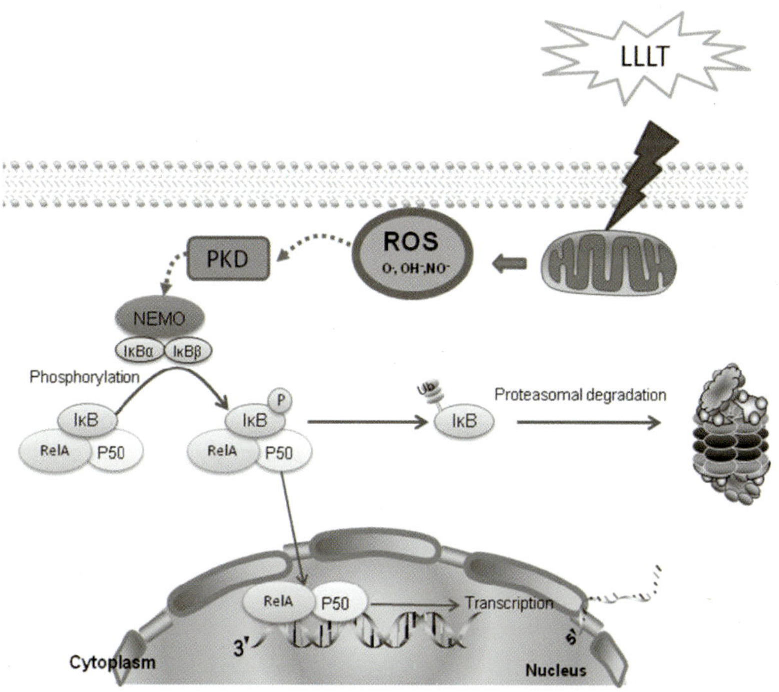

그림 4.8 (a) NF-κB 활성화.

와 구성적으로 발현되는 HIF-1H 하위 단위로 구성된다. HIF-1은 핵심 DNA 서열에 결합하여 표적 유전자의 전사를 활성화한다. 수백 개의 인간 유전자가 HIF-1에 의해 조절된다(Taylor, 2008). 이들 유전자 중 70개 이상이 중요한 HIF-1 결합 부위의 확인을 통해 직접 표적으로 확립되었다(Evans, et al., 2000).

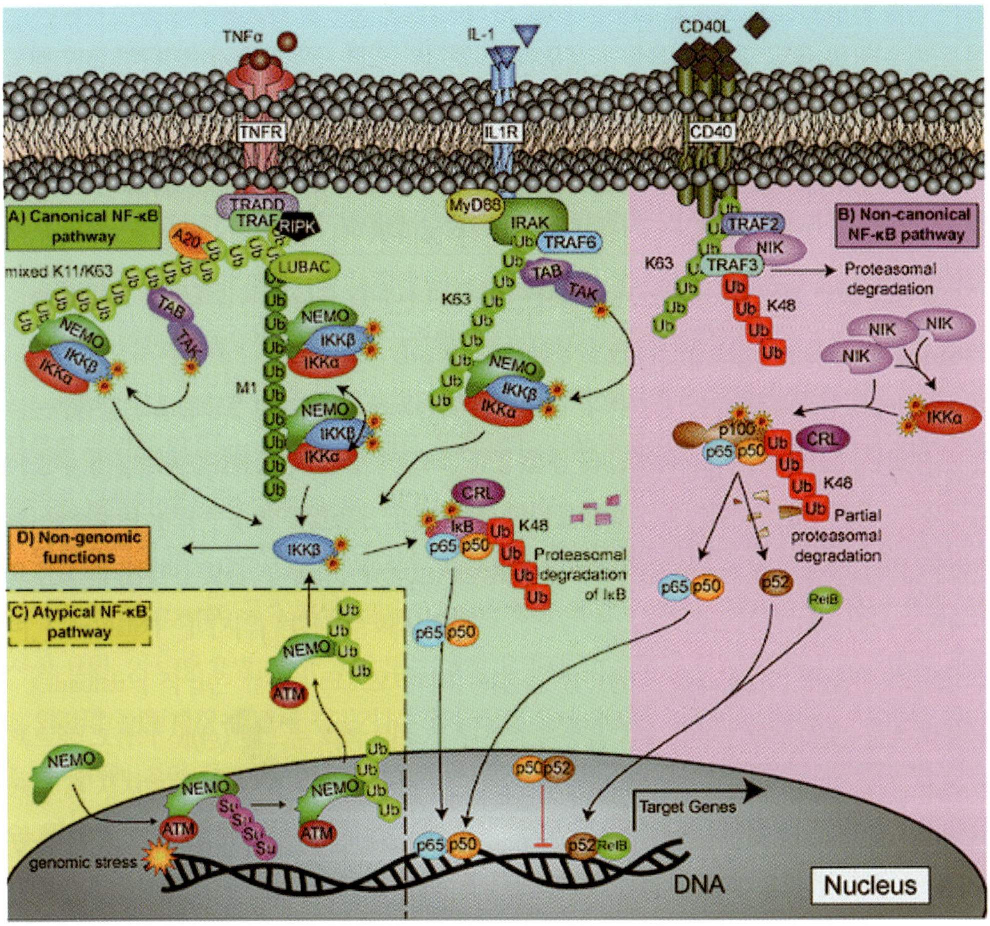

그림 4.8 (b) 주요 NF-κB 활성화 경로.

(A) 표준(고전적) 경로, 왼쪽 위: TNFα 및 IL-1 유발 반응으로 예시된다. (B) 비정규(대체, 비고전) 경로, 오른쪽 상단: CD40L 활성화 경로로 표시된다. (C) 유전독성 스트레스에 의해 유발되는 비정형 NF-kB 활성화 경로: 왼쪽 아래(Mussbacher, et al., 2019).

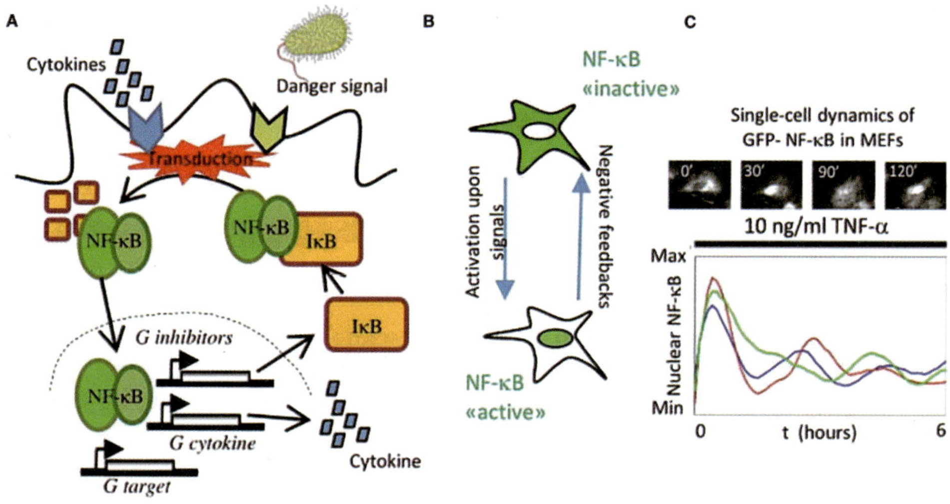

그림 4.8 (c) NF-κB의 핵 위치 역학.

(A) NF-kB의 활성화 계획과 표준 경로에서의 조절: 외부 신호(사이토카인 또는 병원체 관련)가 변환되어 NF-kB를 세포질에 격리시키는 억제제 IkB의 분해로 이어진다. 그런 다음 핵으로 이동하여 핵 위치를 조절하는 피드백(예: 억제제 IkB를 암호화하는 유전자), 다양한 사이토카인 및 케모카인 및 기타 표적 유전자의 발현을 활성화한다. (B) 이러한 방식으로, NF-kB의 활성화는 다양한 음성 피드백 메커니즘에 의해 대응되는 핵 내 위치화에 의해 주로 매개된다. (C) 단일 세포에서 모니터링할 때 NF-kB의 핵 위치는 TNF-α에 따라 진동할 수 있다. 서브플롯에서는 TNF-α에 따라 NF-kB에 융합된 녹인 GFP를 발현하는 마우스 배아 섬유아세포(MEF)의 대표적인 이미지이다. 플롯의 각 선은 동일한 처리를 받는 동일한 모집단의 서로 다른 세포를 나타낸다(Kizilirmak, et al., 2022).

4) Ref-1

인간 DNA 복구 효소 Redox Factor-1(Ref-1)은 DNA 염기 절단 복구와 산화 스트레스에 대한 전사 반응 모두에서 중요한 역할을 하는 이중 기능 단백질이다. Ref-1은 복구 과정에 관여하는 주요 효소 중 하나이다. 또한 Ref-1은 DNA 복구 활성 외에도 산화환원 의존성 및 산화환원 비의존성 메커니즘을 통해 여러 전사 인자의 DNA 결합 활성을 촉진하는 것으로 밝혀졌다.

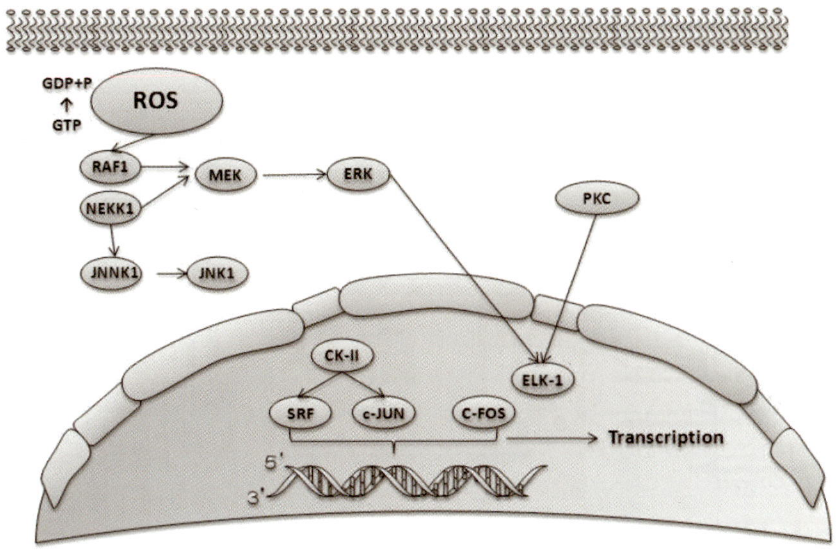

그림 4.9 AP1 경로.

6 세포 효과

LLLT의 기본 메커니즘은 아직 명확하게 이해되지 않았지만 시험관 내 및 임상 실험에서는 LLLT가 세포 사멸을 예방하고 세포 증식, 이동 및 부착을 개선하고 LLLT의 임상 적용을 지원할 수 있음을 나타낸다(그림 4.10).

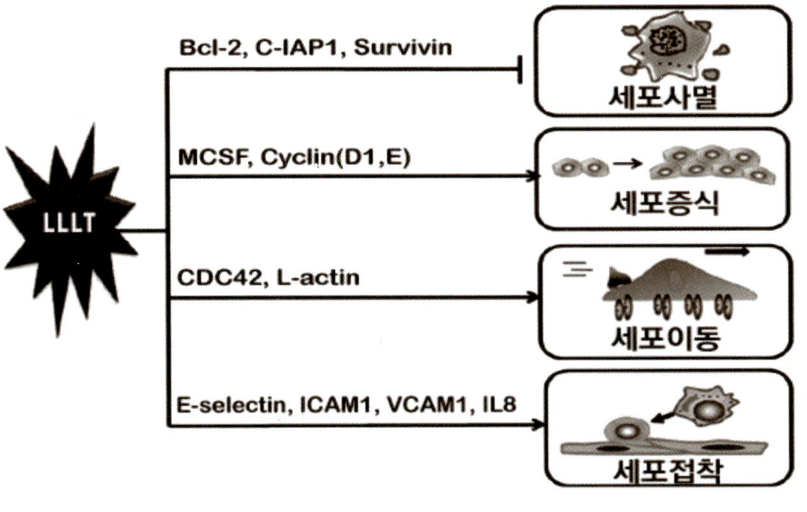

그림 4.10 LLLT의 세포 효과.

1) 세포사멸의 예방

앞에서 논의한 바와 같이 LLLT의 한 가지 효과는 NO 또는 다른 억제 분자에 의한 시토크롬 C 산화효소의 차단을 완화하고 결과적으로 많은 조건에서 세포사멸의 가능성을 낮추는 것이다. Eells는 근적외선 광선요법이 망막과 시신경을 손상시키고 종종 실명을 초래하는 메탄올 중독에 대응한다는 사실을 발견했다. 독성 대사물질은 사이토크롬 산화효소를 억제하는 포름산이다.

밀워키에 있는 위스콘신 의과대학의 Wong-Riley와 동료들은 근적외선 광선요법이 세포 배양에 대한 시안화물의 영향을 역전시킬 수도 있음을 보여주었다. 시안화물은 시토크롬 C 산화효소에 결합하여 세포를 중독시킨다. LLLT는 시안화물 치료 전에 투여하더라도 배양된 뉴런의 세포사멸 속도를 절반으로 줄일 수 있다. 연구 결과에 따르면 LLLT는 긍정적인 생체 조절을 제공하는 것 외에도 세포가 영양 스트레스 상태에서 유지될 때 세포 항상성의 재설정에 작용하는 것으로 나타났다. 또한 세포의 세포 사멸을 예방했다.

NIR LLLT는 또한 세포사멸의 확산으로 인해 세포 사멸의 양이 확대되고 결과적으로 영향을 받은 기관의 기능 상실이 증가할 수 있는 만성 염증성 질환에도 효과적인 것으로 제안되었다. 예를 들어, 급성 허혈성 뇌졸중 및 심근경색을 포함하여 세포가 세포사멸에 의해 죽는 다른 조건에서 NIR LLLT를 사용하는 것이 제안되었다. 미토콘드리아에서 세포질로 시토크롬 c가 방출되는 것은 강력한 세포사멸 신호이다. 시토크롬 c 방출은 카스파제-3의 활성화와 세포사멸 경로의 활성화를 초래한다.

세포사멸 세포는 뇌졸중 후 몇 시간 후에 나타나지만, 세포 수는 재관류 후 24~48시간에 최고조에 달한다(Asahi and Yamamuram, 1997).

뇌졸중의 쥐 모델에서 세포질 시토크롬 c는 폐색 후 24시간 동안 검출될 수 있다. 시험관 내 810nm 광은 TTX로 인한 시토크롬 산화효소 활성 감소를 방지할 수 있다. LLLT는 또한 시토크롬 C가 세포질로 방출되는 것을 방지함으로써 생체 내에서 시토크롬 C 산화효소 활성을 유지할 수 있다. 이로 인해 세포사멸이 예방된다. 시토크롬 c의 방출은 Bcl/Bax 시스템에 의해 조절된다. Bax는 방출을 촉진하고 Bcl은 방출을 감소시킨다.

시험관 내 근섬유 배양에서 NIR 빛은 Bcl-2 발현을 촉진하고 Bax 발현을 억제한다. 이는 시토크롬 C 예방에 적합한다. Eells와 그녀의 동료들은 근적외선 광선요법이 색소성 망막염 쥐 모델에서 세포사멸 속도를 50%까지 줄일 수 있음을 보여주었다. 이 쥐 모델에서는 출생

후 발달 과정에서 세포사멸에 의해 광수용체가 죽어 망막 변성과 실명을 초래한다.

2) 증식

LLLT는 섬유아세포, 각질세포, 내피 세포 및 림프구 등 여러 세포 시스템에서 시험관 내 세포 증식(cell proliferation)을 향상시키는 것으로 나타났다.

Luciana의 시험관 내 연구에 따르면 2J/cm^{2}의 플루언스를 투여한 LLLT는 영양 결핍 설정(5% 혈청)에서 성장한 섬유아세포의 증식률을 증가시킨 반면, LLLT는 이상적인 성장 조건에서 성장한 섬유아세포에 대해 효과가 낮거나 전혀 없는 것으로 나타났(10% 혈청). 동일한 플루언스를 사용하여 LLLT 적용 시간이 짧을수록 세포 증식률이 더 높아졌지만, LLLT가 세포 증식에 영향을 미치는 메커니즘은 아직 논의 중이다.

3) 이동

세포 이동에 대한 LLLT 효과에 대한 관심이 증가하고 있다. Hawkins의 실험은 5J/cm^2 LLLT가 상처 입은 섬유아세포의 이동, 증식 및 대사를 자극하여 상처 봉합을 가속화한다는 것을 시사했다. 최근 Mvula의 결과에 따르면 5J/cm^{2}의 레이저 조사는 세포 생존력, 증식, 이동 및 베타 1-인테그린 발현을 증가시켜 인간 지방 줄기 세포에 긍정적인 영향을 미칠 수 있다. 그러나 연구 결과는 여전히 모호하며 추가 조사가 필요한다.

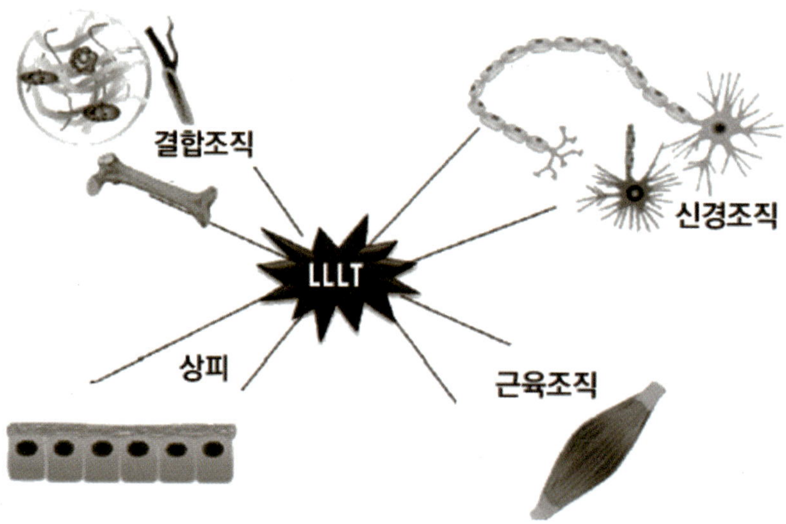

그림 4.11 LLLT 및 조직 효과.

4) 접착(接着, Adhesion)

이전에 논의한 것처럼 LLLT는 상처 치유 치료에 널리 사용된다. 상처 치유 메커니즘에 대한 연구 관심 분야 중 하나는 상처 치유에 중요한 역할을 하는 두 세포와 세포외 기질이 있는 세포 사이의 접착 상호 작용이다. Karu의 실험에서는 820nm의 펄스 IR 방사선이 세포 조직의 부착을 증가시키는 것으로 나타났다(Karu, et al., 2001).

7 조직 효과

형태에 따라 동물 조직은 상피, 결합 조직, 근육 조직 및 신경 조직의 네 가지 기본 유형으로 분류될 수 있다(그림 4.11).

1) 상피

상피 조직은 피부 표면, 기도, 소화관 내부 라이닝과 같은 기관 표면을 덮는 세포층으로 형성된다. 상피 조직의 LLLT는 앞서 언급한 바와 같이 상피 세포 증식, 이동 및 유착을 야기할 수 있다. LLLT는 또한 혈관 내피 성장 인자(VEGF: vascular endothelial growth factor) 및 변환 성장 인자-β(TGF-β: transforming growth factor-β)과 같은 다양한 성장 인자의 세포 분비를 활성화할 수 있다.

2) 결합조직

결합 조직은 세포외 기질이라고 불리는 무생물에 의해 분리된 세포로 구성된다. 고유 결합 조직에는 느슨한 결합, 치밀 결합, 탄성, 망상 및 지방의 5가지 유형이 포함된다. "특수 결합 조직(specialized connective tissue)"이라는 범주는 뼈, 연골, 혈액으로 구성된다. 콜라겐은 동물의 결합 조직의 주요 단백질이며 포유류에서는 가장 풍부한 단백질이다. LLLT는 섬유아세포에 의한 콜라겐 합성을 증가시킬 수 있다(Khanna, et al., 1999).

LLLT는 유방 절제술 후 림프부종 환자에게 효과적인 림프 배수 장치인 것으로 밝혀졌으며 2주기의 활성 레이저 치료를 1~3개월 후에 영향을 받은 팔의 부피, 세포외액 및 조직 경도가 감소하는 것으로 나타났다.

마지막으로 LLLT는 혈관신생을 강화하고 혈관신생을 촉진하며 혈류를 증가시킬 수 있다.

3) 근육조직

근육 세포는 근육 조직으로 알려진 신체의 활성 수축 조직을 형성한다. 근육 조직은 세 가지 범주로 구분된다. 장기의 내부 라이닝에서 발견되는 평활근, 뼈에 붙어서 총체적인 움직임을 제공하는 골격근, 심장에서 발견되는 심장 근육은 유기체 전체에 혈액을 수축시키고 펌프질할 수 있다.

LLLT는 시험관 내 음경 평활근 세포에서 cGMP 합성을 증가시켰다. LLLT는 또한 돼지 대동맥 평활근 세포에서 매트릭스 메탈로프로테이나제 활성과 유전자 발현을 조절했다(Gavish, et al., 2006).

Shefer는 LLLT가 분리된 근섬유의 재활성화 및 증식을 자극할 수 있다고 보고했다. 그들은 LLLT가 일반적으로 세포사멸을 유발하는 무혈청 조건 하에서 배양된 근원성 세포뿐만 아니라 섬유질과 그 인접 세포의 생존을 촉진한다는 것을 보여준다.

그들은 또한 활성화된 골격근 위성 세포에 대한 LLLT를 발견하여 시험관 내에서 증식을 강화하고 분화를 억제하며, 골격근 세포의 단백질 합성에 대한 LLLT 조절을 발견했다(Shefer, et al., 2003). Oron은 골격 및 심장 근육의 손상 또는 허혈 후 복구 과정에 대한 LLLT의 유익한 효과를 보고했다.

8 LLLT의 동물 및 임상 연구

이 섹션에서는 염증성 질환, 치유 자극, 통증 완화, 외모 개선 등 광범위한 의학 분야에 LLLT 활용 방법을 기술한다. 중추신경계(central nervous system)에 대한 LLLT의 매우 중요한 적용은, 척수 손상 복구, 뇌졸중 및 외상성 뇌 손상 후 뇌 손상 감소, 알츠하이머병 및 파킨슨병과 같은 퇴행성 뇌 질환 치료 등에 활용할 수 있다.

1) 염증성 질환에서의 LLLT

LLLT는 화상 및 복막염과 같은 염증성 질환의 다양한 동물 모델에서 수행되었다(Correa, et al., 2007). 904nm GaAs 레이저는 지질다당류에 의해 유발된 복막염이 있는 쥐에서 염증 세포 이동을 감소시키는 것으로 밝혀졌다(Correa, et al., 2007). 낮은 수준의 레이저 치료(660nm)의 항염증 효과는 쥐의 카라기난 유발 흉막염(Boschi, 2008)과 뱀독에 의해 유발된 염증 반응의 초기 단계에서 보고되었다(Barbosa, et al., 2008). Albertini의 그룹은 급성 염증 과정의 카라기난 유발 쥐 발 부종 모델에서 다양한 적색 파장(660nm 및 684nm)에 대한 LLLT 효과를 여러 논문에서 보고했다(Albertini, et al., 2007).

(1) 손목터널 증후군

수근관 증후군(CTS: Carpal tunnel syndrome)은 손목 정중 신경의 포착 신경병증으로 손의 감각 이상, 무감각, 근육 약화를 유발한다. 가장 흔한 말초신경 장애 중 하나이다. CTS의 대부분의 사례는 특발성(알려진 원인 없음)이며, 유전적 요인이 대부분의 위험을 결정하며, 팔 사용의 역할과 기타 환경적 요인에 대해서는 논쟁의 여지가 있다.

Naeser는 2002년 연속파, 15mW, 632.8nm 및 적외선 레이저(펄스, 9.4W, 904nm)를 사용하는 LLLT가 CTS 치료에 중요한 영향을 미친다는 것을 발견했다(Naeser, et al., 2002). 최근 Elwakil 연구는 표준 개방형 수근관 개방 수술과 비교하여 CTS에 대한 헬륨 네온(He-Ne) 레이저(632.8nm)에 의한 LLLT의 효과 연구에서 LLLT는 주관적 불만의 모든 매개변수에서 유의미한 결과를 보였다(Elwakil, et al. 2007). Ekim은 출력 50mW, 파장 780nm, 용량 1.5J/cm^{2}의 LLLT가 수근관 증후군(CTS)의 류마티스 관절염(RA) 환자에게 효과적인 치료법이라고 보고했다(Ekim, et al., 2007).

(2) 점막염

점막염은 소화관 내막의 통증성 염증 및 궤양으로, 일반적으로 암에 대한 화학요법 및 방사선요법 치료의 부작용으로 나타난다. 레이저(He/Ne) 치료를 사용한 병변 및 통증 조절 가능성은 처음에 프랑스에서 연구되었다(Ciais, et al., 1992). Wong은 0.7~0.8J/cm^{2}의 830nm 레이저가 화학요법 환자의 점막염 발생률과 중증도를 유의하게 감소시켰다고 보고했다(Wong and Wilder-Smith, 2002). Nes는 파장 830nm, 효능 250mW, 에너지 35J/cm^{2}의 GaAlAs 레이저를 사용하여 점막염 통증을 크게 감소시켰으며, 최근 Jaguar는 환자들이 GaAlAs와 660nm 파장, 10mW 출력의 다이오드 레이저 치료를 받았으며, 구강 점막에 전달된 에너지 밀도는 2.5J/cm^{2}라고 보고했다(Nes and Posso, 2005).

(3) 관절 장애

관절 장애에는 다양한 형태가 있으며, 각각 다른 원인이 있다. 관절염의 가장 흔한 형태인

골관절염(퇴행성 관절 질환)은 관절 외상, 관절 감염 또는 나이로 인해 발생한다. 새로운 증거는 비정상적인 해부학적 구조가 골관절염의 초기 발병에 기여할 수 있음을 시사한다. 다른 관절염 형태로는 류마티스 관절염과 건선 관절염이 있는데, 이는 신체가 스스로를 공격하는 자가면역 질환이다. 패혈성 관절염은 관절 감염으로 인해 발생한다. 통풍성 관절염은 관절에 요산 결정이 침착되어 염증을 유발하여 발생한다.

Hamblin 그룹은 염증성 관절염을 유발하기 위해 무릎 관절에 자이모산을 주사한 쥐를 대상으로 LLLT를 테스트했다. 810nm 레이저를 사용한 조명은 부기를 줄이는 데 매우 효과적(덱사메타손과 거의 비슷함)이었고, 더 긴 조명 시간(1분에 비해 10분 또는 100분)은 전달된 전체 플루언스나 조사량보다 효과를 결정하는 데 더 중요했다. LLLT에 의한 관절 부기 감소는 염증 표지자 혈청 프로스타글란딘 E2(PGE2)의 감소와 상관관계가 있었다(Ferreira, et at., 2005; Castano, et al., 2007).

Brosseau는 최근 메타 분석을 발표했다(Brosseau, et al., 2007). 13건의 임상시험이 포함되었으며, 212명의 환자는 레이저에, 174명의 환자는 위약 레이저에 무작위 배정되었으며, 68명의 환자는 별도의 대조군에 비해 한 손에는 활성 레이저를 받고 다른 손에는 위약을 받았다. LLLT는 위약에 비해 통증을 70% 감소되었다. 아침의 뻣뻣함을 감소되었다. LLLT 복용량, 파장, 적용 부위 또는 치료 기간을 기준으로 하위 그룹 간에는 유의미한 차이가 없었다. LLLT 복용량과 치료 기간을 설정하려면 더 많은 임상 시험이 필요하다. Jamtvedt는 또한 낮은 수준의 레이저 치료가 Mata 분석을 통해 통증을 감소시키고 기능을 향상시킨다는 중간 수준의 증거가 있다고 발표했다(Jamtvedt, et al., 2008).

Bjordal 등은 만성 관절 통증에 대해 위치별 용량을 사용하는 레이저 요법에 대한 체계적인 검토를 실시한 결과 이 치료법이 관절 장애 환자의 통증을 크게 줄이고 건강 상태를 개선한다는 사실을 알게 되었다(Bjordal, et al., 2003).

(4) 근골격계 장애

낮은 수준의 레이저 치료가 건염(Yu, et al., 1996), 어깨 부상, 근육 경련, 근막염 및 섬유근통(Poon, et al., 2005)을 포함한 여러 근골격계 질환의 통증 완화에 효과적이라는 것을 발표하였다.

통증이 있는 상태에 대한 레이저 요법의 효과를 연구하는 동안 McNeely 등은 레이저가 다른 전기물리학 양식에 비해 통증 완화에 있어 최고의 전체 순위를 달성했다고 보고했다(McNeely, et al., 2006). 목 통증(Neiburger, 1999)과 허리 통증(Demidova-Rice, et al., 2007)이 레이저 적용 후 여러 연구자에 의해 급속히 완화되는 것으로 보고되었다.

2) 치유의 LLLT

(1) 상처 치유

다양한 동물 모델에서 상처 치유 자극에 적용된 LLLT에 관한 문헌에는 긍정적인 연구와 부정적인 연구가 모두 있다. 때로는 매우 유사한 상처 모델에서 상충되는 보고의 이유는 다양할 수 있다. 동물 모델에 LLLT를 적용하면 일부 고유 질병 상태가 있는 모델에서 수행하는 경우 더 효과적일 가능성이 높다. LLLT는 당뇨병 쥐와 당뇨병 쥐 모두에서 상처 치유를 크게 향상시킨다. LLLT는 쥐의 X-방사선 손상 상처 치유에도 효과적이었다. 또한 대조군 상처와 비교했을 때 총 콜라겐 함량은 2개월째에 유의하게 증가했다.

상처 치유에 대한 LLLT의 유익한 효과는 상처 치유의 여러 단계를 담당하는 것으로 알려진 사이토카인 및 성장 인자의 발현 유도를 포함한 몇 가지 기본적인 생물학적 메커니즘을 고려하여 설명할 수 있다.

- 첫째, HeNe 레이저(632.7nm)가 각질형성세포(keratinocytes)에서 인터루킨 1과 8의 단백질과 mRNA 수준을 모두 증가시킨다는 보고가 있다. 이는 상처 치유의 초기 염증 단계를 담당하는 사이토카인이다.
- 둘째, LLLT가 섬유아세포의 증식과 이동을 담당하는 사이토카인을 상향 조절할 수 있다는 보고가 있다.
- 셋째, LLLT는 상처치유에 필요한 혈관신생을 담당하는 VEGF와 같은 성장인자를 증가시킬 수 있다는 것이 보고되었다.
- 넷째, TGF-F는 섬유아세포로부터 콜라겐 합성을 유도하는 성장인자로서 LLLT에 의해 상향조절되는 것으로 보고되었다(Khanna, et al., 1999).
- 다섯째, LLLT는 섬유아세포를 평활근, 액틴, 데스민을 발현하고 상처 수축을 촉진하는 수축세포의 표현형을 갖는 세포 유형인 근섬유아세포로의 변형을 유도할 수 있다는 보고가 있다(McNeely, et al., 2006).

일부 쥐 종에서는 상처 치유가 크게 자극되었지만 다른 종에서는 그렇지 않다는 것을 발견했다. 대조 상처는 처음 24시간 동안 처음에는 확장되는 반면 조명을 받은 상처는 수축되기 시작했다. 2J/cm^{2}에서 최대 긍정적 효과를 갖는 635nm 광량에 대한 2상 선량-반응 곡선을 발견했다. 820nm는 635, 670 및 720nm와 비교하여 테스트된 최고의 파장인 것으로 확인된다. 우리는 램프에서 나오는 비간섭성 635±15nm 빛과 He/Ne 레이저에서 나오는 간섭성 633nm 빛 사이에 차이가 없음을 발견했다. LLLT는 상처 가장자리에서 알파 평활근 액틴 양성 세포의 수를 증가시켰다.

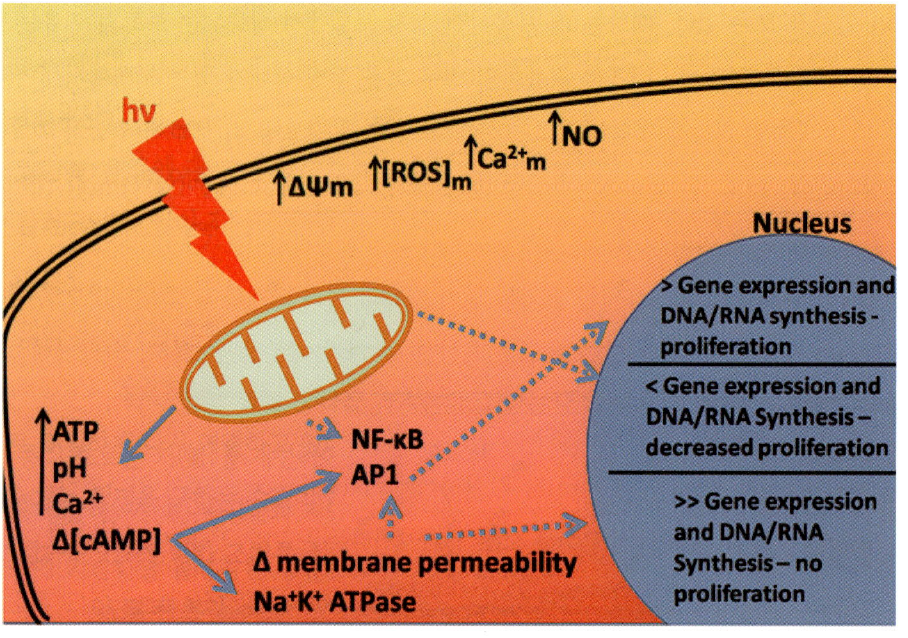

그림 4.12 Karu가 제안한 미토콘드리아 역행 신호 전달 경로.
주요 경로는 연속 화살표로 표시되고 보완 경로는 분할 화살표로 표시된다(Freitas, et al., 2016).

(2) 뼈Bone

LLLT는 인간 조골세포 세포의 증식과 성숙에 영향을 미치는 것으로 보고되었다. 동물 연구에서 Silva 등은 저강도 레이저(GaAsAl, 830nm) 조사가 생쥐 대퇴골의 뼈 복구 개선에 대해 조사했다(Silva et al., 2003). 저출력 레이저는 치주 조직에서 bFGF의 발현을 촉진하고 치조골 리모델링이 보고되었다.

(3) 힘줄 Tendon

임상 연구에서 측면 팔꿈치 힘줄 삽입에 직접 904nm 및 가능하면 632nm 파장의 최적 선량을 투여한 LLLT는 LET 단독 및 운동 요법과 함께 단기 통증 완화 및 장애 감소를 제공하는 것으로 보인다. 이 발견은 치료 절차, 파장 및 최적 용량을 평가하지 못한 이전 검토의 결론과 모순된다.

(4) 관절 연골 Cartilage

낮은 수준의 HeNe 레이저 요법을 조사한 최근 연구에서는 토끼의 고정된 관절 연골(articular cartilage)의 조직학적 매개변수를 증가시킬 수 있다. LLLT는 4주간 고정된 대퇴 관절 연골에서 연골세포의 깊이를 유의하게 증가시켰고, 7주간 고정된 무릎에서 관절 연골의 깊이를 유의하게 증가시키는 것으로 관찰되었다(Bayat, et al., 2007).

(5) 근육 Muscle

LLLT는 골격근, 평활근 및 심장근을 포함한 다양한 유형의 근육 세포의 증식을 촉진하는 것으로 나타났다. 부상 후 근육 재생 과정에 대한 광선요법의 효과는 Oron의 연구실에서 포유류를 대상으로 연구되었다. 레이저 조사(GaAs, 810nm)는 쥐의 급성 손상 후 퇴행으로부터 골격근을 현저하게 보호하는 것으로 보고되었다. Lopes-Martins는 0.5 및 1.0J/cm^{2}의 LLLT 용량이 반복되는 파상풍 수축 동안 쥐의 근육 피로 발달을 예방할 수 있다고 보고했다. Leal Jr.와 Lopes-Martins는 Ga-Al-As 655nm 및 830nm 레이저가 모두 고강도 운동에서 골격근 피로의 시작을 지연시킬 수 있음을 발견했다.

(6) 신경 Nerve

중추신경계(다음 장 참조)와 말초신경계를 구성하는 세포는 신경조직으로 분류된다. 신경 재생은 신경 조직, 세포 또는 세포 생성물의 재성장 또는 복구를 의미한다.

신경 손상의 발생률이 높아지면서 신경 재생 및 복구 분야가 급속도로 성장하고 있다. 신경 복구에서 LLLT 효과를 연구하기 위해 동물 모델이 사용되었다.

Anders 등은 짓눌린 쥐의 안면 신경을 재생하기 위한 LLLT를 연구했다. 361, 457, 514, 633, 720, 1064nm를 비교하여 633nm HeNe 레이저의 162.4J/cm^{2}에서 가장 좋은 응답을 찾았다.

Rochkind는 장기간 말초 신경 손상을 입은 비침습적 780nm 레이저 환자를 대상으로 LLLT에 대한 임상 연구를 수행했다. 광선요법은 신경 기능을 점진적으로 향상시켜 상당한 기능 회복을 가져올 수 있다.

3) 통증 완화에 대한 LLLT

최근에는 통증 관리를 위한 치료 방식으로 레이저 생체 자극을 사용하는 것에 대한 관심이 높아지고 있다. 신경 활동의 변화는 레이저 치료에 의한 통증 완화에 역할을 하는 것으로 제안되었다.

최근 쥐의 등근 신경절(DRG) 배양 모델에서 단일 30초, 830nm(cw) 레이저 노출의 효과에 초점을 맞춘 격리된 신경 모델 연구에서 또 다른 새로운 LLLT 메커니즘이 관찰되었다. 이 모델에서 LLLT는 작은 직경의 신경의 축삭 흐름을 차단하여 미토콘드리아 막 전위(MMP)가 감소하고 동시에 신경 기능에 필요한 이용 가능한 ATP가 감소한다. 레이저 유도 신경 차단은 이러한 변화의 결과이며 레이저 유도 통증 완화의 신경 기반에 대한 메커니즘을 제공한다.

발표된 많은 보고서에서는 통증 관리에 대한 레이저 생체 자극의 긍정적인 결과를 문서화했다. 이 수준의 증거는 만성 목 통증, 건염, 만성 관절 장애 및 만성 통증과 관련이 있다. 무작위 대조 시험(RCT)은 만성 요통에 대한 레이저 요법의 효능에 대한 증거를 제공한다. Yaksichet al. 대상포진후 신경통의 경우 약 60%에서 좋은 개선율을 보고했다. Pinheiro는 LLLT가 632.8, 670 및 830nm 다이오드 레이저 치료를 통해 악관절(TMJ) 통증, 삼차신경통을 포함한 장애에 효과적인 도구임을 확인했다.

임상적 사용에서 파장은 일반적으로 가장 중요한 매개변수 중 하나로 인식된다. 통증이 있는 질환의 치료에는 가시광선(예: 632.8, 670nm) 파장과 적외선(예: 780, 810-830, 904nm) 파장이 모두 사용되었다. 억제 메커니즘을 뒷받침하는 것은 830nm, 연속파(cw)가 신경 전도 속도를 늦추고 정중 신경 및 비복 신경의 잠복기를 증가시킨다는 것을 입증하는 많은 연구이다. 결과의 이러한 가변성은 적용 빈도가 다양하고 파장, 에너지, 전력 밀도를 포함하여 사용되는 매개변수의 다양성으로 인해 발생할 수 있다.

당뇨병성 신경병증(diabetic neuropathy)은 당뇨병 환자의 발에 빈번하게 영향을 미치고 만성 궤양 및 심각한 낙상으로 이어지는 고통스러운 상태이다. 단색 적외선 에너지

(Anodyne, 930nm)는 혼합된 결과로 테스트되었다. 당뇨병성 신경병증의 역전은 절대 낙상 횟수의 즉각적인 감소, 낙상에 대한 두려움의 감소, 일상생활 활동의 향상과 관련이 있었다.

4) 미용 분야의 LLLT

(1) 모발 재성장을 위한 LLLT

Mester의 최초의 선구적인 출판물이 생쥐의 모발 성장 자극을 보고한 이후, 동물 모델에서 모발 성장을 위한 LLLT 자극에 대한 후속 연구는 사실상 없었다.

LLLT 장치가 모발 재성장을 위해 널리 시판되고 사용된다는 사실에도 불구하고, LLLT에 의해 유발된 환자의 모발 성장과 모든 유형의 탈모증의 개선 또는 치료에 대한 일부 관찰 내용을 포함하는 문헌 보고서는 소수에 불과한다. 일본 그룹은 원형 탈모증을 치료하기 위해 Super Lizer(1.8W의 600~1600nm 광을 제공하는 선형 편광 광원)의 사용에 대해 보고했다. 47%의 환자에서 치료받지 않은 병변에 비해 상당한 모발 성장이 나타났다. 핀란드의 보고서에서는 남성형 탈모에 사용되는 세 가지 광원(HeNe 레이저, 670nm의 In GaAl 다이오드 레이저, 비간섭성 635nm LED)을 비교하고 두피의 혈류를 측정했다.

Schwartz 등은 2002년에 헬륨/네온 레이저 조사(3J/cm^2)가 신경 성장 인자(NGF) mRNA의 수준을 5배 증가시키고 시험관 내에서 배양된 근관 배지로 NGF 방출을 증가시켰다고 보고했다. 이는 근관의 세포내 칼슘의 일시적인 상승과 관련이 있다. Yu와 동료들은 배양된 인간 각질형성세포에서 NGF 방출이 유의하게 증가하는 것을 발견했다. 따라서 LLLT는 NGF 신호 전달 시스템을 통해 모발 재성장에 영향을 미칠 수 있다고 가정된다.

(2) 여드름 치료

심상성 여드름은 일상생활에서 접하게 되는 가장 흔한 피부과 질환 중 하나이다. 이에 대한 치료 옵션(예: 항생제 내성 및 많은 국소 치료법의 느린 작용 개시)으로 인해 연구자들은 특히 중등도에서 중증 염증성 여드름으로 고통받는 사람들을 위한 대체 치료법을 찾게 되었다. 염증성 여드름 치료에 레이저와 광원의 사용이 증가하고 있다. 청색광과 강렬한 펄스광을 포함한 광원은 치료 반응을 향상시키기 위해 일상적인 의료 관리에 정기적으로 추가되고 있다.

최근에는 프로피오니박테리움 아크네스가 생성하는 포르피린이 블루라이트를 흡수하여

PDT 작용을 통해 박테리아를 죽이기 때문에 블루라이트가 여드름 치료에 효과적이라는 보고가 일부 나오고 있다.

Papageorgiou는 아마도 항균(청색광)과 항염증 작용(적색광)을 결합한 청적색 혼합 광선요법이 경증에서 중등도의 심상성 여드름을 치료하는 더 효과적인 수단이라고 보고했다.

(3) 주름 감소

Zelickson 등은 585nm 펄스 염료 레이저로 치료한 후 12주 후에 새로운 콜라겐이 형성되었음을 보여주었다(Zelickson, et al., 1999). 여러 보고에 따르면 피부 콜라겐이 개선된 것으로 나타났으며, 객관적으로 측정한 데이터에 따르면 낮은 수준의 레이저 조사 후 치료군에서 치료한 얼굴의 베이스라인 대비 주름이 크게 감소(최대 36%)하고 피부 탄력이 증가(최대 19%)한 것으로 나타났다(Chen, et al., 2009). Omi는 환자에게 직경 5mm의 반점 크기로 3J/cm^2, 585nm 레이저(Chromogenex V3) 조사 후 콜라겐 보충의 효능을 보고했다(Omi, et al., 2005). Trelles는 임상 연구에서 피부 회춘을 위해 595nm와 1450nm의 결합 파장으로 좋은 결과를 얻었다(Trelles, et al., 2007).

Lee 등은 830nm와 633nm LED의 비교를 통해 피부 회춘을 위한 LED 광선요법의 임상적 효능을 조사했다(Lee, et al., 2007). 그들은 세 가지 치료 그룹에서 치료받은 얼굴의 기준선에 비해 주름이 크게 감소(최대 36%)하고 피부 탄력이 증가(최대 19%)하는 것을 보여주었다. 모든 치료군에서 콜라겐과 탄력섬유 양의 현저한 증가가 관찰되었다. 미세구조 검사를 통해 풍부한 탄성 및 콜라겐 섬유로 둘러싸인 고도로 활성화된 섬유아세포가 나타났다. 면역조직화학에서는 LED 광선요법 후 건강한 피부의 여러 지표가 증가한 것으로 나타났다. 그들은 830nm 및 633nm LED 광선요법이 피부 회춘을 위한 효과적인 접근법이라고 결론지었다(Lee, et al., 2007).

CHAPTER 5

빛의 치유 에너지

"진화는 서투르게 수선하는 땜장이다."
-프랑수아 제이콥-

빛은 생명의 근원(根源)이다. 지구상의 모든 생물이 지구의 운동에 의해 생기는 빛과 어둠의 리듬에 반응한다. 생명 있는 것에는 습관성이 있고 그 습관은 빛에 대응하고 있다. 빛을 발하는 태양은 생명 그 자체의 동력원이다. 태양이 없으면 식물이 자라지 않고 그렇게 되면 동물도 살아갈 수 없을 것이다. 식물의 광화학계는 이산화탄소를 당으로 전환하는 과정에서 만들어 내는 산소에 의해 에너지가 합성되고 생명이 유지되고 있기 때문이다.

우리는 음식을 취하지 않아도 한 달 동안 살 수 있고, 물 없이도 며칠은 살 수 있다. 그러나 산소가 없으면 6분 이상 살아 있을 수 없다. 음식은 하루에 약 2kg 수분은 약 2L 취하고 있지만, 호흡을 통해 매일 흡기(吸氣)하고 있는 산소(O_2)는 3.5킬로그램이며, 음식과 물보다 많다. 생명의 양식인 산소(O_2)는 지구 상의 생명은 지구의 운동에 의해 일어나는 밤낮의 교체와 낮의 길이의 변화 등 빛의 리듬과 분리할 수 없다. 지구는 지축을 중심으로 24시간에 1회전하고 낮과 밤에 리듬을 가지게 된다. 거의 모든 생명이 하루에 24시간인 일주기와 연관되어 있다. 현대의 많은 인간은 이제 태양에 따른 생활을 하고 있는 것이 아니라, 일출과 함께 일어나 일몰에 침대에 들어가는 것은 아니지만 인간의 몸은 여전히 하루 단위의 일주기(日周期) 생체주기(生體週期)에 강하게 지배되어 있다. 생체 기능 중 100종 이상이 24시간 리듬으로 규칙적으로 리드미컬하게 최고와 최저의 주기로 작용한다. 예를 들어, 혈당은 정오에 최고가 되고 밤에는 저하된다. 세포 분열의 속도는 한밤 중에 가장 빠르고 한낮에는 가장 느리다.

빛은 1년 주기의 리듬도 있다. 지구가 태양 주변을 돌고 일주하는 데 1년이 걸려 지축이 기울어져 있기 때문에 그동안 정기적인 계절의 변화가 일어나고 대부분의 동 식물에 영향을 미치는 것으로 알려져 있다.

1 하루의 리듬

인간을 제외하고 대부분의 생물의 하루의 행동은 빛과 어둠의 리듬에 밀접한 관련이 있다. 원숭이, 유인원, 대부분의 조류 등인 주행성, 즉 낮에 활동하는 동물은 어두워지면 밤에는 안전하게 지낼 수 있는 곳을 찾고 거기에 숨어 날이 새기까지 활동하지 않는다. 이 동물에게 어둠에 휩싸여 포식자가 거뜬히 움직이는 밤은 위험한 시간대이기 때문이다. 빛을 피할 수 있는 장소를 찾고, 밤에만 모습을 드러내는 동물도 있다. 예를 들어, 사막에서는 많은 동물이 심하게 더운 낮에는 시원한 구멍 속에서 지내고 해가 질 무렵, 먹이를 찾아 구멍에서 나온다. 또한 개구리와 도롱뇽 등의 양서류는 표피를 축이고 있어야 하고 낮의 햇살 아래에서는 지나치게 건조하기 때문에 대부분은 밤에만 활동한다. 식물에도 하루의 리듬이 있다. 아카시아는 하루의 마지막에 잎을 접고, 데이지의 일부는 저녁이 되면 꽃잎을 오므린다.

식물을 분류 한 식물학자 Linne(1701~1780)는 다양한 꽃이 필 시간과 닫힌 시간을 기록하고 꽃 시계로 표시했다. 19세기 유럽에서는 이러한 지식을 이용하여 화단마다 개화 시간이 다른 꽃을 심어 기하학식 정원을 시계 모양으로 디자인하였다. 개화 시간의 차이가 어떤지 작동 원리에 의한 것인지 그 수수께끼는 아직 해명되어 있지 않지만 단순히 온도의 차이에서 발생하는 것보다 전자기 에너지와 각종 고유의 연주기 리듬 진동에 관계가 있을지도 모른다.

이러한 하루의 리듬을 발생하는 것이 우주로부터의 신호뿐만 아닌 것은 분명하다. 실험에 의하면 생물은 체내에 어떤 종류의 시계를 가지고 있고, 그 시계는 거의 24시간의 주기에 설정되어 있다. 동물을 완전한 어둠 속에 두고 관찰하면 처음에는 정상적인 리듬으로 행동하고 있지만 며칠 지나면 실험실 외부 태양에 따른 리듬에서 약간 어긋나기 시작한다. 즉, 보통의 상황에서 생물의 신체 리듬은 환경의 명암 변화, 빛의 변화에 동조하고 있다.

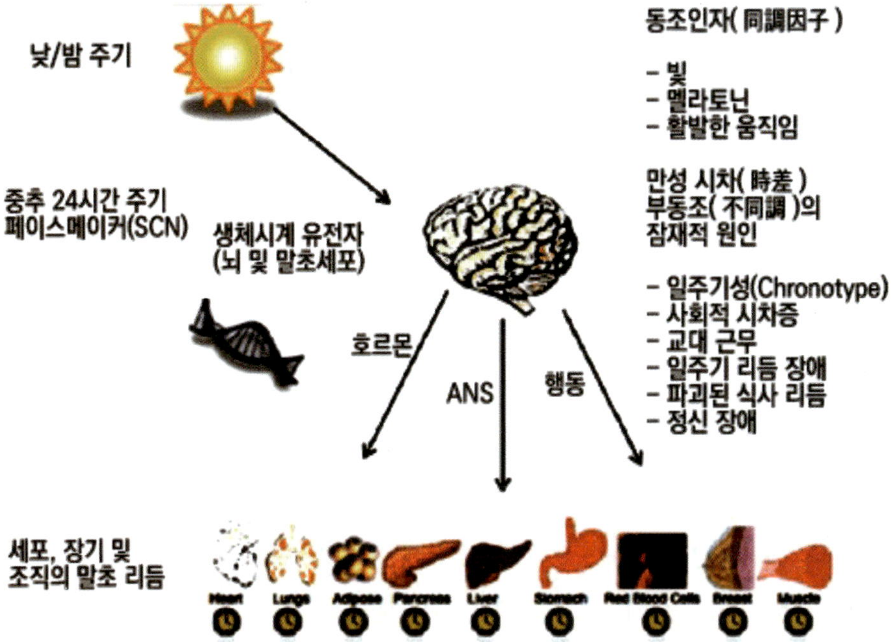

그림 5.1 몸의 생물학적 일주기 리듬.
중추 및 말초 일주기 리듬의 구성을 개략적으로 보여준다. 이 다이어그램에는 생물 시계의 움직임에 영향을 주는 빛, 어둠, 기온, 멜라토닌 및 활동의 자연 시계(zeitgebers)뿐만 아니라 만성 일주기 불균형의 잠재적 원인이 포함되어 있다(Melool, S. 2016).

2 일식

빛과 어둠의 변화가 대자연에 미치는 영향을 개기일식만큼 눈부신 형태로 증명하는 것은 없다. 개기 일식에 옅은 어둠에서 완전히 어둠이 되는 짧은 동안 새들이 노래 소리는 멈추고 잠자리에 가서 양과 소와 울음을 낮추어 알 수 없는 침묵이 흐른다. 일식이 지나고 달 뒤에서 태양이 다시 모습을 드러낼 때까지 이 침묵이 계속된다.

개기 일식은 달이 태양과 지구 사이를 통과할 때 빛을 가리는 현상이다. 태양의 크기는 달의 400배 있는데, 지구, 달, 태양의 태양을 중심으로 공전하는 지구의 위치와 지구를 중심으로 일주하는 달의 배치의 우연한 일치로 지구에서의 거리도 달의 400배 때문에 지구에서 거의 같은 크기로 보인다. 일식은 대체로 18개월에 한 번 발생하지만 지구에서 폭이 270킬로미터 미만의 띠 모양 지역에서 밖에 관찰할 수 없다. 그 이외의 지역에서 보이는 것은 달이 태양의 일부를 숨기는 부분 일식이다. 일식이 일어나는 시기와 관찰할 수 있는 지역은 천문학적 시간으로 예측할 수 있다.

일식이 시작되면 달은 천천히 태양의 표면을 가리고 간다. 완전히 덮는 데 약 1시간이 걸릴 것이다. 개기 일식에서 태양이 전부 숨기면 주변은 어둠에 싸여 태양의 위치에 보이는 것은 반짝이는 코로나뿐이다. 코로나는 태양을 감싸주는 대기이다. 개기 일식 동안 조류와 동물은 밤이 된 것처럼 행동한다. 개기 일식이 계속되는 길어도 7분 반 종종 더 짧고, 그 후에 생물은 서서히 정상적인 행동으로 회복된다.

지구 자기장의 강도는 시간이 지남에 따라 증가하거나 감소한다. 지구의 자기장은 태양의 흑점 순환 주기과 유사한 방식으로 반전된다. 그러나 태양의 주기는 11년 주기로 상당히 예측 가능하지만, 지구의 경우 그 과정은 훨씬 더 느리고 더 혼란스럽다. 정확한 메커니즘은 완전히 이해되지는 않지만 지구 핵 주위의 물질 흐름의 특정 미묘한 측면과 관련이 있는 것으로 알려져 있다. 각 주기마다 지구 자기장의 강도는 여러 번 오르락 내리락하지만 이는 지구 표면의 생명체에 거의 영향을 미치지 않으며 수중 생명체에는 더욱 적다. 자기장은 태양풍으로부터 지구를 보호한다. 그리고 우주 배경 방사선의 영향은 훨씬 적다. 둘 다 이온화 입자를 포함하며 기후에 영향을 미칠 수 있다. 그러나 생명체가 놀랍도록 잘 진화하고 적응해 왔기 때문에 이것들은 생명체에게 그다지 해롭지 않다는 연구 자료가 많다.

3 낮의 길이의 변화

동식물은 또한 일의 길이 변화에 따른 연간 리듬에 지배를 받고 있다. 적도 바로 아래에서는 1년 내내 밤낮 12시간씩이지만, 다른 곳에서는 날의 길이는 규칙적으로 변화한다. 북반구에서는 가을 동안 조금씩 해가 짧아지게 되며, 12월 22일 동지일에 가장 짧은 낮이 된다. 그리고 또 다시 낮의 시간이 길어져 7월 22일에 하지일에 최대가 된다. 적도에서 멀어질수록 해가 보이는 낮의 장단의 차이가 커지고 북극권과 남극권 지역은 겨울에는 밤(夜), 여름에는 낮(晝)만 있는 상태가 된다.

생체리듬의 일주기는 동식물의 체내 시계에 영향을 주며, 주로 태양의 빛의 영향이 더 크다고 할 수 있다. 동물의 일주기 생체시계 리듬은 태양의 변화에 적응하여 번식, 이동, 동면 등 매년 정해진 행동을 취할 수 있다. 기후는 해마다 변동하고 9월이 되어도 예년보다 훨씬 따뜻한 수도 있고, 3월인데 계절에 맞지 않게 춥거나, 기온이 더 많이 상승하여 매우 따뜻할 때도 있다. 그러나 위도를 기준으로 어느 특정 지역의 낮의 길이는 매년 바뀌지 않는다.

해가 짧아지면서 제비 등 조류는 예년대로 더 따뜻한 지역으로 건너갈 시기가 온 것을 알게 된다. 많은 생물에게 해가 길어지는 봄소식은 구애와 둥지 만들기를 시작 하는 신호이다. 대부분의 식물은 낮이 길이가 생체 리듬의 시간이 기억하는 특정한 주기(周期)가 되면 개화한다. 달리아와 국화 등 해가 짧아지기 시작하면 바로 꽃이 피는 식물은 많이 있다. 또한 봄에 해가 길어진 곳에서 일제히 꽃을 피우는 식물도 있다.

생물이 해의 길이를 신호로 정해진 행동을 취하는 것은 동시에 행동을 일으킬 수 있다는 장점이 있다. 예를 들면, 어느 지역의 고슴도치는 모두 같은 시기에 번식 준비가 되는 것이다. 게다가 식물도 같은 종류가 동시에 개화하면 꽃가루의 수분(受粉)의 성공률이 높아진다. 해의 길이에 의한 신호는 동식물이 번식이 성공하기 쉬운 시기에 맞게 행동하고 생존하는데, 가장 유리할 때 자식이나 종자를 만드는 데에도 도움이 되고 있다.

극지(極地)에서는 빛이 비치는 시간은 일제히 행동에 신호가 되어 다시 어두워지기 전에 동물도 식물도 급히 서들러 열성적으로 번식 활동을 시작한다. 어두워지면 휴면 상태에 들어가 버리기 때문이다. 한편 빛이 풍부한 열대에서는 이러한 일정은 거의 필요 없다. 1년 내내 좋은 조건에 있는 열대에서는 언제든지 번식 활동을 할 수 있다.

4 놀라운 분자 멜라토닌 MELATONIN

생물은 낮의 길이에 의한 신호를 어떻게 파악할 수 있을까?

식물의 경우 잎으로 낮 시간의 변천(變天)을 감지하고 개화를 향해 화학 반응을 시작한다. 척추(脊椎) 동물의 경우 몸이 빛에 반응하는 비밀은 뇌 속의 송과선이라는 내분비선에 있다. 그 모양이 솔방울을 닮기 때문에 붙여진 이름이다.

송과선은 계절의 변화를 보여주는 확실한 지표를 탐지하는 특유의 기능을 갖추고 있기 때문에 계절마다의 번식 행동을 조절할 수 있다. 이 지표는 해가 저무는 일모(日暮)에서 해가 비치는 새벽까지의 시간의 길이이다. 기온이나 습도, 햇살 마저도 계절대로 맞지 않지만, 해가 비치지 않는 시간의 길이는 지구의 자전에 의해서만 정해져 있다. 증명된 것은 아니지만 송과선은 가시광선의 주파수(진동)에 의해 시간의 길이를 감지하여 또 다른 리듬 변화의 계기로 활동을 시작하는 것으로 생각한다.

송과선은 명암의 변화에 반응하여 멜라토닌이라는 호르몬을 분비하여 몸의 리듬을 조절한다. 어두워지는 것을 신호로 멜라토닌의 분비는 증가하고 멜라토닌의 작용으로 심박수 감소와 주의력 저하가 일어나고 수면(睡眠) 준비를 한다. 아침이 되어 다시 빛이 눈을 자극하면 멜라토닌의 분비가 멈춘다. 하루의 빛이 짧은 한겨울에는 멜라토닌의 분비가 증가해 결과적으로 활력이 약해진 것처럼 느껴질 것이다.

5 송과선(松果腺)PINEAL GLAND

많은 고대 문명에서 '제3의 눈'으로 알려져 있으면서, 송과선은 오랫동안 과학적으로 전혀 인정되지 않았다. 그러나 지금은 체내의 빛 계측 센서로 송과선의 기능과 중요성은 충분히 인정받고 있다. 또한 생식, 성장, 기분 등 몸의 움직임의 모든 측면에 영향을 미치고 있는 것도 알려져 있다. 멜라토닌의 방출에 의해 수명(壽命)에도 영향을 미칠 것이다. 멜라토닌은 졸음을 일으키는 작용 이외에 중요한 작용이 있다.

텍사스 대학에 있는 샌 안토니오 헬스 사이언스 센터(San Antonio's Health Seience Center)에 연구소를 둔 러셀 라이터는 멜라토닌에 관심을 갖고 30년 이상 연구하고 현재는 세계적 권위자로 인정을 받고 있다. 라이터와 또 다른 한명의 과학자 로저 호프만은 1960년대에 동물의 주기적인 번식 행동에 멜라토닌의 역할을 확인하고 송과선을 생리학적으로 자리 매김을 했다. 송과선의 영향을 증명하기 위해 일부는 송과선을 제거한 수컷 햄스터로 실험을 실시했다.

햄스터의 송과선은 한 문장의 마침표 정도의 크기도 없다. 1개월 동안 어둠에 가둔 결과를 살펴보면 뇌의 송과선을 제거한 햄스터의 고환은 정상적인 상태였지만, 송과선이 있는 그룹의 고환은 보기에도 오그라져 있었다. 송과선을 남긴 동물들은 빛의 결여(缺如: 마땅히 있어야 할 것이 빠져서 없거나 모자람)에 반응한 것으로 해석된다.

멜라토닌이 만들어지는 것은 밤(夜) 동안뿐이지만, 최적량의 멜라토닌 합성에는 낮에 충분한 햇빛을 받는 필요가 있는 것이 최소 4개 이상의 학술 연구에서 밝혀졌다. 월경 전 증후군(PMS: premenstrual syndrome)는 멜라토닌 수치 저하와 관련하여 일어나는 다양한 이상 중 하나이다. 샌디에고에 있는 캘리포니아 대학의 바바라 배리의 연구에서는 PMS인 여성에 인공 조명의 밝은 빛을 낮에 2시간 조사(照射: 햇빛이나 인공광 따위를 쬠)하면 밤에는 그때까지보다 더 많은 멜라토닌이 만들어지고 증상이 크게 개선 하는 것을 알았다. 놀라운 것은 2000년 전 중국의 '도장(道藏)'(도가의 책을 모아 놓은 것)에 거의 같은 것이 쓰여져 있다.

> "직사 광선을 눈에 받는 것은 생명에 필수적인 정(精)의 분비를 자극하여 뇌에 큰 효과를 가져온다."

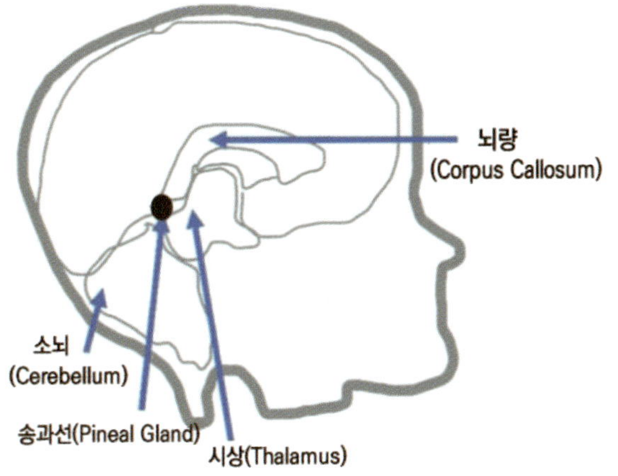

그림 5.2 송과선의 해부학적 위치.
대뇌 반구 사이에 위치한다(Peruri, et al. 2022).

1662년 출판 데카르트의 책에 있는 삽화는 뇌의 송과선(pineal gland, H)에 대한 견해가 나와 있다. 데카르트는 시각적 이미지는 눈을 통해 송과선에 전해져 송과선의 반응이 운동 근육의 움직임을 결정한다고 생각하고 있었다.

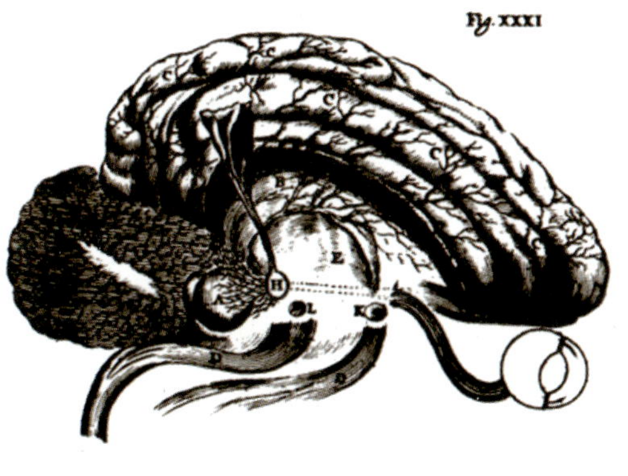

그림 5.3 송과선 모형.
René Descartes(1662) De homine. 1st Latin ed. Leiden

위의 그림에서 분자 모형으로 표시되는 멜라토닌은 수면과 각성 등의 신체 리듬을 조절하는 호르몬이고 생식 기능에 영향을 미칠 수 있다. 또한 강력한 항산화 물질이기도 하고 유해한 유리기에서 몸을 보호한다.

6 빛과 생명주기의 열쇠

멜라토닌은 분명히 빛과 생명과 관련된 중요한 몇 가지 사이클의 열쇠가 될 수 있을 같다. 그렇다면 어떻게 작용할까?

송과선은 신경 세포에 의해 뇌의 시신경 교차의 바로 위에 있는 부분에 연결되어 있다. 이 시각 교차상핵(SCN)은 시신경이 눈에서의 정보를 처리하는 후두엽에 도달할 때까지의 사이에 교차점에 있고, 시각적 신호를 감지하여 뇌의 안쪽에 있는 송과선에 그대로 전송하는 것이다(식품 첨가물로 많이 사용되는 글루타민산 염은 SCN 자체를 손상을 입힐 수 있다).

그런데 밤에 밝은 빛을 받으면 멜라토닌 값이 감소한다. 이것은 1980년에 빛 테라피 분야의 전문가, 오레곤 건강 과학 대학의 '알프레드 료이'에 의해 입증되었다. '료이'는 인간이 매우 밝은 빛에 야간 노출되면 체내에서 멜라토닌 합성이 저하되는 것을 실증하였다.

멜라토닌은 보기에는 단순한 분자 구조를 하고 있는 것 같지만, 이중의 역할을 가지고 있다. 수면과 각성주기를 조절하는 동시에 프리라디칼(free radical, 부대 전자)을 포착하는 강력한 항산화 물질이며 체내의 놓친 불필요한 전자를 잡을 것이다. 프리(자유) 라디칼은 세포를 손상할 주요 원인으로 간주되게 오고 있다. 짝을 이루는 전자가 없는 전자가 안정시키기 위하여 상대 상관 없이 결합하려고 하는 것으로, 기존의 세포의 움직임에 큰 해(害)를 끼칠 것이다. 노화(老化)에 대한 자유라디칼 이론이 간신히 받아 들여지게 되고, 이 주제를 연구한 과학자, 덴햄 하먼은 1995년에 노벨상 후보가 되었다.

7 프리라디칼 FREE RADICAL

프리 라디칼이 수명에 영향을 주는 것을 증명하는 가장 설득력 있는 실험은 달라스에 있는 사잔메서지스트 대학의 라진다 · 소하루가 실시한 것이다. 실험에는 집파리를 사용하여 정상인 그룹과 날개를 없앤 그룹으로 나누었다. 날 수 있는 정상적인 파리는 최장 28일간 살아 있었다. 그런데 기울 수 밖에 없는 날개 없는 파리는 무려 65일 정상 수명의 2배 살아 있었다. 이유는 날개 없는 파리는 산소의 소비량이 보통보다 적어지고, 산소를 염기로 하는 프리라디칼의 발생도 줄었기 때문이었다. 프리 라디컬을 감소에 의해 세포의 생명력이 유지된 것이다.

가장 일반적인 항산화 물질은 카탈라제(과산화수소 분해 효소)와 슈퍼 옥사이드 도지 스무타제(superoxidder dozy smootarsa)의 두 가지이다. 생물 중에서 아마도 가장 방사선에 강하고 원자로에서 살 수 있는 바퀴벌레는 이 2 개의 산소를 대량으로 가지고 있는 것을 알 수 있었다.

세로토닌은 낮에 체내에서 만들어 멜라토닌 합성에 도움되고 신경 전달 물질 역할도 한다. 신경 전달 물질은 신경 세포의 자극을 수시로 하고 목표 세포에 전달한다.

멜라토닌은 체내에서 어떻게 만들어지는가?

재미있는 것은 멜라토닌과 짝을 이루는 분자, 세로토닌은 낮동안 만들어지는 호르몬으로 광(光) 테라피의 효능을 증가시킬 수 있다. 복잡한 합성 과정의 첫 단계는 음식에서 섭취하는 아미노산의 일종인 트립토판에서 시작된다. 수산화 산소가 산소와 철분을 사용하여 트립토판을 5 수산화 트립토판로 변경한다. 5 수산화 트립토판이 이번에는 아도파 · 탈카복실화 효소(이 효소가 작동하기 위해 3가 인을 포함한 화학 물질이 필요한다)에 의해 세로토닌(5 수산화 토리뿌타민)로 바뀐다.

이어 세로토닌은 아세틸화 산소에 의해 N 아세틸 세로토닌으로 전환되고 이것이 마지막에는 또한 다른 효소 HIOMT(하이드로 디 인돌-0-메틸 전이 효소)의 작용으로 멜라토닌이 될 것이다.

HIOMT 작동에는 칼슘이 필요한다. 또한 빛(光)이 HIOMT 작용하는 것으로 이 과정이 조절된다. 따라서 멜라토닌 합성은 결국 빛과 두 번째 전달물질 칼슘 이온에 달려 있는 것이다.

세로토닌은 신경 전달 물질에 항우울제에 의해 작용이 강해진다. 1992년에 발표된 연구에서는 빛 치료를받는 동안 건강한 피험자와 우울증 피험자 어느 쪽에 대해서도 세라토닌 값이 상승하고 우울증 그룹이 더 크게 늘어난 것으로 보고되고 있다. 따라서 약물보다 무리 없는 방법으로 우울증을 치료에는 야외에 나와 자연의 빛을 쬐면 된다. 캘리포니아주 샌디에고에서 빛의 연구를 하고 있는 레이첼 에이스삐리투 박사에 따르면 야외에서 지내는 것이 많은 사람은 우울증 증후는 거의 보이지 않았다고 한다.

8 멜라토닌을 보호하려면

충분한 수면을 취하고 건강하고 장수하기 위해서는 멜라토닌이 중요하다. 멜라토닌을 감소시키는 물질은 신변에 넘치고 있기 때문에 피하도록 조심해야 한다. 이러한 물질은 알코올이나 담배, 그리고 카페인이 있다. 보통 녹차에도 카페인이 많이 들어 있고 한다. 허브차는 카페인을 포함하지 않는다고 알려진다. 초콜릿도 특히 카카오 듬뿍 들어있는 블랙 초콜릿은 멜라토닌을 감소시킨다. 블랙 초콜릿 45g에 31mg의 카페인이 포함되어 있지만, 같은 양이라도 밀크 초콜릿이라면 카페인은 9g뿐이다. 콜라에도 카페인이 많이 들어 있다.

멜라토닌을 감소시키는 물질에는 진통제에 사용되는 NSAIDS(비스테로이드성 소염제)이 있다. 아스피린(aspirin), 이부프로펜(ibuprofen), 인도메타신(indometacin) 등이 이에 해당한다. 자원 봉사에 의한 실험에서 저녁 아스피린 또는 이부프로펜을 한 번 복용 한 사람은 75%가 멜라토닌을 잃었다. 인도메타신(indometacin) 복용의 경우 멜라토닌 합성을 현저히 저지한다.

멜라토닌은 혈압을 내려서 고혈압증을 개선할 효과가 있는 것으로 잘 알려져 있는 것처럼 NSAIDS가 혈압을 올려서, 강압제 효과를 방해 하는 것은 멜라토닌 감소에 의한 현상일지도 모른다. 최근 연구에서는 NSAIDS는 내장에도 해를 끼칠 수 있다고 밝혀졌다.

NSAIDS는 중년 이후에 많은 관절염 환자에 널리 사용되고 있다. 관절염은 잘 생기는 병이므로, NSAIDS가 별로 건강에 좋지 않다는 것을 환자에게 말한다면 다른 방법을 제안해야 한다. 샌 안토니오에 있는 '통증 및 스트레스 센터(the Pain and Center)'의 빌 자리는 우선 생각할 수 있는 것은, 소염제가 투여되는 동안 멜라토닌을 따로 섭취하는 방법이라고 한다. 이 방법을 취한 자리의 환자는 통증이 놀라울 정도로 가벼워졌다고 보고했다고 한다. 이런 종류의 약을 복용하고 잠들기 어렵다고 느끼는 사람은 의사에게 이 방법을 상담해보라.

베타 차단제는 심장 질환의 사람들에게 큰 혜택을 주고 온 약이기 때문에, 이 약물도 멜라토닌 합성을 방해한다고 들면 실망이다. 베타 차단제는 심장 세포의 베타 아드레날린 수용체의 작용을 방해하고 과도한 박동을 억제한다. 그런데 송과선 세포의 베타 아드레날린에서도 작용하는 것이다. 이 경우에도 멜라토닌 알약을 복용하는 것이 도움이 될 것이다. 신종 칼슘길항제도 멜라토닌 생성을 방해한다. 이 약을 가지고있는 분도 멜라토닌의 보급에 대해 의사와 상담하는 것이 필요하다. 또한 항우울제는 멜라토닌 수치를 감소시켜 부작용의 불면증은 이제 설명할 수 있을 것이다.

그리고 비타민 B_{12}도 스트레스를 완화하고 활력을 붙이기 위하여 대량으로 섭취한 경우 멜라토닌을 감소시킨다. 알코올도 멜라토닌을 감소시킨다고 했지만 반대로 밤 늦게까지 먹은 알코올은 실은 멜라토닌 합성을 자극할 수 있다.

'*Sleep Research*(수면 연구)'에 발표된 1994년 바디아와 머피 그룹에 의한 연구는 오후 11시 이후에 알코올을 마신 피험자 18명 중 15명이 그 후 3시간은 매우 높은 멜라토닌 값을 나타냈다. '침주(寢酒: 잠자는 술)'라는 생각도 그다지 빗나가는 것이 아닐지도 없을지도 모른다.

현재 일부 국가에서는 의사의 처방전이 없으면 멜라토닌을 살 수 없다. 그러나 공항이나 미국 내에서는 비교적 저렴하고 자유롭게 구매할 수 있고, 간접적으로 구입도 규제는 없는 것 같다. 멜라토닌 대신 오토기리 소우(하이페 리캄)에서 허브 요법도 수 있다. 오토 기리 소우는 멜라토닌 생성을 촉진하는 것으로 알려져 있고 3000년 전부터 항우울제로 사용되어 온 약초이다.

9 태양광(햇빛)의 효능

햇빛의 치료 효과에 대해서는 아직도 많은 수수께끼가 남아 있다. 햇빛은 각종 방사선의 혼합물로 그 안에 산소를 만드는 식물의 광합성에 없어서는 안되는 것이 포함되어 있는 것은 알고 있다. 생물의 가장 단순한 형태의 남세균(남조세균: 광합성을 통해 산소를 만드는 세균을 일컫다)의 광합성은 매우 간단한다. 물과 이산화탄소 중 전자에 살짝 빛을 비추는 것만으로 반응식으로 말하면 왼쪽의 요소를 산소로 오른쪽 요소를 탄수화물로 바꾸는 것이다.

아마 이 간단한 반응이 원래 지구를 모든 호기성 생물에 적합한 장소로 한 것이다. 나중에 식물의 특수한 세포 기관인 어떤 엽록체가 광합성 과정에서는 빛을 이용하여 ATP와 NADPH를 만들 뿐만 아니라, 이를 이용하여 이산화탄소와 같은 아주 간단한 재료를 조합하여 포도당과 같은 유기물질을 생성할 수 있다. 광합성하는 생물로는 물론 식물이 있고, 미생물에서는 조류와 일부의 박테리아가 있다. 엽록소 중의 전자는 빛의 에너지로 자극하고 열과 빛에 의해 또는 공명(共鳴: 물질의 고유 에너지 파장이 열과 빛의 파장에 동조되어 에너지 전달 또는 수차(遂, Chain) 전자 전달에 의해 감쇠한다. 현재의 과학으로는 공명 효과로 특정 생물학적 정보가 전해지는 방법은 아직 정확히 알려져 있지 않다. 공명 에너지 전달에서 전해지는 것은 전자 입자가 아니라 주파수이다. 그리고 이 주파수는 전자기파와 같이 파장이나 진폭에 의존하는 것으로 알려지고 있다.

엽록소는 테니스 라켓 같은 모양을 한 분자이고 포르피린 환이라는 화합물(헤드부)의 중앙에 마그네슘 원자가 긴 꼬리를 가지고 있다(그립부). 엽록소의 이러한 구조 속에서 연결된 전자는 일방 통행의 흐름을 타고 광화학 반응의 중심에 전달되어 두 번째 광화학 반응에 들어간다. 이 반응에서 전자의 유송이 이루어지는 방식은 세포 내 미토콘드리아에서 ATP(아데노신 삼인산)가 만들어지는 경우와 동일하지만 방향은 반대 방향이다. 식물은 이렇게 필요한 ATP와 NADPH를 만들어 물과 이산화탄소로부터 탄수화물을 합성하는 데 사용한다.

식물이 필요로 하는 태양광 에너지는 가시광선의 범위 내에 있는 것만 아닌 것 같고 구리선으로 전할 수도 있는 것 같다. 1930년에 캔자스 시티 라이트 앤 파워 사(Kansas City Light and Power Company)의 젊은 엔지니어, 게이림 하이아로니마스는 놀라운 실험을 실시했다.

지붕에 금속판을 놓고 태양에 대고 금속판에 통한 동선을 캄캄한 지하실에 끌고 성장하고 있는 종자가 들어 있는 상자에 연결했다. 상자는 알루미늄 호일로 씌우고 수도관에 접지되어 있다. 동선을 연결하지 않는 상자에도 같은 씨앗을 넣었다(비실험 그룹). 그러자 동선을 연결한 상자의 씨앗은 튼튼한 녹색 모종으로 성장했지만, 연결이 안 된 상자의 씨앗은 녹색이 하나도 없는 시든 모종이 되었다. 게이림은 식물 엽록소를 만들게 하는 것이 무엇이든, 태양광 자체가 아니라 전자기선으로 전달될 수 있는 것으로 결론을 내렸다.

⑩ SAD(계절 정서 장애)에 대한 대처법

인간도 태양광 에너지가 필요하다. 겨울 날의 짧음에 심각한 영향을 받고, 계절성 정서 장애, SAD(Seasonal Affective Disorder)로 알려진 우울증에 빠지는 사람도 있다. 밤 동안 체내에서 만들어지는 멜라토닌은 졸음을 일으키고 수면을 촉진한다. 아침이 되어 다시 빛이 눈에 들어가면 멜라토닌의 생성은 멈춘다. 그러나 어둡고 흐린 겨울날의 빛이 각성 과정에 져버린 사람이 있는 것이다. 이런 사람은 햇빛 결핍을 일으키지만, 낮 동안 넉넉하게 빛을 받아 멜라토닌 값을 내리면 회복에 도움이 된다.

SAD 전문가가 권하는 것은 눈을 뜨면 즉시 일어나는 것을 기본 원칙으로 하고 규칙적으로 수면을 취하고 있으면 아침 일찍 밝은 빛을 받게 된다는 것이다. 그러면 몸의 일주기 리듬이 여름 형으로 돌아가 놀랍게도 SAD도 가벼워지는 것이다.

"너 자신을 알라."라는 그리스의 격언에 따른 것도 필요하다.

자신이 '아침형 사람'이라고 알면 그날의 가장 중요한 일은 아침에 해 버리는 것이 좋다. 무거운 SAD 사람은 매우 밝은 빛을 내는 전용 조명박스로 대처할 수 있을지도 모른다.

매일 짧은 시간 이 상자 앞에 앉으면 좋다. 어떤 메이커가 고안한 자연형 알람 시계라는 것도 있다. 매일 아침 방안을 서서히 밝게 하고 새벽의 시뮬레이션을 체험하는 장치로, 이것에도 큰 효과를 기대할 수 있다.

황혼(薄明) 시는 SAD의 증상이 가장 무거워지는 때이다. 식사 후 취침 전까지는 적어도 1시간은 여유를 가지고, 그 시간에는 너무 노력이 필요 없는 움직이는 활동이 도움이 된다. 우울증에 의한 과식에 주의해야 한다. 누구나 겨울 동안은 어느 정도 체중이 증가가 필요할 수 있으며, 여분의 지방은 추위로부터 몸을 보호하는 데 도움이 된다. 하지만, SAD 사람은 과식 경향이 있다는 사실을 인지해야 한다. 걷기와 같은 야외에서의 규칙적인 운동도 SAD에 대한 효과적인 방법이다.

북반구에 사는 사람들에게 SAD는 대체로 2월에 최악이 된다. 유아 돌연사 증후군(SIDS)이 피크에 도달하는 것도 이 시기이다. 남반구에서는 7월이 SAD의 계절이다. 겨울 방학은 이 기간에 실시하는 것으로 좋을 것이다. 그러나 그것으로 모두 해결한다고 생각하지 말아야 하며, 휴가에서 돌아 왔을 때의 어두운 환경에 갑자기 충격을 받을 수 있기 때문이다.

햇빛과 낮의 빛을 받는 것은 한 번에 장시간보다 정기적으로 조금씩 하는 것이 효과적이다. 어떻게 든 하루 한 번은 낮 밖으로 나와 10분 이상 보내야 한다. 낮의 빛을 30분 받으면 금발의 백인이라면 하루에 필요한 비타민 D를 만들어 낼 수 있다.

11 달빛의 에너지

'클레오파트라(Cleopatra)'는 아들의 이름을 그리스어로 태양을 의미하는 '헬리오스(Helios)'를 넣어 '프톨레마이오스 · 헬리오스'라고 하고 딸의 이름은 태양에 이어 강력한 밤하늘의 빛을 관련시켜 '프톨레마이오스 · 셀레네'(원초적 달의 여신이다)라고 했다.

달이 인간에 미치는 영향에 대해서는 역사 중에서도 태양 못지 않게 구체적으로 예언되어 왔다. 광기를 뜻하는 '루나틱'라는 말은 보름달 때 대부분의 사람들이 느끼는 불안한 기분으로부터 오고 있다. 이것은 미신이 아니다. 이 현상의는 천체 물리학에서도 인정받는 이유가 있고 쉽게 설명할 수 있다.

보름달이 되는 달이 태양에서 가장 먼 위치에서 지구를 마주할 때이다. 이 때 달은 태양의 중력권 안에 이끌려 지구에 가장 가까이 된다. 그리고 이번 달이 지구의 전리층에 영향을 미쳐 지구의 대기를 층으로 되어 둘러싼 이 미묘한 닫집을 지표로 향해 약간 밀어젖힌다. 전리층은 그 이름에 나타낸 바와 같이 지구의 약 12km 상공을 감싸는 대전된 공기와 입자 층이다. 전리층의 지구에 가까운 쪽은 플러스 전하를 띠고 있다.

전리층의 양이온은 마이너스로 대전된 지표 근처에 있는 이온과 섞여 있다. 합친 2개는 변화하고 플러스의 전하가 강해진다. 우리는 이 변화한 이온을 호흡하고 혈액으로 가져온다. 그래서 물리적 변화에서 생리학적 영향을 줄 것이다. 혈구는 일반적으로 동맥 벽, 정맥 벽과 같이 음이온 대전하고 동일한 전화가 물리치면서 혈액이 흘리기 쉽도록 되어 있나. 그런데 달의 영향으로 양이온이 많을 때는 그것을 가져온 혈액은 평소보다 끈적거리고 흐름이 어려워지고 산소 공급이 감소하여 정신적 스트레스를 높이는 효과가 될 것이다. 동시에 대전(帶電: 어떤 물체가 전기를 띰)에 민감한 백혈구에도 유해한 영향을 미친다.

⑫ 달의 주기

보름달은 정신 병원의 간호사들은 모두 입원 환자의 행동 패턴의 변화에 주의해야 한다. 달의 영향에 의해 발생하는 양이온은 또한 세라토닌을 과다하게 생성시킬 수 있게 한다.

세로토닌(serotonin)은 스트레스를 높이는 신경 호르몬이고 자매 분자의 멜라토닌과는 반대로 잠을 방해한다. 뉴욕의 의사이고 생체 전자학 연구의 선구자 로버트 베커의 그룹은 다음과 같은 사실을 발견했다. 1957년에서 1961년 사이 뉴욕 주에 있는 7개의 병원에서 정신과에 입원 건수가 피크가 된 시기는 보름달이라기 보다는 대기가 보름 달시 대전 상태가 된 시기와 일치했다.

'달빛은 위험한 것'이라는 생각이 로만주의자가 유행시킨 단순한 믿음이 아니라 진실을 포함하는 것은 확실한다.

달의 에너지는 태양보다 파악하기 어렵다고 생각될지도 모르지만, 태양의 영향과 같이 예측할 수 있고, 뱃사람(船員)과 농부는 이것을 잘 알고 있다. 신월(申月: 초승달)에 가까운 무렵에 뿌린 씨앗은 발아가 좋다고 한다. 배아 발아의 영향은 태양광은 다양한 파장 대역이 분포되어 있으며, 돌연변이를 일으킬 수 있는 자외선 영역의 파장 대역이 포함되어 있기 때문으로 생각된다.

1982년 심리학자 '사이먼 베스트'와 생태학자 '닉 코러스 트램'은 달빛의 유무가 식물의 생장에 관여하는 과학적 증거를 제시했다. 식물의 성장과 새로운 발생은 모든 달이 하현으로(결여)가는 사이에 시작하고, 건조 보존이나 부패하지 않고 쇠약하는 과성은 모두 달이 저물어가는 하현(下弦) 사이에 일어났다고 두 사람은 말한다. 또한 '대형 프리즘'은 생(生)으로 먹는 작물은 보름달 때 수확하고, 건조한 것은 신월(초승달)까지 밭에 남겨 두도록 권장했다. 분명히 지구 생활에 영향을 주는 것은 태양의 리듬뿐만 아니다.

CHAPTER 6

자연 빛의 성질

모든 사람은 본성적으로 알고 싶어한다.
이를 나타내는 것은 우리가 감각에서 느끼는 기쁨이다.
감각은 유용성과 별개로 그 자체로 사랑을 받기 때문이다…
– 아리스토텔레스, 형이상학, 1권–

빛의 본질을 알기 위해 자연 과학자들이 거듭 해온 탐구의 역사는 훌륭한 추리 소설과 비슷하다. 어느 시대에도 빛의 정체를 둘러싸고 격렬한 논쟁이 있었다. 대부분은 빛이 파동인지 입자인지 또는 그 양쪽 인가하는 논의이다. 이 추구하는 과정에서 빛의 에너지가 우리의 일상 생활에 미칠 수도 있는 큰 영향이 유익(有益)과 해(害)의 양면에서 발견된 것이다.

우리는 빛을 어떻게 생각하고 있을까?

대부분의 사람들은 태양의 빛도 전등이나 촛불도 주위 세계를 비추는 것, 눈으로 느낄 수 있는 것이라고 생각하고 있다. 그러나 눈에 보이는 빛은 우주에 넘치는 방대한 전자 스펙트럼의 에너지 중 극히 좁은 범위의 것이다. 전자기 스펙트럼은 터무니 없을 정도로 큰 에너지가 있는 감마선에서, 자외선, 가시 광선, 그리고 가정이나 공장, 사무실 등의 동력이 되는 초저주파 에너지까지 광범위하게 걸쳐 있다.

빛을 전자 스펙트럼의 다른 부분에서 분리하여 생각하는 것은 생물(生物) 만을 중심으로 하는 견해(見解)이다. 물리적으로는 가시 광선은 같은 원칙에 지배된 연속체의 일부이다. 게다가, 우리가 빛을 볼 수 있는 것은 눈이라는 그 위한 감각 기관을 발달시켜 왔기 때문이다.

하지만 눈에 보이는 이 빛은 무엇인가?

태양광(光)은 빛이나 광선, 혹은 이 세계를 놀라울 정도로 다양한 색(色)과 형태로 충족시키는 반사나 굴절의 현상(現象)이다. 태양광의 대부분은 태양으로부터 오지만, 광원이 무엇이든 빛(光)은 순수한 에너지이다.

1 물건을 보는 것

태고(太古)의 옛날부터 인간은 물건을 보이게 해주는 이 신기한 현상의 물리적 성질을 이해하려고 부단한 노력이 있었다. 수천 년 전부터 매우 정확한 파악하는 방법이 있었지만 가장 놀라운 견해는 금세기에 등장했다.

트라키아(현재 발칸 반도 동부)의 해변에 있던 고대 도시, 아부데라는 지금은 폐허가 되어 있다. 그러나 이 도시야말로 빛(光)의 본질의 해명에 단초를 열었다. 그리스 사상의 발상지였다. 기원전 5세기 말 이곳에서 그리스의 위대한 두 철학자 데모크리토스와 스승의 'Leukippos'가 모든 물질은 원자와 진공으로 이루어져 있다는 가설에 세우게 된다. 2명의 원자론자가 물건을 보는 것은 물리적 입자의 피막을 받을 것이라고 생각했다.

그리스의 철학자, Aristoteles의 논문은 대부분의 현실이 거론되고 있다. "식물, 동물의 이동 중력 그것은 우주를 다루는 자연의 법칙"(기원전 300년 당시의 베스트 셀러이다) 등이다. 아리스토텔레스 사상의 대부분은 고대 로마 시대부터 암흑 시대를 통해 중세까지 큰 영향력을 가지고 있었다. 르네상스 시대의 도래에 의해 처음으로 의문이 되고 마침내 새로운 가설이 주류가 되었다.

2 무지개의 신비

일반 빛에 무지개의 일곱 색깔을 비롯해 많은 색(色)이 내포되어 있는 것은 1637년 프랑스의 철학자 Descartes에 의해 처음으로 발견되었다. 이 발견에서 정밀한 이론을 이끈 것은 영국의 수학자, 자연 과학자 Newton이다. Newton은 1645년 크리스마스에 영국 동부의 울즈소프에서 태어나 각성하여 눈을 뜨고 처음에 보았던 것이 빛이며, 광(光)에 의해 유명하게 되었다. 어둡게 한 방에 화살처럼 들이비치는 낮의 자연광을 유리 프리즘으로 스펙트럼을 분해하여 태양의 백색광이 화려한 색채의 목록을 알아냈다(Newton).

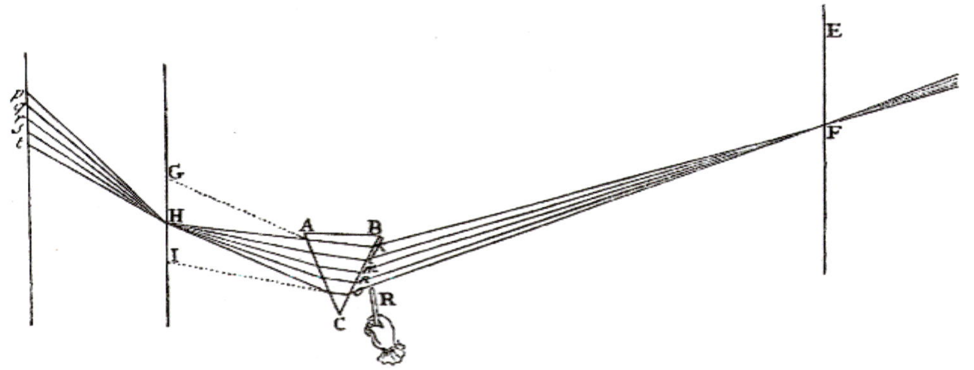

Fig. 1.

그림 6.1 태양 빛은 0.5inch 너비의 둥근 구멍 F를 통해 어두운 챔버로 들어가 구멍에 놓인 프리즘 ABC를 먼저 통과한 다음 4인치(≈10cm)가 넘는 렌즈 PT를 통과한다. 넓고 프리즘에서 약 8피트(≈244cm) 떨어진 곳에서 약 3피트(≈91cm) 떨어진 렌즈의 초점 O에 수렴하고 백서 DE 위에 떨어졌다. 그 종이가 그것에 입사하는 빛에 수직이라면, 자세 DE로 표현되는 것처럼, O에서 그 위에 있는 모든 색(色)은 흰색으로 나타난다. 그러나 종이가 프리즘과 평행한 축 주위로 회전하면 위치 de 및 δε에 표시된 것처럼 빛에 매우 기울어진다.
한 경우에는 동일한 빛이 노란색과 빨간색으로 나타났고 다른 경우에는 파란색으로 나타났다. 여기 종이의 다양한 경향에 따라 하나의 동일한 장소에 있는 빛의 동일한 부분이 어떤 경우에는 흰색으로, 다른 경우에는 노란색 또는 빨간색으로, 세 번째 파란색으로 나타나는 반면, 빛과 그림자의 경계는 이 모든 경우에서 프리즘의 굴절은 동일하게 유지되었다.

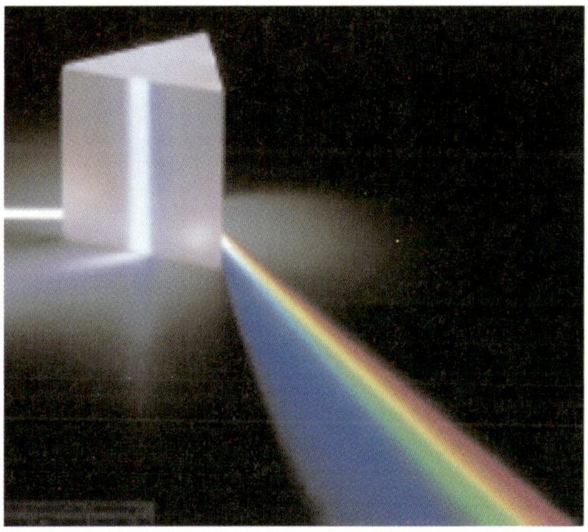

그림 6.2 프리즘을 이용한 빛의 굴절.

광학의 선구자가 된 뉴턴의 연구는 '큰 재앙'(동맥 전염병의 대유행)에 의해 가능하게 되었다고도 말할 수 있다. 1665년 만연한 전염병 위해 캠브리지 대학은 휴교가 되고 뉴턴은 2년간 어머니의 농장에 은둔하게 되었다. Newton의 연구 작업 특징은 항상 정상적인 인식과 감각을 넘는 새로운 분야에 과감하게 탐색한 것이다. 1665년부터 1967년 사이에 수학 계산법을 발전시켜 빛의 본질과 특성에 관한 연구의 대부분을 이루었다. 그 사이에 천체 역학의 기초가 되는 연구를 수행하고 갈릴레오의 지구과학과 독일 천문학자 Kepler(1571~1630)의 행성 이론을 통합하게 된다.

Newton뿐만 아니라 고금의 과학자 Edward Jenner(천연두 백신 개발자), William Harvey(혈액순환의 비밀, 그 과정을 실험적으로 밝혀냄), 갈릴레오가 경험한 것처럼, 런던의 로열 소사이어티(영국 학사원)에서 Newton이 처음 발표 과학적 주장에 대한 첫 반응은 신통치 않는 것이었다.

열정 없는 받아들이는 방법을 정립하기 위해 Newton은, 그 자신의 이론이 확고한 것으로까지 연구 발표를 자제하기로 했다. 예를 들어, 빛에 대한 연구를 기록한 「광학(*Optics*)」은 1666년에 거의 완성되어 있었지만, 1704년까지 출판이 지연되었다. 빛의 속성에 대한 이해를 완전히 바꾸게 된 문장이 40년 가까이 잠 들어 있던 것이다. 이 연구가 출판되었을 무렵에는 62세의 뉴턴은 이미 과학 연구를 거의 종신 캠브리지 선출 국회의원으로 정치에 종사하고 있었다.

뉴턴은 데카르트와 같이 빛을 입자 또는 미소체의 흐름으로 파악하고 아주 빠른 속도로 직진하여 그림자를 만들지 않는 것으로 생각했다. 2개의 프리즘을 동시에 사용하여 실험하고 색(色)에 따라 굴절률이 다른 것을 확인했다. 그러나 이 현상의 해석에 있어서는 데카르트는 '입자의 회전 결과'라고 했지만, 뉴턴은 "빛의 속도가 색에 따라 다르므로 굴절에 서열할 수 있다"고 주장하고 있다. 그 어느 쪽도 아닌 것을 알았던 것은 훗날의 일이다.

가장 뛰어난 해석은 진자 시계를 처음 만든 네덜란드의 물리학자 Huygens에 의한 것이다. 1678년 Huygens는 빛은 빛 에테르에서 진동하는 물결이 된다는 이론을 제시한다. 또한 색(色)은 각각 다른 진동수와 파동을 가지고 있다는 가설이다. 이 새로운 파동 이론은 1746년 스위스의 수학자 Euler에 의해 수학적으로 조명되었다.

이러한 연구의 진전이 가져온 중요한 성과 중 하나는 스펙트럼의 색(色)은 매질 속에 있는 것이 아니라 그 테두리, 즉 유리 프리즘이 주변 공기에 접하고 있는 곳에 생긴다는 것을 아는 것이다. 마찬가지로 태양에서 나오는 무지개의 색깔은 빗방울의 경계 테두리에 있는 것이다.

❸ 무지개 RAINBOW

무지개의 색깔은 항상 인간을 즐겁게 하는 것과 동시에 괴롭혀 왔다. 우주의 존재에서 도전하는 뜻이 반복되고 던져온 아름다운 하늘의 수수께끼였다. 비 내린 하늘에 크게 호를 그리는 무지개는 북유럽 신화에서는 타락한 영웅이 천계를 건너는 다리였다. 또한 고대 그리스인에게는 신들의 사자로 표현했다.

무지개의 수수께끼라는 도전에 응한 사람 중에서도 두드러진 일을 한 것은 13세기 도미니코 석사, 테오도리쿠스이다. 테오도리쿠스 대왕은 1250년 프라이 부르크에서 태어나 파리에서 학업을 했다. 후의 뉴턴과 마찬가지로 테오도리쿠스도 연구를 공표하지 않는다. 테오도리쿠스 대왕의 수도회는 승려가 개인적으로 위안 하는 일을 좋게 생각하지 않았기 때문이다.

테오도리쿠스 대왕(Theodoric the Great)은 독립심이 풍부했지만, 그것이 심해져 자신의 의견도 타인의 주장도 상당히 비판적으로 보는 부분이 있었다. 1311년에 완성된 저서『무지개에 대해(*De Iride*)』가 주목할 것으로 된 이유는 아마 여기에 있다. 자신의 생각이든 다른 정보원에 의한 것이든, 모든 점에 대해 검증을 위한 실험을 뒷받침하도록 했기 때문이다. 테오도리쿠스 대왕이 임한 큰 문제는 다음 두 가지이다.

첫째, 무지개의 색깔은 어떻게 생긴 것인가?.

둘째, 무지개 모양과 색(色)의 순서는 왜 항상 같은 것인가?.

그 당시의 대부분의 해석(解釋)은 햇빛과 빗방울의 상호 작용에 의해 생긴 무지개의 색깔이 실제로 그 장소에 존재하고 있다고 보고 있었다. 테오도리쿠스 대왕의 해석은 더 복잡했지만 여전히 잘못 이해하고 있었다. 빛을 '연속한 파장의 스펙트럼'이라고는 생각하지 않고, 4개의 개별 색채가 방출되어 있다고 생각했다. 그 색은 '빨강, 노랑, 초록, 파랑'이다. 그리고 가장 선명한 빨강은 표면 근처에 나타나 파란색과 녹색은 빗방울의 안쪽에서 나오고 있다고 이해하고 있었다. 하여튼 색깔이 각각 다른 굴절률로 나타난다는 생각에 도달한 것은 확실하다.

데카르트도 무지개의 수수께끼에 도전해, 1637년에 나타낸 해석은 알 리가 없는 테오도리쿠스(Theodoric) 대왕의 생각에 신기할 만큼 비슷했다. 하지만 데카르트는 중요한 발견을 한다. 무지개 호의 최대 앙각은 42도라는 사실이다. 내리는 비가 동시에 빛나는 밝은 햇살에 빛나고 있는 것을 상상하자! 빗방울 하나하나(지름 4mm를 초과하지 않음)는 관찰자에서 딱 42도 각도로 된 곳에서 태양의 백색광이 빗방울 안에서 굴절되고 색채가 된다. 우선 빨강, 그리고 보라색까지의 모든 색(色)이 나타난다. 빗방울이 백색광을 다양한 색(色)으로 분해하고 그 결과 은은한 무지개 빛이 눈에 들어온다.

4 빛의 파동

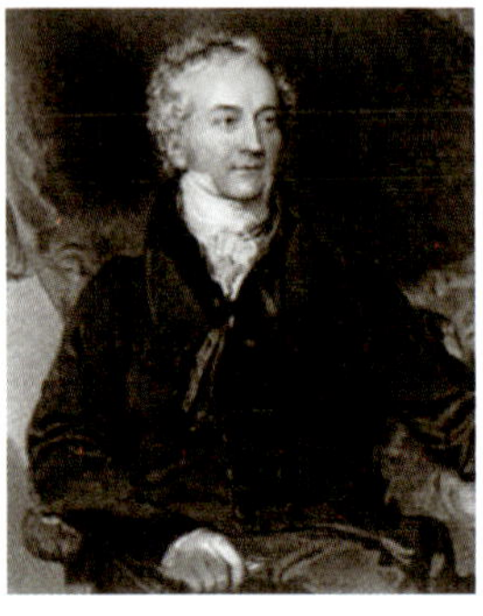

토마스영
(1773~1829)
(Smithsonian Institution)

영국 물리학자 Thomas Young(1773~1829)은 1803년, 물리학 역사상 가장 유명한 실험을 통해 빛이 파동임을 드디어 증명한다. 이를 통해 빛의 성질에 대한 과학적 견해가 전환되었다.

Young의 간섭 실험은 간단한 것이었다. 수직으로 늘어선 유사한 2개의 슬릿을 통해 광선을 종이에 투사해 명암이 엇걸리게 된 줄무늬를 출현시킨 것이다. Young은 이 줄무늬는 파동의 간섭에 따른 것이라고 밖에 생각할 수 없다고 이해했다. 파동의 피크가 겹치는 곳에서는 서로를 강화하고 더 밝이고 겹치지 않는 부분은 없애지고 띠 모양에 어두운 부분을 만든다. Young은 파동도 입자도 결론이 나오지 않았던 빛의 이중성이라는 큰 문제는 해답을 찾았다고 확신했다.

실험의 과제는 어떤 틈새를 통과한 빛이 어떻게 되느냐고 하는 것이었다. 창문처럼 네모나게 구분된 너비가 있는 공간을 통과하면 정면의 벽면에는 선명하게 창문의 모양이 보인다. 그러나 매우 좁은 슬릿을 통과하는 경우 슬릿 모양은 보이지 않고 빛은 부채꼴로 펼쳐진다. 빛의 회절에 의한 현상이다.

Young의 이중 슬릿에 의한 실험은 예상치 못한 결과가 되었다. 수직한 2개의 슬릿에서 투과된 빛은 회절 광을 강화해야 했지만, 그렇게 되지 않고 떨어진 벽면에는 중앙이 가장 밝은 일련의 줄무늬가 나타난 것이다. 회절 빛이 비친 것은 두개의 슬릿의 한쪽을 가린 경우뿐이었다.

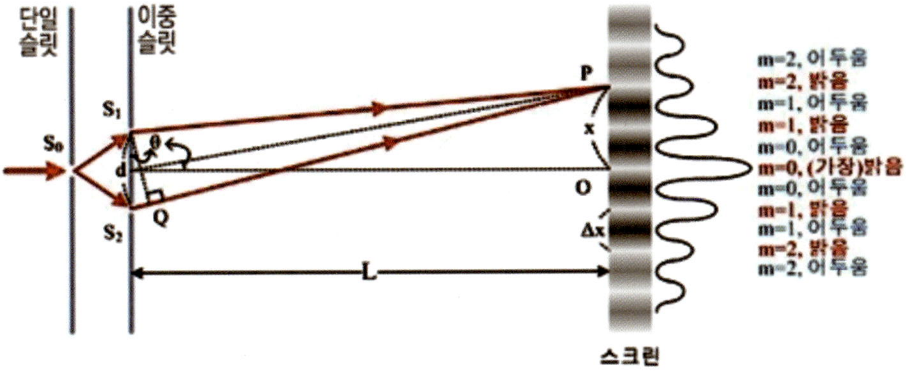

경로차로 설명하는 Young의 이중슬릿 실험결과

그림 6.3 Young의 빛의 간섭 실험은 다음과 같다. 스크린 A의 작은 구멍 S0에서 회절된 빛이 스크린 B에 있는 작은 구멍 S1과 S2를 지나게 된다. 두 개의 작은 구멍을 지난 빛이 스크린 B와 C사이에서 중첩되어 스크린 C에 간섭 무늬를 만든다. 두 슬릿으로부터 도착한 파가 위상이 같을 때 밝은 무늬가 생기고 위상이 같지 않은 파가 겹칠 때 어두운 무늬가 생긴다.
https://javalab.org/youngs_double_slit/
(출처: 자바실험실, https://javalab.org/)
(출처: 자바실험실 - 전기회로 시뮬레이터, https://javalab.org/electric_circuits/)

빛이 파동은 어디에서 생겨 무엇으로 만든 것인가?

1864년 스코틀랜드의 물리학자 James Clerk Maxwell(1831~1879)은 마이클 파라데이들의 연구를 기초로 하여 전기와 자기를 지배하는 통일적인 법칙을 나타내는 최초의 통일장 이론을 고안했다. 맥스웰은 빛이 많은 전자파의 하나이며, 매우 광범위하게 에너지 스펙트럼의 일부임을 이해한 것이다. 전자파는 서로 직각으로 진동하는 전기 성분과 자기 성분이 포함되어 있었다.

※Maxwell: [電] 자기력선속(磁氣力線束)의 단위

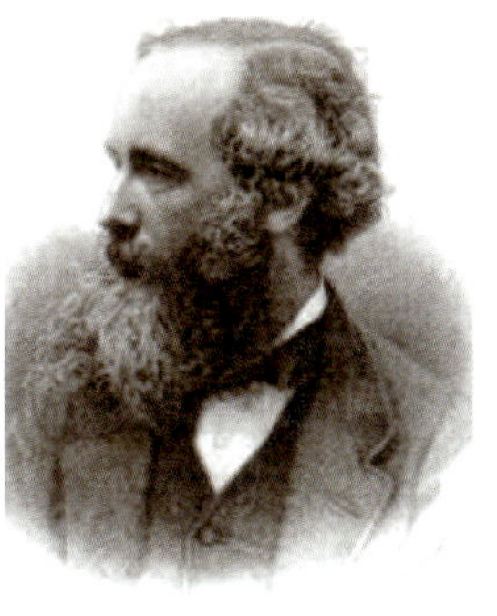

클라크 맥스웰
(James Clerk Maxwell)
(1831~1879)
(E.H.)

5 입자, 파동, 아니면 둘 다?

20세기 초반에는 전자 스펙트럼의 에너지에 대한 중요한 발견이 잇따라 보도했다. X선에 알파, 베타, 감마선, 그리고 전파 등 각 스펙트럼의 연구가 진행한다. 원자는 더 이상 나눌 수 없는 것으로 간주되지 않다. 전자 및 기타 미발견 입자로 구성되어 있다고 알고 있었기 때문

이다. 빛을 입자라고 하는 설이 다시 돌아온 무대가 되어 있었다.

1900년 물리학자 막스 플랑크(Planck)의 방사선에 대한 가장 유용한 법칙의 하나를 발견했다. 이 법칙에 따르면, 방사 에너지와 진동수의 관계를 나타내는 상수는 약 0.0000000000000000000000000006626(h=6.6260715 x 10^{-34}J · s)이다.

이 때까지 광전 효과는 과학적으로 설명할 수 없었다.

광전 효과는 금속에 보라색의 단색광을 맞춘 때 표면에서 일제히 전자가 방출되는 현상이다. 방출되는 전자의 수는 빛의 진동수에 따라(진동수가 낮으면 방출량은 줄어든다.) 의외로 빛의 강도에 상관 없다.

플랑크 정수는 과학자에 방사 에너지 또는 양자를 측정하는 척도를 제공했다. 예를 들어 붉은 빛의 양자는 보라색 광양자의 절반 밖에 에너지가 없는 것이다.

Einstein(1879~1955)의 업적은 빛의 성질의 연구와 밀접하게 관련이 있었다. 아인슈타인은 빛이 입자처럼 행동하는 것을 증명하기 위하여 광전 효과를 이용했다. 빛은 불연속 개별 입자 또는 에너지의 입자로 되어 있다는 가설을 세우고 그 입자를 광자라고 했다. 이 광자가 전자에 해당하면 마치 당구 공끼리 부딪친 것 같은 결과가 되는 것이다. 전자가 양극에서 멀리 떨어진 속도는 오는 광자의 에너지량에 비례하여 에너지량은 광자의 진동수에 따라 달라진다.

광전 효과는 현재는 TV를 비롯해 다양하게 이용되고 있다.

TV 화면에 비치는 이미지는 오는 전자가 특정 위치에 닿도록 전자기장에 의해 미세 조정함으로써 얻을 수 있다.

빛은 광자로 이루어진다는 아인슈타인의 새로운 논제는 영의 파동설과 대립하는 것 이었다. 대립은 현재까지 계속되고 있다.

빛은 파동과 입자의 어느 쪽인가?

또는 둘 다인 것인가?

전기와 자기, 그리고 중력의 작용이 완전히 해명될 때까지 이 물음에 더할 나위 없는 답변을 얻을 수 없을 것이다.

입자로 구성된 파동이 있다고 예측할 수 있다. 대전된 입자가 충만해 있는 자리에서 전기장의 강도를 결정하는 것은 입자의 밀도이다. 그렇다면 빛의 성질에 대한 견해는 어느 쪽이 옳다고 말할 수 없지 않을까?

과학자들이 알아낸 해석은 터무니없는 것도 있다. 예를 들면 아인슈타인은 광자가 '유령 파동'에 이끌려 있다고 추측했다. 초보자도 아닌 아인슈타인이 말이다!

1924년 양자 이론과 '새로운 물리학'이 등장하자, 덴마크의 물리학자 Niels Bohr와 동료 크레이머스, 존스 레이더는 문제의 파동은 '확률 파동(probability wave)'이라는 주장을 했다. 확률 파동은 수학적 개념에 따라서 있는 물리적 사건이 일어날 확률을 예측할 수 있다는 것이다.

물리학자가 부딪힌 것은 과거 아리스토텔레스가 지적한 '잠재력', 즉 뭔가로 향하는 경향의 개념이었다. 20세기 독일의 과학자 베르너 하이젠베르크는 이 중간에 기묘한 물리적 현실이라고 말했다. 게리 즈카후가 『춤추는 물리학자들』(1979)에서 언급한 결론은 이렇다.

> "물리학자들은 다루고 있는 에너지가 어떻게 든 정보의 영향을 받아(따라서 유기적이 되고) 불가해한 패턴(파동)에서 자신을 나타내고 있는 것으로 나타났다. 즉, '울리(물리의 중국어 읽기)'라는 유기적인 에너지 패턴을 취급하고 있는 것으로 나타났다."

지금까지 광자는 질량이 없는 순수한 에너지로 이루어진 것으로 추측되어 왔다. 그러나 빛을 물질이 장미에 포함된 에너지라고 생각하자. 에너지가 응집하면 운동 속도는 느려지고 점차 농축되어 우리의 몸과 같은 것이 되어 간다.

이 모델을 추구하면, 우리는 모두 에너지의 응집한 것이다. 이것이 무슨 일인가 상상해보라. 팔을 움직일 때 이동하는 것은 팔이라는 물질 속에 있는 에너지이다. 과학의 말을 빌리면, 아인슈타인의 유명한 방정식 $E = mc^2$을 줄 바꾸는 $m = E/c^2$이다. "질량 m(물질)은 E(에너지)를 C^2(빛의 속도의 자승)으로 나눈 것과 같다"라는 것이다. 모든 물질은 에너지가 응축한 것에 불과한다. '물리(物理)'이란 본래 그런 의미였다. 유기적 에너지 패턴이다. '물건'은 물질(物質) 또는 에너지를 의미하고, '리(理)'는 우주의 질서 또는 법을 바른다고 생각해도 좋을 것이다.

새로운 물리학의 세계에서는 물질과 에너지는 바꾸려 들 수 있다. 물질이 입자를 방출하면서 빛의 속도로 진행되는 경우 에너지 방사라고 한다. 반대로 에너지가 응집하고 불활발되고, 입자의 덩어리를 확인할 수 있게 되었을 때는 물질이라는 것이다.

클라크 맥스웰처럼 저자도 우주는 어떤 방법으로 연결되어 있다고 생각하는 것이 좋아한다. 아마 다양한 밀도로 자리를 메우는 전자가 연결되고 있는 것은 아닐까요?

전자(電子)가 모두 같은[(금, 金) 원자를 구성하는 전자도 납 전자도 차이가 없다] 것인 만큼 우주는 법이나 질서가 작동하고 있는 것이다. 전자의 위치 변화는 어떤 것이라도 전체 우주에 속속 전해지고 있다.

유기적 생명에 전자가 이처럼 유용한 이유는 무엇인가?

전자(電子)는 원자(原子)를 구성하는 입자 중 먼저 확인되었다. 가장 가볍고 안정 호환성이 있고 반드시 마이너스의 전하를 띠고 있기 때문에 전달 물질로서 유능한 것이다. 더 중요한 것은 붕괴하여 다른 입자가 될 수 없는 점, 이 때문에 분자가 결합하면 항상 전자가 사용되는 것이다.

6 태양이 만드는 방사 칵테일

"어떤 빛이든 시작은 원자에 있다."는 저명한 물리학자이자 저술가인 앙드레(André)의 말이다.

확실히 우리의 주위에 비치는 빛의 대부분은 태양 속의 원자에서 온다. 이 항성은 커다란 백반응화로이고, 큰 화로 안에는 원자나 그것을 구성하는 전자, 양성자, 중성자 등이 충만해 있다.

태양 속에서는 순간마다 수백만의 수소 원자가 헬륨 원자에 변환되어 그 과정에서 놀라울 정도로 엄청난 양의 에너지가 발생하고 있다. 다양한 전자기 방사의 뒤섞인 칵테일이 모든 방향으로 퍼져가는 것이다.

이 칵테일은 X선에서 전파까지 스펙트럼 전체의 전자파가 포함되어 있다. 그 대부분은 지상에 도달하기 전에 지구의 대기권에서 흡수된다. 우리가 받는 것은 열로 느껴지는 적외선, 가시광선, 거기에 자외선이다.

이러한 전자기(電磁氣, electromagnetic) 에너지는 시공의 구석구석까지 방사상으로 퍼져가기 때문에 너무 빨리 전파하는 파동의 일종이라고 생각해도 좋을 것이다. 어떤 에너지의 강도와 성격은 그 파장과 파도의 진동수에 따라 다르다. 예를 들어, 적외선(赤外線, infrared) 영역의 파장(1,100~700nm, 1nm는 10억 분의 1m)은 가시광선(可視光線, visible light)보다 길고, 파동수는 감소(減少)한다. 자외선(紫外線, ultraviolet)의 파장은 가시광선보다 짧은 400~290nm에서 파동수는 더 증가(增加)한다.

지구에 도달한 태양 방사선은 이 3가지가 고르게 포함되어 있는 것은 아니다. 예를 들어, 가시광선의 집속양은 자외선 집속량보다 훨씬 많다. 또한 가시광선 중에서는 빨간색과 노란색보다 파란색과 녹색의 파장을 갖는 빛이 더 많다.

7 전자와 빛 ELECTRON AND LIGHT

빛을 비롯한 온갖 전자파가 초고속으로 진행된 이유의 단서는 전자에 있다.

사실상 빛보다 빠른 것은 없다. 공기 중에서는 1초에 3×10^8m, 즉 대충 300,000km 이동한다. 수중에서는 더 느려질 것을 알고 있지만 과학자들은 주로 자유공간(중력, 전자파가 없는 절대 영도의 공간)에서의 빛의 속도를 측정하는 데 관심을 돌리고 왔다.

그러나 우리 다세포 생물에게 중요한 것은 체액 중의 전자의 이동이다. 체액은 염분을 포함하고 있기 때문에 그 안에 있는 양전하(+)인 나트륨 이온과 음전하(−)의 염소 이온이 전자의 전도를 도와준다. 식염수는 증류수보다 훨씬 잘 직류 전기를 통하는 것이다. 전자가 이동하기 때문에 체내의 수조 개의 세포가 협조하여 일하기 위한 지침을 번개 같은 속도로 받을 수 있다.

인간의 심장도 그 한 예이다. 심근을 조절하는 신경 전도가 아니라 전기장이다. 또 하나의 예는 뇌이다. 뇌의 리듬은 발견된 이후에도 왜 일어나는지 알 수 없었다. 이 리듬이 체내 어디에서나 수신되고 신호가 줄지 않는 것은 전자의 덕분이다.

빛의 속도가 측정 가능하고, 게다가 상당한 속도인 것은 1676년 덴마크의 천문학자 '올레 크레스트슨 뢰머(Ole Christensen RØmer)'의해 발견되었다. 관측에 의해 뢰머는 목성의 달(이오)이 행성 뒤에 들어가 보이지 않는 시간과 일정한 속도로 전진하는 경우에 걸리는 시간과 동일하지 않다는 것을 깨달았다. 목성과 지구 사이의 거리 추정이 부정확했기 때문에 뢰머는 빛의 속도를 초당 226,000km로 계산했지만, 그래도 처음의 추정으로는 나쁘지 않은 숫자였다.

정확한 빛의 속도를 추구하는 과학자들의 급격한 진보가 시작된 것은 그로부터 얼마 안 되었다. 제임스 클라크 맥스웰은 빛 전자기 이론의 설명에서 광속을 측정하기 위한 다양한 시도를 되돌아보고 있다. 첫 번째 시도는 프랑스의 물리학자, 아르망 이폴리트 피조(1819~1896, 톱니바퀴를 이용해 빛의 속력을 구한 피조)가 1849년에 실시한 것이었다. 피조는 빛의 속도를 측정하는 정교한 장치를 실험실 내에 만들어, 뢰머(RØmer)의 천체 관측에 기인한 연구와 일치하는 결과를 얻었다.

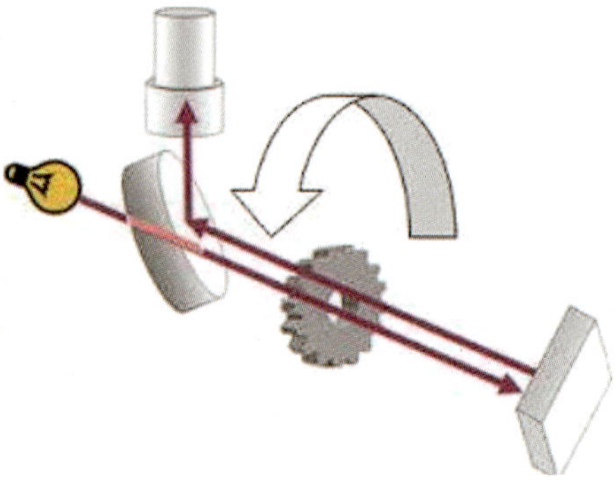

그림 6.4 피조의 톱니바퀴 실험을 재구성한 광속 측정 장치.

1856년에서 1890년 사이에 적어도 15의 연구에서 거의 같은 대답이 보고 되었다. 맥스웰은 더 나아가 빛은 일종의 전자기적인 어지러움(모든 것이 뒤섞이거나 뒤얽혀 갈피를 잡을 수 없음)이고 다른 전자작용을 전하는 것과 같은 매질을 통해 전파한다고 주장했다. 또한 자기장이 빛에 영향을 미치는 현상을 연구하고 빛이 전자가 포함되어 있는 것을 제시했다. 해(害)도 전자 자체가 발견되기 전의 것으로, 그 물질은 아직 명명되지 않았다.

그러나 맥스웰은 전자의 존재에 의문을 남기고 있었다.

다음과 같이 쓰고 있다.

"우리는 신체를 구성하는 분자의 전체 구조를 아직 거의 모른다. 따라서 관찰된 사실이 나타내는 조건을 만족하는 분자에 기인하는 것임에 틀림 없는 특성에 대해, 보다 확실한 것을 알기 전까지는 빛에 자기의 작용 등의 개별 현상을 설명하는 만족한 이론을 건설하는 것은 불가능하다고 생각된다."

또한, 이렇게 계속하고 있다.

"다음의 견해는 충분한 근거가 있다고 생각한다. 자기장에서는 어떤 회전 현상이 일어나고 있다. 이 회전은 대량의 물질의 미세한 부분이 실시하는 것이고 개별 축을 중심으로 자전해 축은 자기장의 작동 방향과 평행하고 있다. 또한 자전하는 개별 소용돌이는 어떤 방식으로 서로 연결되고 따라서 서로 의존하고 있다."

1892년에 쓰여진 이 글의 뒷부분에서 맥스웰이 묘사한 것은 전자와 다름없고 빛이 전자의 서로 연결되는 성질에 의존하고 있는 것을 이미 이해하고 있었다는 것을 알 수 있다. 전자(electron)는 이 5년 후에 영국 물리학자, 조지프 존 톰슨(Joseph John Thomson)에 의해 발견되었다.

8 몸에 들어가는 빛

시인 윌리엄 블레이크(William Blake)는 "우주는 상처받은 산토끼의 슬픔을 느낄 수 있다."라고 했다. 그만큼의 감각 능력이 있으면 생물을 비추는 한줄기 광선도 막대한 에너지의 유입으로 느껴지는 것이다. 광선은 수조도 전자의 운동이기 때문이다. 하지만 이 생각을 받아들이면, 빛은 인간의 몸의 안쪽까지 닿지 않는다는 견해를 버려야 한다.

피부의 표면을 비추는 빛이 몸 깊숙이 영향을 준다는 증거가 있는 것인가?

그것이 사실인 것은 몇 가지 관찰에서 볼 수 있다. 빛은 뇌의 중앙에서 2개의 시신경이 교차하는 곳에 있는 시교차 상핵에 확실히 영향을 주고 있다고 생각한다. 무엇보다, 이것은 시신경의 흥분이 전해져 변화가 일어나는 것이지 빛이 직접 들어오는 것은 아니다.

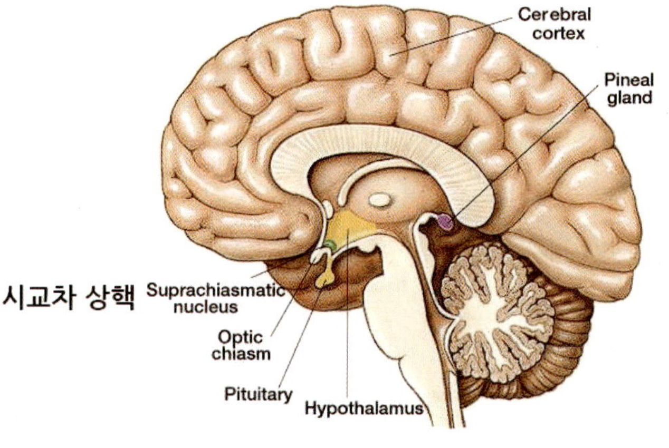

그림 6.5 시교차 상핵(suprachiasmatic nucleus: SCN).
우리 뇌 속에 인체 시계가 있다. 이 시교차 상핵(SCN)이라는 것이 밤이 되면 우리 몸에 멜라토닌을 분비하게 한다. 멜라토닌은 생체리듬을 조절해 우리 몸이 밤에 잠들게 해 준다. 시교차 상핵은 눈에 들어오는 빛을 통해서 밤과 낮을 구분하고 인체의 시간을 맞춘다.

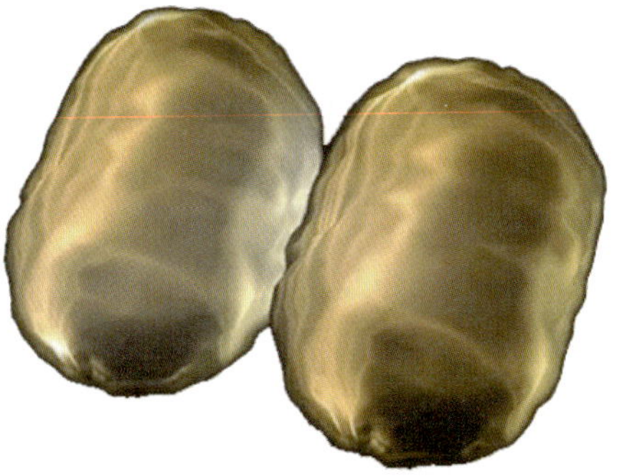

그림 6.6 시교차 상핵 혹은 SCN이라고 불리는 두 개의 이 세포핵은 일반적인 리듬으로 맥박을 뛰고 있다. '틱, 틱, 틱' 이렇게... 이걸 몸 밖으로 꺼내어 왔다갔다하거나 째깍거린다고 한다. https://m.blog.naver.com/PostView.naver?isHttpsRedirect=true&blogId=gnnleesh2&logNo=22110027735

최근 들어 더 중요한 것이 발견되었다.

눈에서 들어온 빛 가운데 약 20 %는 그대로 망막을 통과하여 뇌의 중요한 부분, 특히 시상하부, 뇌하수체, 그리고 당연히 뇌의 송과선에 도달하는 것이다. 즉, 빛(아마 다른 전자장도 그렇다)은 우리의 생명 활동의 대부분을 좌우하고 있을 것이다. 호르몬 생성, 스트레스 반응, 자율신경계, 거기에 감정을 관장하는 대뇌 변연계 등의 활동이다. 이외에도 체내에 들어간 빛은 신진 대사와 생식 기능에까지 영향을 줄 수 있다.

9 눈의 진화

눈은 아마 아메바를 전신으로 해서 발달해 왔다고 생각된다. 아메바의 표면에 작은 홈이 있었다고 하면, 빛이 있었을 때, 홈의 반대편에 그림자가 생긴 것이다. 빛이 움직이면 그림자도 움직이다. 그러면 빛을 느낄 화학 물질(명암의 차이를 느낄 분자)의 반응에 의해 아메바는 포식하는 동물 또는 먹이가 옆에 온 것을 알 수 있었을지도 모른다. 우리의 '현대 시설을 갖춘' 눈은 이런 작은 반응을 출발점으로 발달해 온 것이 아닐까 생각된다. 현대의 눈에는 흑백과 컬러의 동상을 구분할 간상세포(흑백 명암구분)와 원추세포(색 구분)도 완비하고 있다. 그런데 지금도 한 눈에 들어갔을 빛의 정보는 뇌의 반대편 반구에 있는 신경 세포에서 해독된다. 아메바 시대의 흔적이다.

빛을 피부로 직접 느낄 생물도 있다. 예를 들어 연충은 전방에 있는 표피의 기지에서 빛 수용체(빛을 감지하는 세포)를 가지고 그 부분은 틀림없이 렌즈와 같은 구조로 되어 있다. 이 수용체는 약한 빛은 광양성이 되어 전도율을 늘리고 강한 빛에는 광임성이 되어 전도율을 억제한다. 또한 대충이지만 일부 진동수를 구별하는 것 같다.

생물이 다른 물체의 움직임과 색깔과 모양을 감지하는 수단으로 왜 특정 스펙트럼의 전자파를 선택했는가?라는 의문은 여전히 남아 있다.

이유 중 하나는 아마도 진동수가 높을 수록 해상력이 좋아지기 때문이다.

1930년대에 로이루 라이프는 가시광선이 아닌 보다 진동 수가 높은 자외선을 이용한 현미경을 고안했다. 이 현미경은 보통 것보다 훨씬 선명한 상을 얻을 수 있고 확대 상도 매우 알기 쉽게 된 것이다.

그러나 자외선 스펙트럼이라도 진동수가 높은 것은 건강에 유해한 것으로 시각적 대상으로는 거기까지가 한계이다. 라이프는 또한 미생물이 각각 특정 진동수에 특히 민감하게 반응하는 것을 알고, 이 진동수를 이용하면 병원균을 파괴할 수 있는 것을 발견했다.

진화가 이러한 길을 걸었던 또 하나의 이유는 공명이 관계하고 있을지도 모른다. 가시광선 파장의 평균치는 500나노미터, 거의 0.5미크론이다. 그리고 대부분의 세포는 세포막 밖으로 이와 같은 길이의 기질이 있는 것이다. 따라서 세포막에 있는 당 단백질의 일부가 가시 광선 대역의 전자기 에너지에 공명을 일으켰다는 추측도 가능할 것이다.

낮의 자연광은 모든 진동수의 가시광선뿐만 아니라 자외선 등도 포함하고 있다. 자외선을 혈액에 조사하여 혈류를 가져 올 때나 광섬유를 통해 종양에 댈 때의 극적인 효과에 대해서는 나중에 채택하기로 하자. 하지만 인공 조명은 자연광 정도의 성분이 없고, 후반부에 설명한 듯 자연광의 성분이야말로 건강에 필수적이다. 표준적인 형광등 조명 실험에서는 혈중 코르티솔과 부신피질자극호르몬(ACTH)이 스트레스 기준치까지 증가하는 것을 알 수 있었다.

이 실험 결과로 볼 때 최근 증가하고 있는 활통과다 증상은 학교에서 사용되고 있는 형광등 탓이 아닐까라고 생각하는 전문가도 있다. 1982년 런던 열대 의학 위생 연구소가 실시한 조사에서는 형광등 조명 사무실에서 암 발생률이 높은 것으로 보고되고 있다.

10 빛을 포착하는 눈

그래도 자연은 왜 가시 광선의 진동 수만 전자기장과 방사 에너지를 감지하는 우리의 감각

기관 대상으로 한 것일까? 전자가 진공 상태에서 방전할 때 녹색 빛을 발한다. 즉 전자는 500nm 파장으로 진동하고 있는 것이다. 자연이 가시광선의 진동수를 선택하고 정보가 500nm 전후의 진동으로 전해지게 한 이유에 대한 또 하나의 단서가 여기에 있다. 자연은 전자가 전달에 도움이 되는 것을 이미 알고 있었다. 그런데 인간이 전자를 발견한 것은 1세기 전이고 그 중요성을 알게 된 것은 고작 80년 전 일이다. 이후 전자를 이용하여 이루어진 기술 발전을 뒤돌아 보면 깜짝 놀라지 않을 수가 없다.

우리의 눈에 그토록 놀라운 재주가 있는 것은 망막에 있는 간상체와 원추체 세포 덕분이다(원추체 세포에는 3가지가 각각 다른 스펙트럼에 반응한다). 간상체는 빛을 느낄 원판 막이 포함되어 있고 이 박막은 우리가 살아 있는 동안에는 15분마다 재생된다. 새로 만들어진 원판 막은 천천히 장대를 내려가 눈의 안쪽에 있는 망막 색소 상피 세포에 도달한다. 원추체에도 원판막이 있지만, 이것은 지속적으로 업데이트하고 있는 것은 아니다.

개별 광자는 원판 막에 포함된 로돕신으로 알려진 분자에 흡수되어 다음은 복잡한 증폭 작용이 일고 나트륨 이온이 정상적인 경로로 세포 내로 들어가는 것을 1초간 차단한다. 이에 따라 합쳐진 전하가 축적되어 신경 자극을 후두엽까지 보내는 것이 가능한다. 이처럼 시각적 구조는 전하의 작용을 바탕으로 하고 있다.

빛에 몸 전체의 반응은 더 미묘한 것 같다. 쥐를 다양한 색(色)(또는 파장, 왜냐하면 색과 파장은 상호 규정하고 있다) 광원에 노출한 실험에서 다른 색에 비해 HIOMT 효소의 작용을 방해함으로써 멜라토닌 생성을 억제하는 색이 있다는 것을 알았다. 예를 들어, 녹색은 다른 색보다 송과선에서 멜라토닌 합성을 억제하고 반면 빨강색은 어떤 영향도 미치지 않다. 우리 몸은 마치 붉은 빛에 영향을 받지 않는 현상 용 암실이다! 파랑색은 상당히 영향을 받고 노란색은 그만큼도 없다. 그런데 자외선은 그다지 강하지 않다고 해도, 분명히 멜라토닌 생성을 방해한다.

11 빛에 의한 정보 전달

빛에 의한 정보의 전달은 오랜 역사를 가지고 있다. 16세기 영국의 점성술 학자, 존 디는 '달빛 통신'이라는 방법을 발명했다. 40km 떨어진 지점 사이를 중계하는 시스템이고 사이에 거울을 갖춘 탑이 몇 가지 있다. 그 거울에 달빛이나 일광을 광선을 반사할 수 있도록 한 것이다. 이 시스템은 17세기 헝가리의 줄하고 프라하 사이에 설치되고 줄 요새가 헝거리 특별 부대에 의해 터키에서 탈환된 소식을 훌륭하게 중계하여 황제 루돌프 2세에 전했다.

현재 전 세계적으로 방송과 통신은 광속의 전파가 사용되고 있지만 이러한 전파의 양이 증가함에 따라 건강에 유해한 영향이 우려되는 데다 방송 전파의 주파수에 여유가 없어져 왔다. 이에 따라 비방송형 정보 전달 시스템으로 광통신의 이용이 증가하고 있다. 실제 광 파이버 케이블을 사용하면 전파나 전선에 비해 훨씬 많은 양의 정보를 전달할 수 있는 것이다.

요약하면, 빛은 광자가 모인 전자파이며, 그 파동 에너지 혹은 파동수는 색을 인식시킬 뿐만 아니라 체내에서 일어나는 많은 생명 활동에 근본적으로 영향을 미치는 것으로 생각된다. 또한 자연이 보기를 통해 인간의 기술을 선점하고 생물의 수조 개의 세포에 정보를 전달하기 위해 유기적인 빛을 사용하고 있을 가능성도 배제할 수 없다. 최신 분자 또는 양자 생물학에 의해 보여 온 빛의 특성과 치유에 빛을 응용하는 방법에 대해서는 나중에 탐구하겠다.

물체의 색은 표면이 반사되는 가시광선의 진동수에 의해 인식된다. 화가는 색깔을 선택할 때, 그때 원하는 색조의 녹색과 빨강과 파랑을 정확하게 찾을 수 있다. 눈이 많은 진동수를 식별하는 능력은 놀라운 것이 있고 19세기의 가장 뛰어난 물리학자 중 한 사람인 허먼 헬름홀츠는 이것에 주목했다. 헬름홀츠는 눈이 극히 미량의 빛 에너지–양자로 말한다면, 단 하나의 광자 빛에 이르기까지–감지하는 것을 발견했다.

CHAPTER 7

신체 이해

뇌 질환은 장에서 처음 형성된다.
-Rodger A. Liddle-

광요법의 전체론적 관점에서 신체의 해부학적 부분에 대한 지식으로 신체 장기(臟器)의 국부적 위치와 기능을 기술한다. 인간 유기체의 장기의 위치와 일부 주요 기능에 대한 설명이 무엇보다도 광요법을 이용하고자 하는 사람들에게 도움이 될 것이다.

1 신경계

신경계는 몸의 통신 시스템이며, 하나의 유기체로 통일하는 신경 조직 계통의 기관이다. 그것은 자발적이든 비자발적이든 신체의 모든 활동을 조정하고 신체의 다른 부분 간의 의사소통 및 정보 전달을 가능하게 한다. 신경계는 중추신경계(뇌와 척수)와 말초신경계(중추신경계를 신체의 나머지 부분에 연결하는 신경)로 구성된다.

중추 신경계는 주로 단단한 뼈로 둘러싸여 보호되며, 두개골 내부에 위치한 뇌와 척추관의 내재된 척수로 구성된다. 말초 신경계로 식별되는 두 번째 부분은 뇌와 척수에서 이어지는 신경이라고 하는 띠와 같은 구조로 구성된다. 이 신경은 좌우(左右)의 쌍으로 나온다. 각 쌍의 하나의 신경은 몸의 앞쪽으로 가고 다른 하나는 반대쪽인 등으로 연결된다.

건강을 유지하려면 모든 신체 시스템이 함께 작동해야 한다. 신체의 어느 시스템이 제대로 작동하지 않으면 다른 시스템도 영향을 받는다. 몸은 뼈와 근육이 함께 작용하여 형태를 지지하고 움직이게 하며, 몸의 호흡계는 공기로부터 산소를 흡수하고 이산화탄소를 제거한다. 몸의 소화 시스템은 먹는 음식에서 물과 영양분을 흡수하며, 혈관과 림프관을 이용하는 순환의 기능을 수행하는 순환계는 몸 전체의 세포에 산소, 물, 영양분을 운반한다. 세포의 노폐물은 호흡기계, 배설계 및 피부를 통해 제거된다. 그리고 몸의 신경계는 전기적 자극 신호로 이러한 모든 활동을 제어한다.

신체 시스템 중 어느 것도 단독으로 기능할 수 없다. 몸은 상호 의존적이며 하나의 단위로 함께 작동하여 신체 내의 정상적인 상태가 유지될 수 있도록 한다. 신체의 60조 개의 세포에 대한 제어는 주로 신경계와 내분비계라는 두 가지 통신 시스템에 의해 수행된다. 두 시스템이 몸에 정보를 전송한다.

2개의 통신시스템은 신체의 한 부분에서 다른 부분으로 전송하지만, 서로 다른 방식으로 작용한다. 신경계는 신체의 한 부위에서 다른 부위로 전달되는 신경 자극(전기 자극과 화학적 자극)을 통해 정보를 매우 빠르게 전달한다.

내분비계는 분비선에서 혈액으로 분비되고 분비선에서 신체의 다른 부위로 순환되는 화학물질에 의해 정보를 더 느리게 전달한다. 더 광범위하고 느리며 오래 지속되는 효과를 가지고 있다. 내분비계는 또한 성장, 신진대사, 생식과 같은 활동에 보다 일반적인 영향을 미친다. 그러나 이러한 차이에도 불구하고 두 시스템은 밀접하게 상호 연관되어 있다. 신경계는 장기의 제어 기관 역할을 한다. 신체 내부와 외부의 조건은 끊임없이 변화하고 있다. 신경계의 목적은 이러한 내부 및 외부 변화(자극)에 반응하여 신체가 새로운 조건에 적응하도록 하는 것이다. 사람의 내부 조화와 사람과 환경 사이의 균형이 유지되는 것은 신경계에 의해 다양한 기관으로 전달되는 신경 자극을 통해서이다.

1) 신경자극

자극받지 않은(휴면) 뉴런의 세포막은 전하를 운반한다. 양이온과 음이온이 막의 양쪽에 집중되어 있기 때문에 정지 상태의 막 내부는 외부에 비해 음전위를 띤다. 신경 자극은 신경 세포막의 전하가 국부적으로 반전되어 전류처럼 막을 따라 전송되게 된다. 이러한 막의 갑작스러운 전기적 변화를 활동 전위라고 한다. 그렇다면 자극은 활동 전위를 시작할 수 있는 모든 힘이다. 이러한 전기적 변화는 세포막을 가로지르는 나트륨 및 칼륨 이온의 급격한 이동으로 인해 발생한다. 역전은 매우 빠르게(1000분의 1초 미만) 발생하고 이어서 막이 다시 자극될 수 있도록 자극 전의 원래 상태로 빠르게 복귀한다.

각 뉴런은 별도의 단위이며 뉴런 사이에는 해부학적 연결이 없다. 그렇다면 뉴런의 신호 전달은 어떻게 가능할까? 즉, 한 뉴런의 축색돌기는 어떻게 다른 뉴런의 막과 기능적으로 접촉할까? 시냅스(synapse)에 의해 수행된다. 시냅스는 신경 자극 전달을 위한 접합점이다.

2) 뇌

신체가 기계에 비유될 수 있다면 뇌는 그 기계 안에 있는 컴퓨터이다. 성인 뇌의 무게는 약 3파운드이며 시냅스라고 하는 수조 개의 접합부에서 서로 통신하는 천억 개 이상의 신경으로 구성된다. 두뇌는 육체와 영혼을 위한 하드웨어 인터페이스이다. 생명(生命)은 호흡과 심장의 에너지로 유지되고, 뇌를 통해 우리의 몸은 생활하고 움직일 수 있다. 배고픔, 온도 조절, 심장 박동, 소화, 호흡, 시각, 운동 능력 등 신체의 모든 기능을 조절하고 기억, 사고, 촉각 및 신체를 유지하는 데 필요한 기타 모든 프로세스를 제어한다. 살아 생동(生動)하고 작동한다.

뼈로 된 두개골에 포함된 뇌는 무게가 약 1,200g이고 란형(卵形)이며 좌우 2개의 반구로 구성되어 있다. 각 반구의 표면은 장기에 특징적인 외관을 제공하는 수많은 주름으로 표시된다. 주름은 대뇌 회선이고 깊어지는 부분은 홈 또는 균열이다.

뇌의 각 반구는 전두엽, 두정엽, 측두엽 및 후두엽의 4개 엽으로 분획된다. 새와 같이 덜 진화된 동물의 경우 대뇌 회선이 없고 뇌 표면이 매끄럽다. 대뇌회선들은 동물 진화의 과정을 표시한다. 구획에서 보면 뇌는 내부적으로 회백질(대뇌 피질)을 드러내며 뉴런의 세포체가 많이 집중되어 있음을 나타난다. 회백질을 포함하여 뉴런의 확장에 의해 생성된 백질을 찾는다. 회백질은 지적 및 감각 활동의 자리이다. 시각과 관련된 영역, 청각, 후각, 일반적인 민감도, 운동성 등과 관련된 영역이 있다. 특정 영역의 파괴는 개인의 일부 능력 상실로 이어진다. 두뇌는 영(靈)이 이 물질계에서 활동하기 위해 사용하는 도구이다.

3) 소뇌

소뇌의 기능은 몸과 움직임의 균형과 관련이 있다. 2개의 소뇌 반구와 얇은 중간 부분이 있다. 섹션에서 우리는 나뭇가지와 비슷한 디자인을 볼 수 있는데, 고대인들이 이곳이 생명의 자리라고 생각했기 때문에 우리는 그것을 '생명의 나무'라고 부른다. 소뇌 종양이 있는 환자는 균형을 잃고 걸을 때 술에 취한 사람처럼 넘어지거나 휘청거리는 경우가 많다. 정상적으로 근육을 협응하는 것이 불가능할 수도 있다. 서투르고 못을 박거나 직선을 긋지도 못한다는 불평이 빈번하게 발생한다. 소뇌 기능이 상실되면 정확한 움직임을 만드는 능력이 상실된다. 소뇌의 일반적인 기능은 원활하게 조화된 움직임을 생성하고 평형을 유지하며 정상적인 자세를 유지하는 것이다.

다양한 내장, 내분비 및 움직임 활동, 대부분의 특수 감각(시각, 후각, 미각, 청각 및 촉각)과 기능적으로 연관되어 있다. 따라서 호흡, 심장 박동, 삼키기, 눈물 분비, 흡인, 씹기, 혈관 운동 활동(신체 주변으로의 혈액 유입이 많거나 적음에 따라 동맥 및 모세혈관 구경의 증가 또는 감소) 등을 제어할 수 있다.

4) 척수

척수는 신체의 모든 장기, 땀샘, 근육 및 조직과 통신할 수 있게 하는 뇌의 정보 초고속 통로이다. 통신은 척수를 통해 뇌와 신체의 모든 부분으로 끊임없이 이동한다. 두개골 기저부에서 허리까지 이어지는 척수는 척추뼈에 의해 보호된다. 31쌍의 척수 신경이 척수에서 뻗어 나와 뇌와 신체의 모든 조직을 연결한다. 척추의 척수관에 포함된 원통형 막대는 말초에서 신경 중추로 가는 인상과 대뇌 중추를 떠나는 운동 명령의 가장 단순한 반사 작용 및 통과 기관의 자리이며 근육으로 연결된다.

길이가 거의 0.5m인 척수는 연수에 이어진 중추 신경의 일부분으로 척추에 의해 감싸져 있으며 말초신경을 통해서 들어오는 신체 내외의 변화에 대한 정보를 받아들어 상위 중추인 뇌로 보내고, 뇌에서는 정보를 분석하고 통합한 후 다시 말초신경을 통해 각 부분에 전달하는데 작용하는 흥분 전달 통로이면서 반사의 중추로 작용하는 기관이다. 척수는 뼈와 직접 접촉하지 않지만 혈액 혈관 생성을 담당하는 '뇌척수막'이라고 하는 막으로 둘러싸여 있다. 척수(脊髓)는 단단한 척추골 뼈의 관내에 위치하며 경막, 지주막, 연질막 이 세층의 뇌막이 척수를 보호하고 있고, 특히 뇌척수액이 들어 있는 연질막과 지주막 사이의 지주막하강에 의해서 척수는 외부 충격으로부터 한 번 더 보호받는다. 지주막과 연질막 사이에는 투명한 액체인 뇌척수액이 순환하며 수막염(수막의 염증)에서 뇌척수액의 투명하고 맑은 액이 흐려지고 혼탁해진다.

척수는 중추신경계의 일부분으로 뇌와 신체 사이에 운동신경과 감각신경의 정보가 오고가는 고속도로와 같은 곳이다. 척수에 염증이 생기거나 또는 외상으로 손상되는 경우, 손상부위 이하의 신경 기능에 문제가 생긴다. 신체 여러 기관에 복합적 장애 증상과 신체적 기능 상실을 동반하고, 이 때문에 척수손상을 입은 사람이나 가족에게 신체적인 문제뿐만 아니라 심리적, 사회적, 경제적인 문제가 발생한다.

척수는 뇌와 말초신경 사이의 흥분 전달 통로로 몸의 말단부에서 받아들인 감각정보는 후근을 통해 척수를 지나 뇌로 전달되고, 뇌에서 내린 명령은 척수를 지나 전근을 통해 말단의 반응기에 전달된다. 뇌의 통제를 필요로 하지 않는 반사의 중추로도 작용하는데 이는 뇌에 전달되지 않고 바로 운동신경이 반응하는 것으로 무릎반사, 회피반사, 아기의 배뇨반사 등이 있다.

5) 뇌신경

인간에게는 12쌍의 뇌신경이 있다. 뇌의 다른 부분에서 나오는 이 신경은 감각 기관에 연결되며, 후각, 시신경, 안구운동, 활차, 삼차신경, 외전, 안면, 전정-와우, 혀인두, 미주(폐위), 부속 및 설하신경이 있다. 그 중 일부는 시각, 청각, 후각, 미각을 뇌에 전달하고 머리와 목의 피부에 전달되는 민감한 신경이다. 다른 것들은 모터로 머리와 목의 근육을 수축시켜 머리를 움직이고, 씹고, 기침하고, 불고, 빨 수 있다. 뇌신경은 뇌로부터 파생되는 말초신경인 만큼, 척수신경보다 자극 전달 속도가 더욱 빠르다. 대부분 얼굴에 위치하는 기관들을 조절하는 것이고, 이를 포함하여 좀 더 중추적인 역할에 기여하게 될 기관들을 조절하게 된다.

기능적 관점에서 보면 뇌신경이 처리하는 메시지의 종류는 다음 네 가지 범주 중 하나에 속한다고 생각할 수 있다.

- 후각, 미각, 시각, 청각과 같은 특수 감각 자극
- 통증, 촉각, 온도, 심부 근육 감각, 압력 및 진동과 같은 일반적인 감각 자극
- 골격근의 자발적인 조절을 초래하는 신체 운동 자극
- 내장 운동 자극은 분비샘과 불수의근(심장 및 평활근)의 불수의적 제어를 생성한다. 이러한 운동 경로는 자율신경계, 부교감 신경의 일부이다.

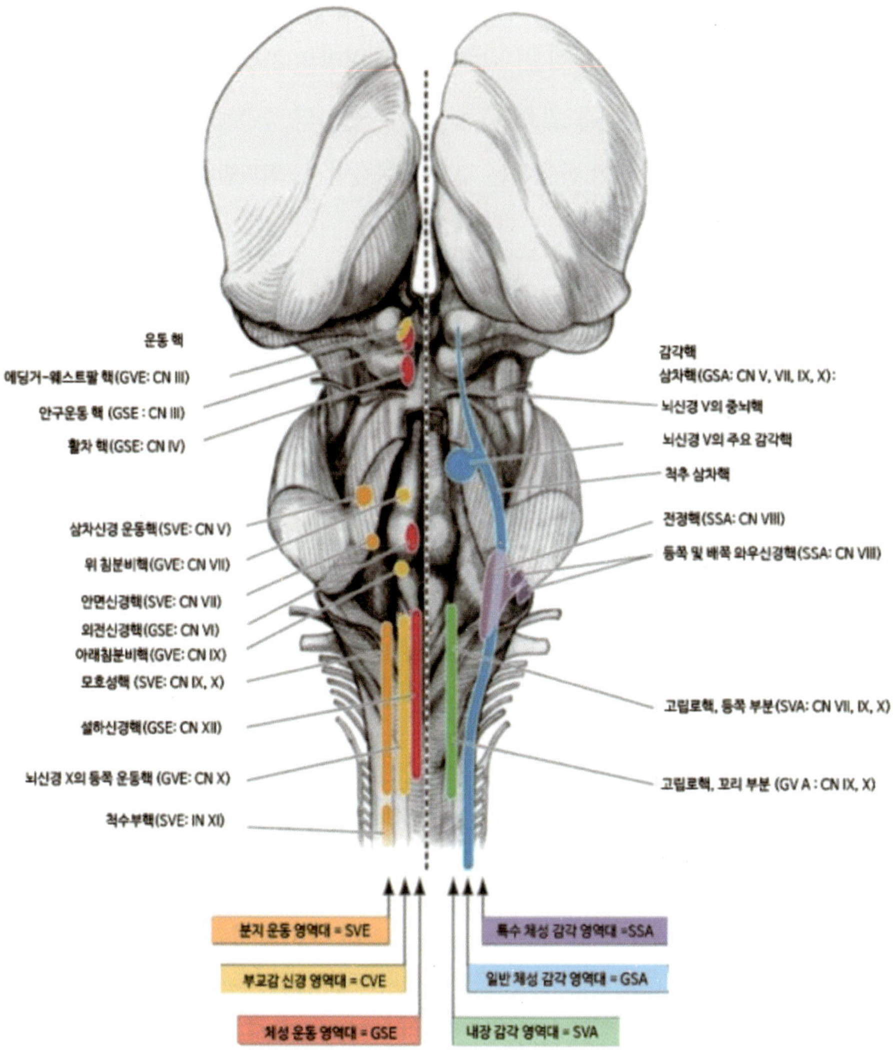

그림 7.1 뇌간핵.
뇌신경은 뇌간 내의 한 쌍의 핵(운동 또는 감각)에서 유래하며, 척수와 마찬가지로 운동 핵은 배(腹部)쪽에 위치하며 감각 핵은 뇌간을 따라 등(背)쪽에 위치한다. 3개의 운동 기둥과 3개의 감각 기둥이 뇌간의 길이를 따라 움직인다.

12개의 뇌신경은 항상 전통적인 로마 스타일에 따라 번호가 매겨져 있다. 일부 뇌신경(I, II, VIII)에는 감각 섬유만 포함되어 있으며, 일부(III, IV, VI, XI 및 XII)에는 운동 섬유가 포함되어 있다. 나머지(V, VII, IX 및 X)에는 감각 섬유와 운동 섬유가 모두 포함되어 있다. 그들은 혼합 신경으로 부른다. 12개의 신경이 모두 아래에 나열되어 있다.

■ I. 후각 신경(olfactory nerve): 비강 상부의 후각 점막에 연결된다. 신경 섬유는 점막의 양극성 후각 세포에서 유래하여 결합하여 15~20개의 후각 다발을 형성하고 사골의 체판을 통과하여 후각 망울에 도달한다.

■ II. 시 신경(optic nerve): 망막의 감각신경이다. 그 섬유는 신경절층에서 시작하여 안구의 뒤쪽 부분에 모인다. 신경은 안와와 시신경을 통과하여 중두개와로 들어가 반대쪽 시신경교차의 신경과 합쳐진다.

■ III. 동안 신경(oculomotor nerve): 이 신경에는 체성 운동 섬유와 일반 부교감 운동 섬유가 있다. 체성 섬유는 상사근과 외직근을 제외한 블룩한 근육에 연결된다. 부교감 신경 섬유는 모양체 신경절에서 시냅스를 이루고 동공 괄약근과 모양체근에 연결된다. 신경의 핵은 중뇌 상부에 있는 뇌실주위 회백질에 위치한다. 신경 섬유는 중뇌를 통해 앞으로 통과하여 대뇌각 사이에 남는다. 신경은 후두개와와 중두개골을 통과하여 상안와 틈 근처에서 상하 분할로 나누어진다.

■ IV. 활차 신경(trochlear nerve): 상사근에 연결되는 체성 운동 신경이다. 그 핵은 뇌실주위 회백질의 하부 중뇌에 있다. 섬유는 후방으로 통과하여 반대쪽 꼬리 쪽의 신경과 등쪽 결절을 거쳐 하부 미로의 신경과 만나고, 신경은 후방 및 중간 두개골 화석을 통해 전방으로 통과하여 상부 안와 균열을 통해 안와로 들어가 상사근에 연결된다..

■ V. 삼차 신경(trigeminal nerve): 얼굴과 머리의 큰 감각신경이다. 여기에는 눈, 위턱, 아래턱에서 일반적인 감각 자극(예: 통증, 촉각, 온도)을 전달하는 세 가지 가지가 있다. 세 번째 가지는 운동 섬유에 의해 저작(씹기) 근육에 연결된다. 얼굴에서 터치감, 압박, 온도 변화, 불편함 및 통증 등의 유형의 감각들을 감지한다. 이외에도 운동신경으로는 저작근을 활성화시켜 무언가를 씹을 수 있도록 한다. 감각신경의 기능은 얼굴뿐만 아닌 치아와 혀에서도 나타난다. 만약 삼차신경의 손상이 발생되면 극심한 통증에 시달리게 된다. 삼차신경은 통증에 더욱 민감한 물질들이 내재되어 있기 때문이다. 삼차신경의 손상으로 인한 삼차신경통은 의외로 흔하다.

■ VI. 외전 신경(abducens nerve): 외직근을 공급하는 체성운동신경이며, 안구를 옆쪽 방향으로 움직이게 한다. 그 핵은 하부 뇌교에 위치한다. 신경은 정중선 근처 뇌교의

아래쪽 경계에서 나와 후두개와, 중두개와, 해면정맥동, 안와를 통과하여 외측 직근에 연결된다. 뇌신경 3번 시신경과 뇌신경 4번 활차신경과 함께 안구를 모든 방향으로 움직일 수 있도록 한다.

- Ⅶ. 안면 신경(facial nerve): 감각신경과 운동신경 모두를 지니고 있는 혼합신경이지만 주로 운동 신경이다. 안면 신경의 가지들은 안면 표정의 모든 근육을 연결한다. 이 신경에는 미각을 담당하는 특수 감각 섬유(혀의 앞쪽 2/3)도 포함되어 있으며 작은 타액선(턱밑 및 설하)과 눈물샘에 대한 분비선 섬유도 포함되어 있다. 안면신경은 얼굴에 위치하는 다양한 근육들을 조절하여 다이나믹한 표정을 지을 수 있게 만들며, 감각으로는 혀 앞쪽에서 느껴지는 미각을 감지하도록 한다. 따라서 안면신경의 손상 시 안면근육이 마비되어 표정을 지을 수 없게 되며, 동시에 혀의 마비와 함께 맛을 잘 느끼지 못하게 된다.

- Ⅷ. 전정와우 신경(vestibulocochlear nerve): 내이의 반고리관에서 나오는 균형 감각 섬유뿐만 아니라 청각을 위한 특수 감각 섬유도 가지고 있다. 이 신경은 청각 신경이라고도 한다. 이 신경은 귀에 위치하는 구조물들을 지배하기 때문인데, 귀 안쪽에는 외부로부터 전해진 소리를 전달하는 내이가 위치하며, 동시에 균형감각을 담당하는 전정기관이 위치하고 있다. 그래서 전정와우신경은 이와 같이 소리와 균형감각을 탐지하는 기관 모두를 지배하기 때문에 둘 모두의 감각을 발휘한다. 추가적으로 전정와우신경은 인체가 움직이는 과정에서 움직임의 속도와 함께 머리의 방향 전환에 따른 위치 감각들을 중추신경계에 제공하여, 내 몸이 지금 어디에 있고 어떻게 움직이는지를 계속해서 전달한다.

- Ⅸ. 설인 신경(glossopharyngeal nerve): 혀 뒤쪽과 인두(목)의 일반적인 감각 섬유를 가진다. 이 신경에는 또한 혀 뒤쪽 1/3의 미각 섬유, 가장 큰 타액선(이하선)에 공급되는 분비선 섬유, 인두의 삼키는 근육을 제어하는 운동 신경 섬유가 있다. 설인신경의 손상은 맛을 잘 느끼지 못하는 것과 더불어 음식물을 비교적 원활하게 넘길 수 없다. 이것은 혀 근육을 지배하여 운동성 조절도 수행하기에 그렇다.

- Ⅹ. 미주 신경(vagus nerve): 가장 긴 뇌신경이다. 흉강과 복강에 있는 대부분의 기관에 연결된다. 이 신경에는 후두(성대)와 인두, 그리고 소화액과 기타 분비물을 생성하는

분비샘에 대한 운동 섬유도 포함된다. 감각신경으로는 심장호흡계통에 관여하는 근육들을 제어한다. 동시에 내장 근육까지 연결하고 있다. 따라서 미주신경의 손상은 혈액순환과 호흡 작용, 그리고 심지어는 소화 작용까지 부전될 수 있다. 이렇게 중요한 기관들의 작용을 담당하고 있어 미주 신경의 손상은 매우 치명적이라고 할 수 있다. 운동성 조절에는 연하작용과 발성작용 등이 존재한다. 미주신경의 검사는 대단히 광범위한 검사로 진행된다. 대부분의 내장기관을 타겟으로 하여 그들 내장기관으로 하여금 제각기 고유한 역할을 발휘할 수 있는지를 가늠한다.

- XI. 부신경(accessory nerve), 또는 척수부 신경(the spinal accessory nerve): 두 개의 가지가 있는 운동 신경이다. 한 가지가 목의 두 근육인 승모근과 흉쇄유돌근을 제어한다. 부신경의 기능부전은 승모근과 흉쇄유돌근의 부전 양상에 빠뜨리게 한다. 다른 하나는 후두 근육을 연결한다.
- XII. 설하 신경(hypoglossal nerve): 12개의 뇌신경 중 마지막 신경이며, 혀 근육을 제어하는 자극을 전달한다. 혀는 음식의 맛을 느끼거나 연하작용에만 관여하는 것이 아니라 표정을 짓거나 말하고 씹는 등의 과정에서도 활용된다.

6) 척추 신경

수를 따라 오름차순 및 하강 방향으로 자극를 전달하는 31쌍의 신경으로 구성되며, 각 쌍은 그것이 발생한 척수의 순서에 따라 번호가 매겨져 있다. 척수신경은 운동섬유와 감각섬유가 혼합되어 있다. 각 신경은 등쪽 뿌리와 배쪽 뿌리라는 두 개의 뿌리에 의해 척수에 부착된다. 복부 뿌리는 척수의 복부쪽 외측 및 등쪽 외측 척수절에서 나오는 여러 개의 근절로 형성된다. 복부쪽 뿌리는 척수에서 원심성(운동) 섬유를, 등쪽 뿌리는 구심성(감각) 섬유를 척수로 연결한다. 감각 섬유의 세포체는 등쪽 뿌리의 신경절에 위치한다. 따라서 척수 신경은 운동 섬유와 감각 섬유가 혼합되어 있다. 각 신경은 추간공을 통해 척추관을 빠져나와 곧 큰 배쪽 신경 가지와 작은 등쪽 신경 가지로 나누어진다.

감각 섬유는 몸통과 사지의 피부에서 나오며 수집된 자극을 전달한다. 운동 섬유는 몸통과 사지의 근육에 명령을 전달하여 적시에 적절한 강도로 수축하도록 한다.

각 척수 신경은 척수에서 아주 짧은 거리만 이어지며 작은 후방 분할과 상당히 큰 전방 분할로 분기된다. 더 큰 앞 가지가 서로 얽혀 신경총이라는 네트워크를 형성한 다음 가지를 신체 부위에 분산시킨다. 세 가지 주요 신경총은 다음과 같이 설명된다.

① 경추 신경총은 목 근육에 운동 자극을 공급하고 목과 머리 뒤쪽에서 감각 자극을 받는다. 횡격막을 활성화시키는 횡격막 신경은 이 신경총에서 나온다.
② 상완 신경총은 어깨, 팔, 팔뚝, 손목, 손에 수많은 가지를 보낸다. 요골 신경은 상완 신경총에서 나온다.
③ 요천골 신경총은 하지에 신경을 연결한다. 이 가지 중 가장 큰 것은 좌골 신경으로, 골반의 등쪽 부분을 떠나 대둔근 아래를 통과하여 허벅지 뒤쪽으로 뻗어 있다. 처음에는 두께가 거의 1인치에 달하지만 곧 허벅지 근육으로 갈라진다. 무릎 근처에는 다리와 발을 공급하는 두 개의 하위 부분이 형성된다.

7) 자율신경계

자율신경계는 교감신경과 부교감신경의 두개의 영역으로 구성되어 있다. 자율신경계는 많은 기관에 조절 기능을 발휘한다. 자율신경계는 땀샘, 속이 빈 장기와 혈관의 평활근, 심장 근육의 작용을 조절한다. 이러한 작용은 모두 자동으로 수행되며, 조절 조정이 필요한 변화가 발생할 때마다 의식적으로 인식하지 않아도 조정이 이루어진다. 자율 신경계의 교감 신경은 스트레스 상황에 대처하는 데 필요한 기관을 촉진하는 역할을 하는 경향이 있다. 이는 투쟁-도피 반응을 촉진한다.

교감신경계의 기능은 다음과 같다.

① 부신의 중앙 부분을 자극한다. 이는 여러 가지 방법으로 응급 상황에 대처할 수 있도록 신체를 준비시키는 에피네프린을 포함한 호르몬을 생성한다. 부신의 교감신경과 호르몬은 서로를 강화한다.
② 동공 확장 및 초점 조절 능력 저하(가까운 물체의 경우)
③ 심장 수축 속도와 힘의 증가
④ 부분적으로는 더 효과적인 심장 박동과 부분적으로는 피부와 내부 장기의 작은 동맥의 수축으로 인해 혈압이 증가한다.
⑤ 골격근으로 가는 혈관을 확장하여 이러한 조직에 더 많은 혈액을 공급한다.

⑥ 더 많은 산소가 들어갈 수 있도록 기관지를 확장한다.

⑦ 신진대사가 증가한다.

교감 시스템은 또한 비뇨기 및 소화 시스템과 같이 스트레스에 대한 반응에 직접적으로 관여하지 않는 시스템에 브레이크 역할을 한다. 화가 난 상태에서 식사를 하려고 하면 타액의 농도가 진하고 양이 너무 적어서 겨우 삼키기가 어려울 수 있다. 이러한 상황에서는 음식이 위에 도달하면 평소보다 더 오래 머무르는 것 같다. 자율 신경계의 부교감 부분은 위기가 지나간 후에 교감신경계의 균형을 유지하는 역할을 한다. 부교감신경계는 동공 수축, 심박수 감소, 기관지 수축을 유발한다. 또한 소변의 형성과 배출, 소화관의 활동을 자극한다. 예를 들어, 타액은 더 쉽고 풍부하게 흐르며 그 양과 유동성이 증가한다.

2 감각 기관

가장 잘 알려진 감각은 시각, 청각, 후각, 미각 및 촉각이다. 눈과 같은 특수 감각 기관은 크고 복잡한 기관 또는 코 점막이나 혀와 같은 영역에 특수 수용체가 국부적으로 그룹화되어 있는 것이 특징이다. 통증이나 촉각과 같은 자극을 감지하는 일반적인 감각 기관은 신체 전체에 널리 분포되어 있는 미세한 수용체이다. 다른 일반적인 감각 기관에는 근육과 힘줄의 긴장을 나타내는 수용체가 포함되어 있어 우리가 균형과 근긴장도를 유지하고 신체 부위의 위치를 인식할 수 있다.

감각은 감각 기관에서 발생하며 감각 신경(시신경, 전정 와우, 후각) 또는 피부에서 오는 감각 신경에 의해 뇌로 전달된다. 따라서 뇌와 신호를 통해 인간은 외부 세계에 대한 지식을 얻는다. 크기, 유형, 위치에 관계없이 모든 감각 기관은 몇 가지 중요한 기능적 특징을 공통적으로 가지고 있다. 첫째, 그들은 자신의 환경에서 자극을 감지하거나 감지할 수 있어야 한다. 물론, 서로 다른 감각 기관은 서로 다른 방식으로 서로 다른 유형의 자극을 감지하고 반응한다. 빛, 소리, 온도 변화, 미각(味覺)이나 후각(嗅覺)으로 식별되는 화학 물질의 존재 등 자극은 전기 신호 또는 신경 자극으로 바뀌어야 한다. 이 신호는 신경계 '경로'를 통해 뇌로 전달되어 감각이 인지된다.

1) 눈

사람의 눈을 볼 때 눈 전체의 작은 부분만 보인다. 공막, 맥락막, 망막의 세 층의 조직이 안구를 형성한다. 공막의 바깥층은 섬유질 조직으로 구성된다. 눈의 흰자위는 공막 전면의 일부이다. 공막 앞면의 다른 부분은 각막이라고 불리며, 투명성 때문에 때때로 눈의 창이라고도 불린다.

그러나 얼핏 보면 투명해 보이지 않고 눈의 색 부분인 홍채 위에 있기 때문에 파란색, 갈색, 회색, 녹색으로 보인다. 결막이라고 알려진 점막은 눈꺼풀을 덮고 공막 앞쪽을 덮는다. 결막은 안와의 상부 측면 부분에 위치한 눈물샘에서 형성된 눈물에 의해 촉촉하게 유지된다.

안구의 중간층인 맥락막에는 들어오는 광선의 산란을 방지하기 위해 어두운 색소가 들어 있다. 두 개의 불수의근이 맥락막의 앞부분을 구성한다. 하나는 각막을 통해 보이는 유색 구조인 홍채이고, 다른 하나는 모양체근이나. 홍채의 섬은 중앙은 실제로 이 도넛 모양의 근육에 있는 동공이다. 그것은 눈동자이다. 홍채의 섬유 중 일부는 바퀴살처럼 배열되어 있다. 동공이 수축하면 동공이 확장되어 더 많은 빛의 선량이 들어온다. 다른 섬유는 원형이다. 수축하면 동공이 수축되어 더 적은 양의 광선이 들어온다. 일반적으로 동공은 밝은 빛에서는 수축되고 어두운 빛에서는 확장된다. 멀리 있는 물체를 볼 때 모양체근은 이완되고 수정체는 약간 휘어진 모양만 갖게 된다. 그러나 가까운 물체에 초점을 맞추려면 모양체근이 수축한다. 수축하면서 맥락막을 수정체 쪽으로 앞으로 끌어당겨 수정체가 더욱 부풀어 오르고 구부러지게 된다. 우리 대부분은 나이가 들수록 원시가 더 많아지고 가까운 물체에 초점을 맞추는 능력을 잃는다. 왜냐하면 수정체의 탄력성이 떨어지고 가까운 물체에 초점을 맞출 만큼 더 이상 부풀어 오르지 않기 때문이다. 노안은 이 질환의 이름이다.

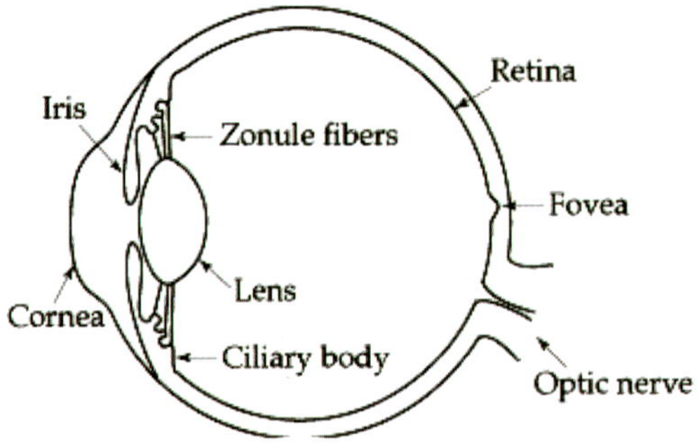

그림 7.2 안구의 수평 단면.

망막 또는 안구의 가장 안쪽 층에는 모양 때문에 간상세포와 원추세포라고 불리는 미세한 수용체 세포가 들어 있다. 희미한 빛은 간상세포를 자극할 수 있지만 상당히 밝다. 원추세포를 자극하려면 빛이 필요하다. 즉, 간상세포는 야간 시력을 위한 수용체이고 원추세포는 주간 시력을 위한 수용체이다. 원추세포에는 세 가지 종류가 있다. 각각은 빨간색, 녹색, 파란색 등 서로 다른 색상에 민감하다. 망막 중앙 부분 전체에 흩어져 있는 이 세 가지 유형의 원추체를 통해 서로 다른 색상을 구별할 수 있다.

안구 내부의 빈 공간을 체액으로 채운다. 그들은 안구의 정상적인 모양을 유지하고 광선을 굴절시키는 데 도움을 준다. 즉, 체액은 광선을 굴절시켜 망막에 초점을 맞추게 한다. 방수는 수정체 앞(눈의 전안강)에 있는 액체의 이름이고, 유리체액은 수정체 뒤(눈의 후강)에 있는 젤리 같은 액체의 이름이다. 방수는 전방강에서 지속적으로 형성되고, 배수되고, 교체된다. 어떤 이유로든 배액 장치가 막히면 눈 내부의 압력이 높아져 실명에 이를 수 있는 손상이 발생한다. 이 상태를 녹내장이라고 한다.

눈의 수정체는 동공 바로 뒤에 위치한다. 모양체근에 부착된 인대에 의해 제자리에 고정된다. 대부분의 젊은 사람들의 수정체는 투명하고 다소 탄력이 있어 모양이 바뀔 수 있다. 햇빛 속의 자외선(UV) 방사선에 노출되면 백내장이나 렌즈에 우유빛 반점이 생길 수 있다. 크거나 많은 백내장은 실명을 유발할 수 있다. 백내장은 수술로 제거하고 인공 렌즈로 교체할 수 있다.

2) 색(色)의 인지 경로

빛은 시각을 발생시키는 자극제이다. 즉 사물이 환경에 존재하는 모습을 볼 수 있는 시각적 능력의 시작이다. 빛은 동공을 통해 눈에 들어오고 굴절되거나 구부러져 망막에 초점이 맺힌다. 빛이 각막을 통과할 때 굴절이 일어나며, 수양액(水樣液), 수정체(水晶體), 유리액을 통과하여 망막에 도달한다.

망막의 가장 안쪽 층에는 눈의 광수용 세포인 간상 세포와 원추 세포가 있다. 이 세포는 빛 자극에 반응하여 신경 자극을 일으킨다. 막대형과 원뿔형의 광수용체 세포는 망막의 양극층과 신경절층에 있는 뉴런과 시냅스를 구성한다. 신경 신호는 망막을 떠나 안구 뒤쪽 표면의 시신경을 통해 눈 밖으로 연결된다. 시신경 섬유가 빠져나가는 망막 부위에는 간상세포나 원뿔 세포가 존재하지 않는다. 그 결과는 시신경 디스크로 알려진 '맹'이 생긴다. 눈에서 출발한 시신경은 뇌로 들어가 뇌의 후두엽의 시각 피질로 이동한다. 이 뇌 영역에서는 망막의 간상세포와 원추세포에서 빛 자극에 의해 생성된 신경 자극을 시각적으로 해석하여 '본다'고 인식하게 된다.

인간은 눈의 간상세포와 원추세프의 광수용체의 반응과 전기 자극을 미세하게 해석하는 뇌의 인지능력으로, 빛과 반응한 생활 환경과 자연이 제공하는 빛의 스펙트럼과 가시광선의 화려한 색을 인식하게 되고, 생체리듬의 주기성을 수용할 수 있는 능력을 가지게 되었다.

3) 귀

귀는 듣는 역할 외에도 평형과 균형을 담당하는 감각 기관으로도 작동한다. 청각 및 평형과 관련된 수용체를 활성화하는 자극은 기계적이며, 수용체 자체를 기계적 수용체라고 한다.

귀는 머리 옆에 있는 단순한 부속물 그 이상이다. 귀의 대부분, 그리고 가장 중요한 부분은 측두골 내부 깊숙한 곳에 숨겨져 있다. 귀는 외이(外耳), 중이(中耳), 내이(內耳)의 해부학적 영역으로 구분된다.

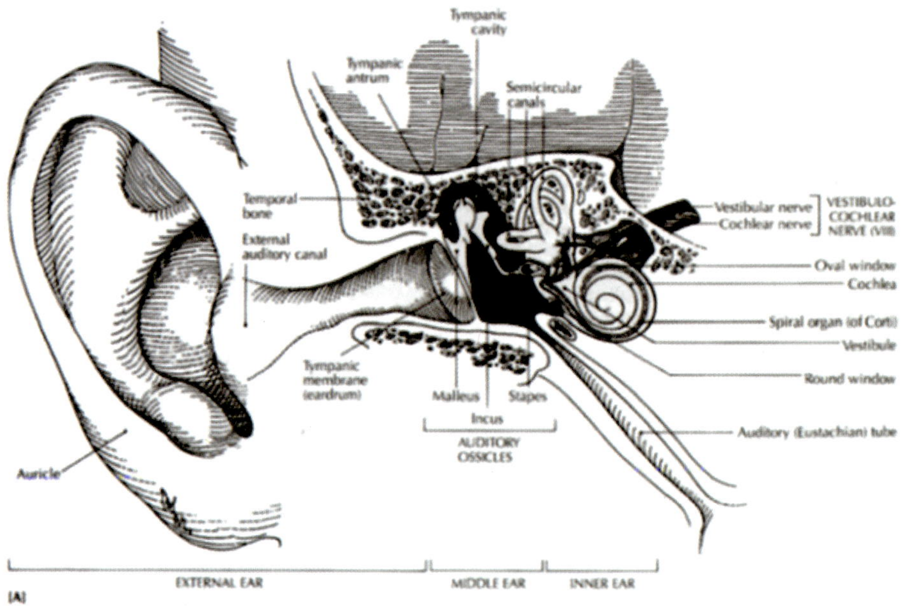

그림 7.3 귀의 해부학적 영역.

외이(外耳)에는 귓바퀴 또는 귓바퀴와 외이도의 두 부분이 있다. 귓바퀴는 외이도(外耳道) 입구를 둘러싸는 머리 측면의 부속기관이다. 운하 자체는 길이가 약 2.5cm(1인치)인 곡선이다. 이는 측두골까지 확장되어 외이와 중이 사이의 칸막이인 고막 또는 고막에서 끝난다. 이도 피부, 특히 바깥쪽 1/3 부분에는 귀지라고 불리는 왁스 같은 물질을 생성하는 많은 짧은 털과 귀지샘이 포함되어 있다. 귀지는 이도(耳道)에 모여 음파의 통과를 흡수하거나 차단하여 청력을 손상시킬 수 있다. 외이도(外耳道)를 통해 이동하는 음파는 고막에 부딪혀 진동을 발생시킨다.

중이(中耳)는 측두골에서 비어 있는 작고 매우 얇은 상피로 둘러싸인 공간이다. 여기에는 세 개의 아주 작은 뼈가 들어 있다. 이소골이라고 불리는 이 귀 뼈의 이름은 그 모양을 T추골(망치), 침골(모루), 등골(등자)로 설명된다. 추골의 '손잡이'는 고막 내부에 부착되고 '머리'는 침골에 부착된다. 침골은 등골에 부착되고, 등골은 작은 구멍인 난원창을 덮고 있는 막을 누른다. 타원형 창은 중이와 내이를 분리한다. 음파가 고막을 자극할 때, 진동하면 그 움직임이 중이를 통과할 때 귀 뼈에 의해 전달되고 증폭된다.

목구멍에서 귀로 감염이 자주 퍼지는 것을 설명하기 때문에 언급할 가치가 있는 점은 청각관 또는 유스타키오관이라는 관이 목구멍과 중이를 연결한다는 사실이다. 내이(內耳)에 있는 특별한 기계 수용체의 활성화는 청력과 평형을 초래하는 신경 자극을 생성한다. 해부학적으로 내이는 측두골의 세 공간으로 구성되어 있으며 뼈 미로라고 불리는 복잡한 미로에 모여 있다. 이 이상한 모양의 뼈 공간은 외림프라고 불리는 액체로 채워져 있으며 전정, 반고리관 및 달팽이관의 부분으로 나뉜다. 전정은 반고리관과 달팽이관 사이의 타원형 창에 인접해 있다.

균형과 평형을 담당하는 특수 막수용체는 세 개의 반고리관과 전정에 위치한다. 3개의 반원형 반고리관은 서로 직각(3축 교차)을 이루고 있다. 각 관 안에는 머리를 움직일 때 신경 자극을 생성하는 크리스타 팽대부(crista ampullaris)라는 특수 수용체가 있다. 크리스타 팽대부의 감각 세포는 내 림프에 매달려있는 섬모(纖毛)과 같은 연장선을 가지고 있다. 머리를 움직이면 내림프가 움직여서 섬모(纖毛)가 직각에서 경사지게 휘어지거나 기울림이 있을 때 감각 세포가 자극된다. 전정에 있는 다른 수용체의 신경은 전정의 수용체와 합류한다.

반고리관은 전정 신경, 청신경 또는 뇌신경 VIII(전정와우신경)의 분할이 이루어진다. 이 신경을 통과하는 신경 자극은 소뇌와 척수에 도달한다. 이 영역의 다른 연결로 인해 대뇌 피질에 도달하는 자극이 발생한다.

3 순환 시스템

순환 시스템은 몸 전체의 혈액, 림프 및 영양분의 이동을 촉진한다. 순환계는 신체 조직에 영양을 공급하고 감염과 싸우며 체온을 조절하고 항상성을 유지하는 역할을 한다. 순환계는 심장뿐만 아니라 신체의 모든 부분으로 혈액을 운반하는 동맥, 정맥 및 모세혈관을 포함하는 혈관 전체를 포괄한다. 순환 시스템은 순환 형태로 배열된 혈관이 있는 운송 시스템이다. 이 회로를 통해 혈액은 신체의 모든 부위의 세포에 분배된 다음, 다시 가져온다. 이 시스템에서 순환은 펌프 역할을 하는 심장의 작용에 의해 유지된다. 이 과정에서 혈액에 의해 폐에 모인 산소는 신체의 모든 부위의 세포로 분배된다.

산소가 풍부한 혈액을 동맥이라고 하고 이산화탄소가 많은 혈액을 정맥이라고 한다. 체온을 조절하고 음식, 비타민, 호르몬, 산소를 세포에 공급하고 세포 배설물을 받아들이는 기능을 가지고 있다. 혈액의 또 다른 중요한 기능은 항체 생성을 담당하는 백혈구를 통해 수행되는 방어 기능이다.

혈액 요소는 주로 적혈구 또는 적혈구이다. 적혈구에는 헤모글로빈이라는 색소가 있는데, 이 색소는 적혈구를 붉게 만들고 산소와 이산화탄소에 결합하여 운반한다. 적혈구는 비장, 골수 및 간에서 생성된다. 혈중 농도는 ml^3당 500만 정도이며 빈혈에서는 감소한다.

백혈구는 비장, 흉선 및 림프절에서 생성된다. ml^3당 약 7~10,000개의 백혈구가 있으며, 백혈구 수치는 감염 시 면역 방어 시스템을 강화하기 위해 증가한다.

1) 심장

심장은 혈관을 통해 혈액을 보내는 근육 펌프로 밑면이 위를 향한 원뿔 모양이다. 주먹보다 약간 큰 이 기관은 중앙의 폐 사이, 몸의 정중선에서 약간 왼쪽에 위치한다. 심장의 중요성은 수세기 동안 인식되어 왔다. 심장의 박동 속도가 감정의 영향을 받는다는 사실은 노래와 시에서 심장을 자주 언급하는 이유일 수 있다.

심장에는 심낭(외막), 심근(심장 수축을 담당하는 근육 조직), 심장내막(내막)의 세 가지 서로 다른 조직의 세포벽이 있다.

심장내막은 편평 상피와 유사한 매우 얇고 매끄러운 세포층이다. 이 막은 심장 내부를 둘러싸고 있다. 심장의 판막은 이 물질의 강화된 주름으로 형성된다.

심장의 근육인 심근은 가장 두꺼운 층이다.

심외막은 심장 벽의 가장 바깥쪽 얇은 층을 형성하며 심장을 둘러싸는 섬유낭의 장액 내막과 연속되어 있다. 이 막은 심낭을 구성한다. 심낭의 장액 내막은 체액으로 채워진 얇은 공간에 의해 심장 표면의 심외막과 분리되어 있다.

심장은 2개의 심방(오른쪽과 왼쪽)과 2개의 심실(오른쪽과 왼쪽)의 4개의 속이 빈 공간이 있다. 심방은 심장의 상부에 위치하고 심실은 하부에 위치한다. 심실과 심방을 연결하는 판막이 있다. 승모판 또는 이첨판은 좌심방과 심실을 연결하고 삼첨판은 우심방과 심실을 연결한다.

의사들은 흔히 우심(右心)과 좌심(左心)을 별개로 구분한다. 인간의 심장은 실제로 이중 펌프이기 때문이다. 양측은 격벽이라고 불리는 칸막이에 의해 서로 완전히 분리되어 있다. 이 칸막이의 윗부분을 동맥간격막이라고 하며, 아래쪽 부분이 클수록 심실중격이라고 한다. 심장벽과 마찬가지로 격막은 주로 심근으로 구성된다.

심장의 오른쪽과 왼쪽은 서로 분리되어 있지만 함께 작용한다. 혈액은 벽이 얇은 상부 방인 심방에서 시작하여 심장 근육의 수축에 이어 하부 방의 두꺼운 근육인 심실의 수축에 의해 심방을 통해 압착된다. 이 활성 단계를 수축기라고 하며, 각각의 경우 이완기라고 하는 휴식기가 뒤따른다. 심방 벽의 수축은 심실 수축이 시작될 때 완료된다. 따라서 심실에서 수축이 시작됨과 동시에 이완이 심방에서 시작된다. 심실이 비워진 후 두 심방은 혈액으로 채워지면서 짧은 시간 동안 이완된다. 그런 다음 심실 수축으로 또 다른 박동이 시작된다. 이러한 일련의 심장 이완 및 수축을 심장 주기라고 한다. 각 사이클은 평균 0.8초가 소요된다.

심장의 기본 박동은 심장 자체에서 발생하지만 심박수는 신경계 및 내부 환경의 다른 요인에 의해 영향을 받을 수 있다. 교감 신경계의 자극은 심박수를 증가시키고 부교감 신경계의 자극은 심박수를 감소시킨다. 이러한 영향으로 인해 심장은 변화에 신속하게 대응할 수 있다. 심박수는 또한 호르몬, 이온, 혈액 내 약물과 같은 요인의 영향을 받는다.

서맥은 분당 60회 미만의 상대적으로 느린 심박수이다. 휴식과 수면 중에 심장 박동수는 분당 60회 미만일 수 있지만 일반적으로 분당 50회 미만으로 떨어지지는 않는다.

빈맥은 심박수가 분당 100회를 넘는 것을 말한다.

동성 부정맥은 호흡 속도와 깊이의 변화로 인해 심박수가 규칙적으로 변하는 것이며 정상적인 현상이다.

수축기외(extrasystoles)라고도 불리는 조기 박동은 예상되는 정상 박동보다 먼저 들어오는 박동이다. 이는 카페인, 니코틴 또는 심리적 스트레스로 인해 시작된 정상인에게서 발생할 수 있다. 심장병이 있는 사람에게도 흔하다.

2) 혈관

혈액 물질을 전달하는 도관을 구성하며 동맥과 정맥으로 분류된다. 동맥은 심장에서 신체의 다른 부분으로 혈액을 운반하는 혈관이며, 정맥은 장기에서 심장으로 혈액을 운반하는 혈관이다. 소동맥과 세정맥은 모세혈관을 통해 소통하는 동맥과 정맥의 더 작은 직경의 혈관 가지이다.

① 동맥(動脈, arteries)은 심장의 심실(펌프실)에서 기관과 조직의 모세혈관으로 혈액을 운반한다. 가장 작은 동맥을 세동맥이라고 한다.

② 정맥(靜脈, veins)은 조직과 기관의 모세혈관을 배출하고 혈액을 심장으로 되돌려 보낸다. 가장 작은 정맥은 세정맥이다.

③ 모세혈관(毛細血管, capillaries)은 혈액과 체세포 사이, 또는 폐 조직의 혈액과 공기 사이의 교환이 가능하다. 모세혈관은 세동맥과 세정맥을 연결한다.

폐동맥을 제외한 모든 동맥에는 동맥혈이 흐른다. 또한 폐정맥을 제외한 모든 정맥에는 정맥혈이 흐르고 있다.

3) 순환

혈액은 정맥을 통해 심장으로 들어가 심방으로 들어가 동맥을 통해 심실을 나간다. 대정맥(위쪽 및 아래쪽)은 정맥혈을 신체에서 우심방으로 가져온다. 혈액은 우심방에서 우심실로 이동하고 그곳에서 폐동맥을 통해 폐로 이동한다. 폐의 폐포에서 이산화탄소가 산소로 교환된다. 산소화된 혈액은 폐정맥에 도달하여 좌심방에 도달하고, 좌심방에서 좌심실에 도달하여 대동맥을 통해 전신 순환을 하게 된다.

폐순환(肺循環)은 우심실과 좌심방 사이에서 폐를 통과하는 혈액이 취하는 경로에 주어진 이름이다. 체순환(體循環)은 좌심실에서 우심방으로 혈액이 온몸을 통과하는 경로이다.

4) 림프계

림프절은 림프를 여과하고, 림프에 의해 운반되는 미생물, 암종 세포와 같은 고체 입자를 보유하기 때문에 방어 기관이다. 외부 요소는 신경절에 남아 부분적으로 식균 작용을 하며 박테리아와 종양 세포는 혈액을 통과하여 신체의 다른 부분에 도달할 수 있다.

림프계의 기능은 다음과 같다.

① 과도한 간질액의 배액(排液)
② 세포간극에서 혈액으로 또는 그 반대로 단백질의 배출(排出)
③ 내장에서 림프 배수(排水)
④ 이물질, 박테리아, 유리 세포, 적혈구, 저수용성 비타민, 효소, 호르몬, 림프구 등의 배출(排出)

림프계를 통해 모세혈관을 통해 흡수될 수 없는 단백질 및 기타 고분자 물질뿐만 아니라 조직액이 혈액으로 운반된다. 림프관 내에서 순환하는 이 액체를 림프라고 한다. 림프는 세포, 단백질, 지방 등의 구성에 따라 투명하거나 약간 황색(黃色)을 띤 액체이다. 림프는 주요 림프관을 형성하는 림프관을 통해 혈액에 도달한다.

흉관(胸管)은 심장에 가까운 쇄골하 정맥이라고 하는 큰 정맥으로 흘러 들어간다. 이 림프관에는 기관에서 심장까지 림프를 한 방향으로 유지하는 판막이 있다.

림프관에서 림프절로 대표되는 림프 조직은 신체의 방어를 담당하는 다양한 세포, 주로 림프구로 구성된다. 림프절은 신체의 여러 부분에 위치한 다양한 크기의 원형 또는 타원형 형태이다. 림프관의 경로에 몸. 주요 항목은 사타구니, 겨드랑이, 목 및 종격(縱隔) 등이다.

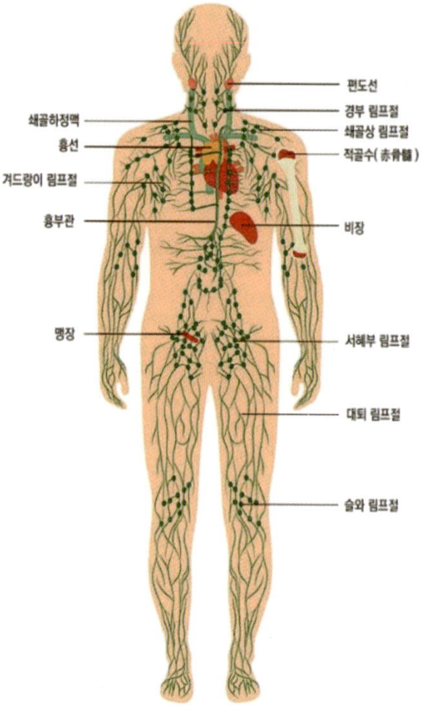

그림 A

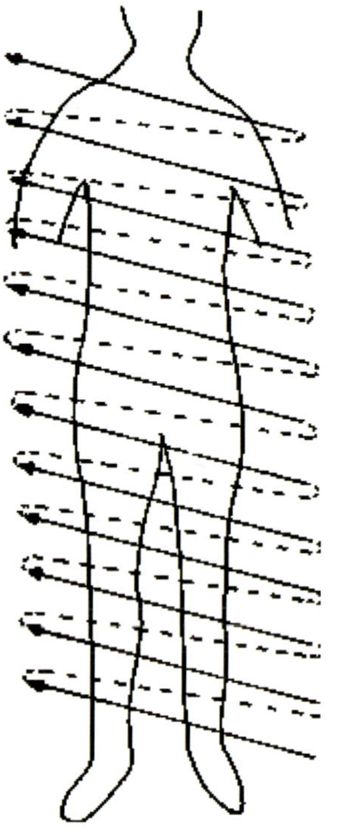

그림 B

그림 7.4 림프절 및 빛의 적용 경로.

❹ 호흡 시스템

호흡기계는 부비동, 비강, 후두, 기관, 기관지 및 폐로 구성된다. 부비동은 얼굴 뼈와 이마 사이의 공간이다. 부비동의 명칭은 발생한 뼈 구조에 따라 명명되었으며 전두동, 사골동, 접형동 및 상악동(가장 큰 것)이다. 얼굴 양쪽에 하나씩 배치한다. 모두 해당 측면의 비강과 연결되어 분비물을 배출한다. 분비물 방해의 경우 부비동염의 원인이 될 수 있다.

호흡기계는 호흡 작용을 통해 몸에 산소를 공급하고 이산화탄소를 제거한다. 공기는 코와 입을 통해 몸으로 들어가 기관 또는 바람관을 따라 왼쪽 또는 오른쪽 기관지관으로 전환되어 세기관지라고 하는 점점 더 작은 세관으로 들어간다. 최종적으로 공기는 산소가 폐포 막을 가로질러 혈액으로 능동적으로 흡수되는 폐포에 도달되고, 폐포에서 공기는 혈액의 이산화탄소와 교환된다. 이산화탄소는 신체 바깥의 대기 중으로 내뿜어지게 된다.

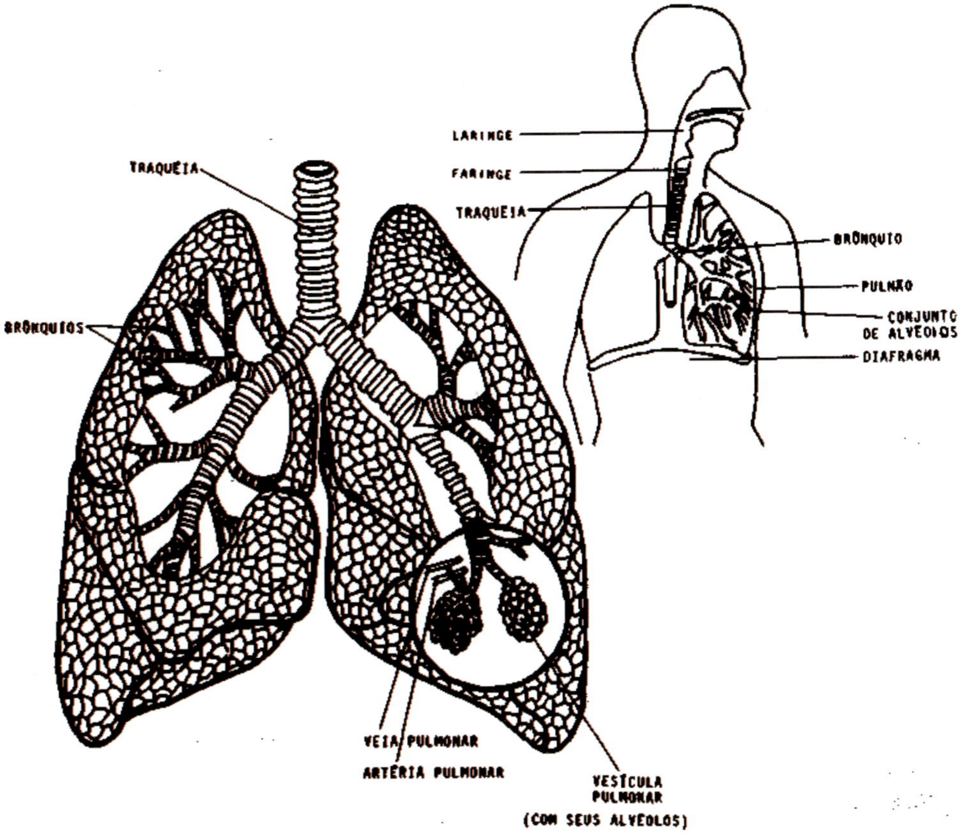

그림 7.5 폐와 기관지.

- 비강(鼻腔): 비강은 흡입된 공기를 따뜻하게 하는 혈관이 많은 점막으로 둘러싸여 있다. 코털에는 이물질의 침입을 막아주는 기능이 있다.
- 후두(喉頭): 인두 아래와 기관 위에 위치한다. 후두에는 후두개가 있는데, 꽃잎 모양의 구조로 삼키는 동안 후두를 닫아 음식 덩어리가 식도로 전달된다. 후두 질환은 쉰 목소리를 유발한다.
- 기관(氣管): 크기는 약 11cm이다. 종격동에 위치하며 두 갈래로 갈라져 오른쪽과 왼쪽 기관지가 나온다. 기관지는 폐로 들어가 분기된다.

1) 폐(肺)

폐는 심장의 양쪽에 하나씩 흉강에 위치한 큰 기관이다. 폐는 호흡기의 주요 구성 요소이다. 오른쪽에 하나, 왼쪽에 하나, 흉곽에 위치한다. 폐 사이에는 심장, 혈관, 기관, 흉선, 식도 및 신경 줄기가 차지하는 '종격동(세로공간)'이라는 공간이 있다.

폐는 약 23cm 높이의 불규칙한 원뿔 모양이다. 오목한 바닥은 다이어프램의 곡률 위에 위치하며, 둔한 끝부분은 쇄골의 아래에 도달한다. 오른쪽은 더 크고 3개의 엽으로 2개의 노치로 나누어져 있으며 왼쪽에는 2개의 엽을 형성하는 단 하나의 노치가 있다.

폐의 기능은 폐는 혈액에 산소를 공급하기 위해 체내에 산소를 공급하며, 이산화탄소를 제거한다. 폐의 불균형은 어깨 사이, 갈비뼈 또는 등 위쪽이 불편함이 생기고, 천식, 숨가쁨, 운동능력 저하, 지속적인 기침, 호흡 시 통증 또는 불편함이 나타난다.

5 소화 시스템

소화기계는 인두, 후두, 식도, 소장 및 대장의 소화관으로 구성되어 있으며, 주요 기관은 입(치아, 혀, 침샘), 위, 췌장, 간 및 담낭이다.

1) 입

소화(消化)는 입에서 씹는 과정을 통해 시작된다. 씹는 운동은 섭취한 음식물을 침과 함께 잘게 분쇄하여 영양분을 흡수하기 쉬운 상태로 변화시키는 소화(消化) 작용을 도운다. 침샘은 음식을 분해하는 침을 생성한다. 침샘은 3쌍으로 구성되며, 귀 아래의 이하선(염증으로 볼거리가 생성됨), 아래턱 아래의 상악하, 그리고, 혀 아래의 설하이다.

인두(pharynx)는 입과 식도 사이에 위치하며 음식과 공기가 통하는 통로 역할을 하는 11cm 길이의 관이다.

식도의 길이는 약 25cm이다. 식도는 인두의 아래쪽 끝에서 위까지 이어지며 '분문'이라는 구멍을 통해 연결된다. 식도는 인두로 들어온 음식물을 연동운동을 통해 위로 전달해 주는 역할을 한다. 식도는 정상적으로 움푹 들어간 생리적 협착부가 존재한다. 협착부는 식도 상단의 후두연골을 지나는 부분, 기관지에 의해 압박되는 부분, 횡격막을 관통하는 부분이 이에 해당된다.

2) 위

상복부 부위에 위치하며 입에서 식도를 통해 보내온 음식을 일시적으로 저장하고 소화하는 소화기관이다. 위로는 식도와 연결되고 아래로는 십이지장과 연결되며, '유문'이라는 괄약근를 통해 소장과 소통한다.

위는 음식과 위액을 혼합하는 연동 운동을 수행하는 신경 섬유의 지배를 받는다. 위의 기능은 음식이 반 액체 상태로 변환하는 기계적, 화학적 변화를 겪는 동안 음식의 저장고 역할을 한다. 단백질 소화 효소, 염산 및 점액을 분비 및 삼킨 음식을 휘젓고 소화 과정을 시작한다. 위액을 분비하고 반액체 상태의 유미즙을 빈번한 간격으로 십이지장으로 전달한다.

위장 불균형은 목, 어깨, 팔꿈치, 손목의 불편함, 열공(裂孔) 탈장, 위산 역류, 복통, 궤양, 가스, 복부 팽만감, 설사, 변비가 나타난다.

3) 창자

창자는 길이 8m로 소장과 대장으로 나누어진다. 소장(小腸, small intestine)은 십이지장(十二指腸), 공장(空腸), 회장(回腸)의 세 부분으로 나누어진다. 십이지장의 길이 약 25cm이며, 위장에서 유문 끝까지이며, 공장(空腸)으로 연결된다. 공장(空腸)은 십이지장에서 회장까지 이어진다. 회장(回腸)은 소장의 마지막 부분으로, 공장에서 회장으로 이동하며 회장맹판을 통해 대장과 연결된다. 회장은 음식이 몸에 흡수되는 장소이다.

소장은 복부에 위치한 매우 길고 가느다란 기관이다. 소장은 내벽의 특수한 특성으로 인해 테니스 코트 크기의 표면적을 가지고 있다. 소장은 소화 시스템의 일부이며, 음식에서 영양분을 흡수한다. 입으로 섭취한 음식은 위에서 소장을 통과하면서 더 소화되고 영양분은 혈류로 흡수된다. 소장 불균형은 허리나 무릎의 통증, 복부 팽만감, 가스, 설사, 메스꺼움, 영양 부족으로 인한 피부 트러블이 나타난다. 소장 기능이 불균형하면 신체 조직의 나머지 부분이 최적으로 기능하는 데 필요한 영양소를 덜 흡수하는 경우가 많다. 피부는 소장에서 흡수된 영양분을 마지막으로 받는 기관 중 하나이며, 이 때문에 피부는 발진, 건조, 벗겨짐 및/또는 갈라짐의 형태로 영양 결핍 증상을 보일 수 있다.

대장(大腸)의 길이는 1.5m이다. 회맹판에서 항문까지 이어진다. 그 기능은 소화를 계속하고, 대변으로부터 수분과 전해질을 흡수하여 대변을 탈수시키고 대변을 형성하며, 항문을 통해 대변 폐기물을 제거한다. 상행 결장은 몸의 오른쪽 하복부, 맹장 바로 위에서 시작하여 간

바로 아래까지 이동한다. 횡행 결장은 몸의 오른쪽에서 왼쪽으로 횡단한다. 그런 다음 하행 결장은 몸의 왼쪽 아래로 이동하여 S상 결장이 된다. 대장의 마지막 부분은 직장으로 알려져 있으며, 직장이 끝나는 항문에서 배설물이 신체 밖으로 제거된다.

대장의 불균형은 허리나 엉덩이가 불편하며, 설사, 변비, 배변 습관이나 대변의 질 또는 일관성의 변화, 점액이 있는 대변 생성, 불완전한 배변감 또는 대변의 구경 감소, 혈변, 흑변 또는 직장출혈 등이 나타난다.

혈변, 검은색 변 또는 직장 출혈은 확실하게 병원의 의사를 만나야 한다. 장기간 또는 심각한 결장 불균형은 또한 대장염, 과민성 대장 증후군(IBS), 게실증(작게 튀어나온 주머니가 발생) 및 게실염과 같은 일반적인 상태를 유발하는 경향이 있다.

4) 췌장

췌장은 췌장관 옆의 십이지장 고리에 연결된 위 뒤에 위치한다. 기능은 췌장관을 통해 십이지장으로 가는 췌장액을 분비와 혈액을 통해 조직으로 이동하여 포도당 대사에 작용하는 인슐린(랑게르한스섬에서)을 생성한다.

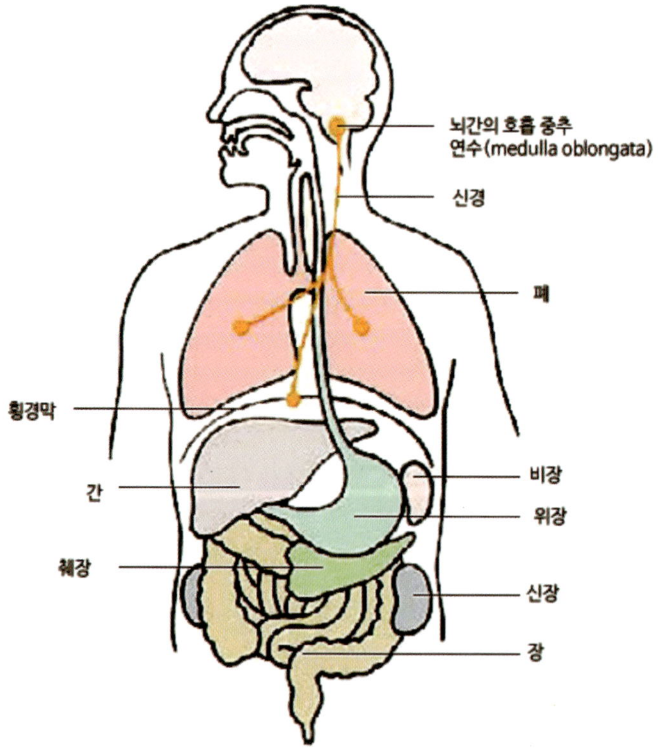

그림 7.6 인체의 장기(臟器) 배치도.

※ 신장(콩팥)은 횡격막의 아래쪽, 배의 뒤에 위치한다. 그림은 시각적 효과를 위해 다소 다른 위치에 표시함.

5) 간

간은 오른쪽 갈비뼈 아래, 담낭 바로 위에 위치한 매우 큰 기관이다. 간은 소화 시스템과 면역 시스템의 일부이다. 오른쪽 횡격막 아래에(hypochondrium)에 위치하며 신체에서 가장 큰 샘으로 무게는 1,200~1,600g이다. 위의 기능은 담낭에 저장되는 담즙 형성과 포도당을 글리코겐으로 변환하고 간세포에 저장하는 역할을 한다. 간 기능의 불균형의 견갑골 사이 또는 오른쪽 어깨의 불편함과 두통을 유발할 수 있다. 심한 경우에는 황달, 식욕부진으로 인한 체중감소, 오른쪽의 갈비뼈 아래에 부종이 생길 수 있다.

6) 담낭

담당은 간 아래쪽에 위치한 서양배 모양의 주머니이다. 기능은 간에서 나오는 담즙을 농축하여 십이지장으로 배설한다. 담낭 불균형은 오른쪽 무릎, 오른쪽 어깨 또는 오른쪽 갈비뼈 아래의 불편함, 가슴 오른쪽 통증, 메스꺼움, 구토, 가스, 복부팽만이 나타난다. 일반적으로 이러한 증상은 지방이 많은 음식을 먹은 후에 악화된다. 오른쪽 흉곽 아래의 불편감, 메스꺼움 및 구토는 다른 증상보다 더 드물며 일반적으로 담낭의 결석, 염증 또는 울혈로 인해 더 심각하거나 장기적인 불균형을 나타난다.

담낭의 기능이 불균형해지면 오른쪽 어깨의 전방 삼각근, 오른쪽 무릎 뒤쪽에 위치한 슬와근 근육들도 불균형하게 되어 오른쪽 무릎과 오른쪽 어깨를 불안정하게 한다. 오른쪽 무릎 문제는 담낭 불균형의 가장 흔한 증상이며 오른쪽 어깨의 불편감이 그 뒤를 잇는다.

7) 빛의 소화적 작용

소화 기능의 작동불량인 설사 또는 궤양으로 인한 위염과 같은 감염성 치료의 경우 적용은 흐름의 반대 방향, 아래에서 위로, 먼저 장에서 수행되어야 한다. 단지 속쓰림, 메스꺼움, 빠른 불편감이 있을 때는 위에서부터 입까지의 경로를 따른다.

① 입에서 시작한다.
② 인두를 통과하여 식도를 따라 위로 전달된다.
③ 위에서 우회되고 그 내부가 활성화된다.
④ 간으로 가서 간 내부를 활성화하고 담낭을 덮는다.
⑤ 빛을 15cm 떨어진 곳으로 이동하고 췌장을 덮는다.

⑥ 유문(위의 끝)으로 돌아가서 십이지장으로 내려간 다음 소장을 덮고 원형 운동으로 활성화된다.

⑦ 대장으로 들어가 상행결장, 횡행결장, 하행구불결장, 직장을 거쳐 대장으로 들어간다.

6 비뇨기계

비뇨기계는 신장, 요관, 방광 및 요도로 구성된다.

1) 신장

신장은 왼쪽과 오른쪽 두 개가 있다. 신장은 후복막, 복막과 나머지 복부 기관 뒤에 위치하며 앞쪽보다 뒤쪽에 더 가깝다. 그들은 비뇨기 및 내분비 시스템의 일부이다. 신장은 혈액을 정화하고 걸러내며(대부분의 독소는 혈액에서 걸러져 신장으로 들어간다), 소변을 생성하고 제거하며, 혈압을 조절하며, 에너지를 저장한다. 한의학에서는 신장을 에너지 저장고라고 한다. 인간은 매일 최소 0.5L의 소변(노폐물)을 배출해야 한다.

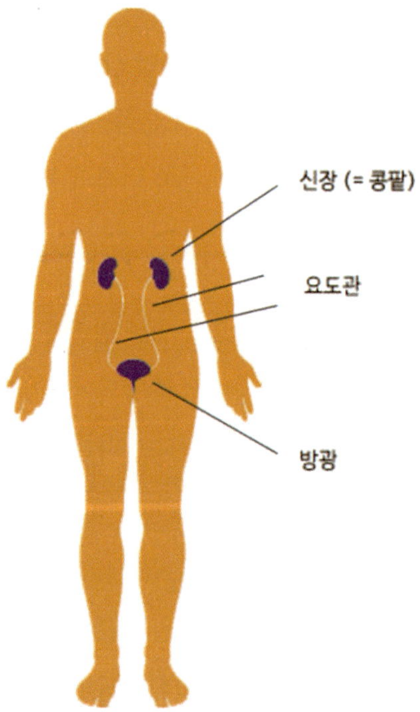

그림 7.7 신장(콩팥)과 방광의 위치.

신장은 강낭콩 모양의 기관으로 각각 길이가 약 10~15cm이며 척추 양쪽, 복부 깊숙한 곳에 위치한다. 그러나 신장이 하나만 기능해도 건강하고 활동적인 삶을 사는 것이 가능하다. 드물게 신장이 3개 있는 사람이 태어나도 마찬가지로 건강하게 유지될 수 있다. 각 신장의 무게는 약 160g이며 하루에 1.5L의 소변을 배출한다. 두 개의 신장은 24시간마다 200리터의 체액을 여과한다.

신장이 제대로 기능하지 않으면 몸에 유해한 독소와 과도한 체액이 축적되어 신부전 증상을 유발할 수 있다. 이러한 증상에는 고혈압, 극심한 피로 또는 무기력, 지속적인 두통, 얼굴과 발목의 부종, 체액 정체 또는 허리 통증이 포함될 수 있다. 신장이 고혈압에 중요한 역할을 한다는 사실은 거의 200년 전부터 전해지는 지식이다.

신장 불균형은 요통을 유발한다. 허리, 등 중간, 갈비뼈 아래 부분, 목 아래 또는 엉덩이(좌측 우측로 분리되며, 해당 측면의 신장의 불균형이다)의 불편함이 나타나며, TMJ 통증, 피로감이 유발한다. 심하게 되면 다리 통증, 발목이나 얼굴의 붓기, 몸의 악취 또는 금속성의 맛을 느끼며, 소변 생성이 부족하게 된다. 소변 생성 부족이 장기화 되면 신장 전문의사의 치료가 필요하다. 신장 불균형은 상부 승모근과의 연결로 인해 하부 목에 불편함을 유발할 수 있다. TMJ는 승모근의 연결과 경추 및 TMJ의 기능으로 인해 신장에 의한 불균형 및 악화될 수 있음이 확인되고 있다.

림프관은 혈관과 세뇨관을 둘러싸는 간질 공간을 차지한다. 혈액은 신장에서 여과되어 소변을 형성하는 유해 물질(요소, 크레아틴, 요산, 암모니아)을 제거한다. 이러한 요소의 보유는 다음과 같은 질병을 유발할 수 있다.

요관은 신장에서 방광으로 소변을 운반하는 배설 통로이다. 길이 25~30cm, 지름 4~5mm로 관문을 떠난다.

방광은 골반강에 위치한 근육막 주머니이다. 자율 신경계 섬유에 의해 신경이 분포된다. 신장에서 나오는 요관을 받아들이고 소변을 저장하는 역할을 한다. 그 모양은 저장된 소변의 양에 따라 달라지며, 팽창 능력이 크기 때문에 최대 1,000mL까지 가능하다.

요도는 방광에서 나와 소변을 밖으로 내보내는 통로로 여성이 남성보다 짧다. 그 시작 부분에는 방광 괄약근이 있어 소변 배출을 조절할 수 있다.

생리적인 콩팥 기능을 알 수 있는 지표는 혈청 크레아틴 농도와 사구체 여과율이 있다. 크레아틴 농도는 콩팥의 노폐물 여과 기능을 파악할 수 있는 지표이다, 크레아틴은 근육에서 분해 되어 생기는 대사 물질이며, 혈액 내 크레아티닌 농도가 높다는 것은 노폐물을 잘 여과 처리하지 못했다는 의미로 해석된다. 남자의 경우 1.2mg/dL 초과, 여자는 0.9mg/dL를 초과하면 콩팥의 기능이 떨어진 것으로 본다. 사구체 여과율이란 콩팥의 여과를 담당하는 사구체에서 단위 시간당 여과하는 물질의 양이다. 사구체가 손상되거나 신장으로의 혈액 순환이 감소되면 제거되는 크레아티닌이 적고 사구체가 분당 여과할 수 있는 능력 또한 감소된다. 24시간 동안 만들어진 소변을 통해 여과된 크레아티닌을 확인하여 신장 내 사구체여과율을 확인할 수 있으나, 과정이 복잡하고 시간이 오래 걸리기 때문에 성별, 나이, 혈중 크레아티닌 농도 세 가지만으로 산출할 수 있는 '추정 사구체 여과율(eGFR: estimated glomerular filtration rate)'을 사용한다.

건강한 성인의 추정 사구체여과율은 100~120mL/min/1.73m^2 사이에 있으며, 3개월 이상 30~60mL/min/1.73m^2 정도로 여과율이 낮게 나타나는 경우 만성 콩팥병 3단계를 진단할 수 있다. 만성 콩팥병은 당뇨병이나 고혈압 등에 의해 영향을 받는 부차적인 질환으로 생각하는 경우가 많은데, 반대로 만성 콩팥병 자체가 당뇨병이나 고혈압의 치료 경과를 악화시킬 수도 있기 때문에 독립적인 질환으로 인식하고 관리가 필요하다.

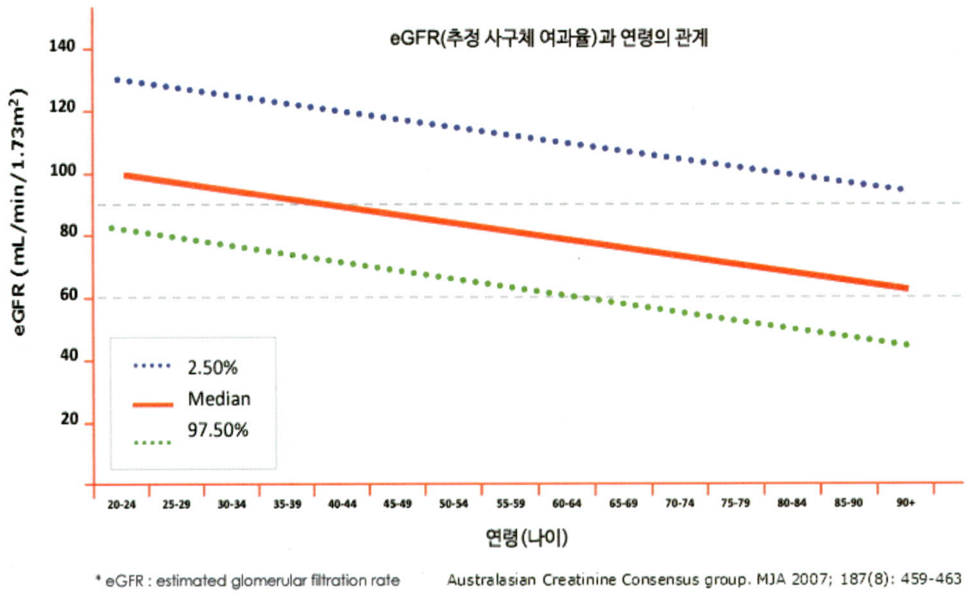

그림 7.8 eGFR(estimated glomerular filtration rate)과 연령과의 관계.

7 생식기계

1) 여성 생식기

생식기 계통은 생식을 담당한다. 여성생식기는 난소, 관, 자궁 및 질로 구성된다. 난소는 길이 4cm, 너비 2cm의 작은 샘 2개가 자궁 양쪽의 골반강에 위치하며 난소인대에 의해 연결되어 있다. 기능은 적시에 방출되는 알을 생산, 발달 및 성숙시킨다. 에스트로겐, 프로게스테론 등의 호르몬을 분비한다. 관은 나팔관이라고 하며 복막강에서 자궁까지 연결되는 길이 7~14cm의 얇은 관이다. 난소에서 배출된 난자가 난관을 통해 자궁에 도달한다. 자궁은 배 모양의 근육 기관으로 방광 뒤의 골반강 중앙에 위치한다. 길이는 약 7.5cm, 상단 너비는 5cm이다. 자궁의 기능은 나팔관을 따라 내려가는 난자를 받아들인다. 난자가 수정되면 자궁에 남아 배아로 성숙한다. 질은 근육질의 막으로 이루어진 관으로 매우 확장 가능하며 방광 뒤에 위치한다. 자궁 경부에서 외음부까지 이어진다.

2) 남성 생식기

남성 생식기는 고환, 이관, 정낭, 사정관, 전립선 및 음경으로 구성된다. 고환은 길이가 4~5cm인 2개의 남성 호르몬 선 기관이다. 고환의 상단에는 정소관의 만남에 의해 형성된 부고환이라고 하는 좁고 긴 직사각형이 있다. 고환의 기능은 정자를 형성하고 남성 호르몬인 테스토스테론을 합성하고 분비하는 내분비 기능을 수행한다. 고환은 인체 장기 중 가장 바깥쪽으로 노출되어 있으며 고환을 둘러싼 음낭은 다른 피부에 비해 피하 지방이 적고 주름이 많아 열 발산이 매우 용이하다. 정관은 부고환에서 서혜관으로 이어지는 직경 3~5mm의 관으로 고환의 배설 경로이다.

정낭은 전립선 위에 위치한 막 구조물이다. 정낭은 정액 저장고이자 정액 생산자이다. 사정관(ejaculatory canals)은 정액관과 정액관이 결합하여 형성된 수송관인 요도를 연다. 요도는 정액과 소변이 흐르는 통로이다. 요도는 사정관과 결합하여 전립선 내부를 통과하고 음경을 통해 외부 환경으로 개방된다.

전립선은 방광 바로 아래에 위치한 정맥총과 탄성 섬유가 풍부한 결합조직이며, 전립선의 작은 구멍을 통해 요도와 연결된다. 전립선은 대략 밤의 모양과 크기를 가지고 있으며 섬유질 캡슐로 둘러싸여 있다. 전립선은 정액의 일부(30%)를 생성하며, 정자에 영향을 공급하고 운동 능력을 증가시키는 전립선 액을 분비한다.

8 내분비계

사람의 경우 신경계와 내분비계라는 두 시스템이 신경 전달 물질 및 호르몬으로 통신 한다. 내분비계는 호르몬을 혈류로 직접 분비하는 일련의 내분비 샘이다. 내분비샘은 일반적으로 호르몬이라고 불리는 화학적 신호인 생성물을 순환계로 방출하는 분비 세포 그룹이다. 호르몬은 신진대사, 성장 및 발달, 조직 기능, 수면, 기분 등 신체의 모든 기능을 조절하는 역할을 한다. 내분비선 또는 내부 분비물에 의해 형성되며, 이는 혈액으로 호르몬을 방출한다. 내분비선은 모든 기관의 활동을 조절하고 성장을 조절하며 감정과 기질에 영향을 미치는 작용한다. 내분비계는 뇌하수체, 갑상선, 부 갑상선, 흉선, 부신, 췌장, 골딘 또는 송과신, 싱호르몬(여성의 난소, 남성의 고환) 등 호르몬을 분비하는 8개의 샘으로 구성된다.

1) 송과선

송과선은 뇌하수체와 대뇌 피질에 위치하고 있다. 이 샘은 성적 자극, 성장 및 알도스테론 분비(부신을 통한)의 효과에 기인한다.

2) 뇌하수체

직경 약 1cm로 두개골 기저부의 백안장에 위치하며 뇌하수체 호르몬자루에 의해 시상하부와 연결된다. 이는 전체 유기체의 대사 기능을 조절하는 데 중요한 여러 호르몬을 생성한다.

① 성장 대사 조절한다.

② 포도당, 단백질 및 지질의 대사에 영향을 미치는 일부 부신 피질 호르몬의 분비를 조절한다.

③ 갑상선의 티록신 분비 강도를 조절한다.

④ 에스트로겐과 프로게스테론(난소에서), 테스토스테론(고환에서)의 분비를 조절한다.

⑤ 젖분비 등을 조절한다.

3) 갑상선

목의 인두 양쪽에 위치한 2개의 엽으로 구성된다. 신경계의 성장, 기능 및 발달, 순환 및 다양한 효소 시스템에 작용하는 트리오도티로닌과 티록신(thyroxine) 호르몬을 분비한다. 갑상선의 기능은 대사, 성장 및 발달 조절, 혈중 칼슘 조절, 소화 촉진, 심혈관 건강 유지, 기타 다양한 신체 기능 조절한다. 갑상선이 불균형하고 충분한 티록신을 생성하지 않으면 갑상선 기능 저하증으로 알려진 증상이 생성된다. 티록신의 과잉생산은 갑상선 기능항진증으로 알려져 있으며 가장 흔한 원인은 자가면역 질환인 그레이브스병이다.

갑상선 기능저하증은 체중 증가, 피로, 얇고 부서지기 쉬운 손톱, 추위 과민증이 나타난다. 갑상선 기능항진증은 피로, 잦은 배변 또는 설사, 갑상선이 커져 목이 붓고 호흡이나 삼킴에 문제가 생길 수 있는 갑상선종, 기분 변화, 근육 약화, 긴장 또는 과민성, 빠르고 불규칙한 심장 박동, 잦은 손 떨림, 수면 장애, 더위를 견디기 어려움, 체중 감소 등이 나타난다.

갑상선이 불균형은 어깨, 손목, 팔꿈치의 불편함 또는 약화, 더 쉽게 탈구되는 어깨 장애가 동반될 수 있다.

4) 부갑상선

갑상선에 매우 가까이 위치하며 직경이 약 5mm인 2쌍의 작은 타원형 구조이다. 칼슘의 증가와 혈중 인의 감소를 촉진하는 부갑상선 호르몬을 생성한다.

5) 흉선

기관 아래와 심장 위에 위치한다. 현재까지 이 분비선에서 분비되는 호르몬은 확인되지 않았다. 흉선은 신체의 면역학적 현상과 관련이 있다고 여겨진다.

6) 부신

부신은 각 신장의 위쪽 상단에 위치한다. 그것들은 수질과 피질이라는 두 가지 별개의 부분으로 구성된다. 이 샘에서 분비되는 호르몬은 다음과 같다.

① 아드레날린은 자율신경계 자극에 반응하여 생성된다.

② 알도스테론(알도스테론)의 주요 효과는 신장의 나트륨 재흡수를 증가시킨다.

③ 당, 단백질, 지질의 대사에 영향을 미치는 코르티솔이나 하이드로코르티손. 그들은 또

한 면역체계에 작용하여 이를 억제한다.

7) 췌장

췌장은 2가지 주요 유형의 조직으로 구성된 분비샘이다. ① 췌장은 췌관을 통해 췌장액을 분비하는 외분비 기능을 수행하며, 췌장액은 담즙과 만나 소장으로 흘러들어가 소화를 도와주는 역할은 한다. ② 내분비 기능은 랑게르한스섬 세포 구조체에서 이루어진다. 랑게르한스섬의 알파세포에서는 혈당을 높이는 글루카곤을 분비하고 베타세포에서는 혈당을 낮추는 인슐린을 혈중으로 분비하여 우리 몸의 혈당 대사를 조절한다.

인슐린은 작은 단백질로 주로 탄수화물(당)의 대사에 작용하며 포도당 대사 속도 증가, 혈당 농도 감소, 조직 내 글리코겐(포도당 저장) 증가의 기능을 수행한다. 글루카곤은 거의 항상 인슐린의 기능과 반대되는 기능을 가지고 있으며, 주요 기능은 혈당 농도를 높이는 것이다.

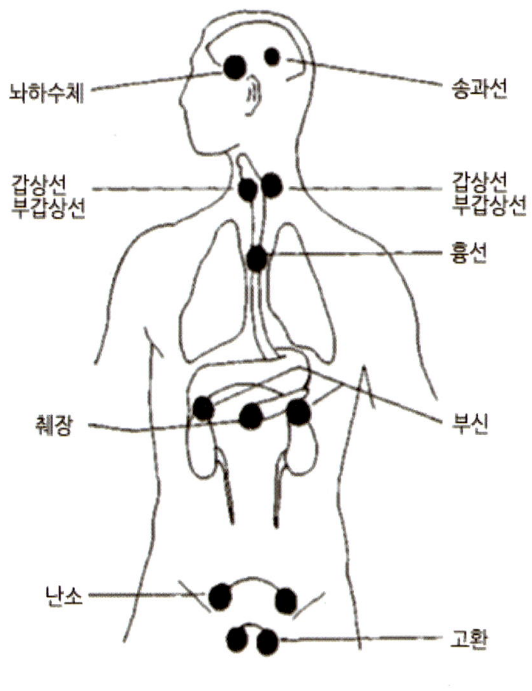

그림 7.9 내분비샘.

난소는 여성 생식 기관의 기관으로 중요한 여성 호르몬인 에스트로겐과 프로게스테론을 생산하고 뇌하수체에서 생산되는 성선 자극 호르몬에 의해 자극을 받는다. 고환은 남성 성

기관의 기관으로 가장 중요한 남성 성 호르몬인 테스토스테론을 생성하고 뇌하수체에서 생성되는 성선 자극 호르본에 의해 자극된다.

9 결합 조직

결합 조직은 신체의 다른 조직을 결합하고, 지지하고, 보호하고, 영양을 공급하고, 방어한다. 이는 세포와 세포 자체에서 생산되는 세포간 물질에 의해 형성된다. 이러한 세포간 물질은 모든 공간을 채워 유기체의 형태를 형성한다. 두 가지 유형의 세포 간 물질이 설명된다.

- 섬유질 형태로 나타나는 것
- 그리고 다른 하나는 무정형이며 일반적으로 글리코사미나글리칸(우라닉산과 육탄당의 중합)과 단백질로 형성된 기본 물질 또는 조직이라고 한다.

결합 조직 섬유에는 콜라겐성, 탄력성 및 망상형의 3가지 유형이 있으며 세포 배열 및 세포간 물질 요소의 특성에 따라 다양한 종류가 있다.

1) 결합 조직의 종류

① 신체의 거의 모든 부분에서 발견된다.

이 조직에는 결합 조직(피부, 점막 및 분비선)의 기본 구성 요소가 어느 정도 동등한다.

② 모양이 치밀한 결합 조직

이 조직에서는 모델링된 콜라겐 섬유가 우세하여 힘줄을 형성한다.

③ 조밀하고 형태가 없는 결합 조직

이 조직에서는 콜라겐 섬유가 무질서하게 결합된다. 진피에서 발견된다.

④ 지방조직

지방을 저장하는 지방 세포로 구성된다. 주로 피부 아래에서 발견되어 신체에 성형된 형태를 부여한다.

⑤ 신축성 있는 섬유

이 조직에서는 탄성 섬유가 우세하다. 이는 대동맥 벽, 협측 인대 및 척추의 황색 인대에서 발견된다.

⑥ 망상 조직

망상섬유의 네트워크로 형성된다. 간, 비장, 림프절 및 기관의 지지 구조에서 발견된다.

⑦ 연골 조직

반고체 세포간 물질을 나타낸다. 신체의 연골을 형성한다. 성인의 경우 연골 조직은 주로 관절, 흉벽 및 후두, 기관, 기관지, 코 및 귀와 같이 영구적으로 열려 있어야 하는 다양한 관에서 발견된다.

⑧ 뼈 조직

칼슘 염의 존재로 인해 단단한 세포 간 물질을 가지고 있다. 뼈를 형성한다.

⑨ 피

피는 액체 세포간 물질(혈장)에 혈액 세포, 즉 백혈구와 적혈구 및 혈소판이 포함되어 있는 특별한 유형의 결합 조직이다. 조혈 조직은 또한 골수에 위치한 특수 결합 조직으로 혈액 세포 생성을 담당한다.

⑩ 근육 조직

근육조직은 세포가 수축할 수 있는 능력을 가지고 있어 신체 움직임을 일으키는 기본 조직이다. 일반적으로 근육 섬유라고 불리는 근육 세포(여기서 섬유라는 용어는 결합 조직 섬유와 동일한 의미를 갖지 않음)는 함께 그룹화되어 신체의 근육을 형성할 결합 조직으로 둘러싸인 다발을 형성한다.

근육 섬유(세포)는 평활근, 심장근, 골격근의 세 가지 유형이 있다. 골격근은 뼈에 부착되어 신체의 수의근을 형성하는 전형적인 가로 줄무늬가 있는 긴 원통형 섬유인 줄무늬근이다. 평활근은 민무늬근, 불수의근이라고 하며, 소화계, 순환계, 호흡계와 같은 내장 기관의 벽을 이루며, 이런 기관의 벽을 통과하는 물질들의 움직임과 관련이 있다. 의식적인 노력없이 자발적으로 수축하는 특징이 있다. 평활근은 주로 혈관벽과 소화관에서 발견되는 방추형 섬유이다. 심근은 신체의 비자발적 근육과 특별한 유형의 근육 조직을 구성하는 심장을 구성한다. 즉 심장의 근육 조직을 형성하는 불수의근이며, 스스로 끊임없이 수축하는 특징을 가진다.

⑩ 근육계

근육은 활동적인 움직임 요소이며 뼈와 관절에 작용하여 몸을 움직인다.

기본적으로 근육은 가로무늬근, 평활근, 심장근으로 구분된다. 평활근은 불수의근이라고도 하며 일반적으로 내장, 눈, 동공 개방 조절, 혈관벽 등에서 발견된다.

- 심장 근육은 심장(심근)을 형성하는 특별한 유형의 가로무늬 근육이다.
- 가로무늬 또는 수의근은 체중의 약 40%를 차지한다.
- 신체에서의 위치에 따라 줄무늬 근육은 골격근일 수도 있고 피부근일 수도 있다.
- 골격근은 뼈에 붙어 근육계의 대부분을 구성하는 근육이다. 피부 근육은 표면에 있으며 예를 들어 얼굴 근육과 같이 피부 자체에 삽입된다.

신체 근육의 명명법은 특정 규칙을 따르지 않는다. 이름은 근육 자체의 일부 특성에 따라 지정되며 일부는 삼각근, 승모근 및 원근과 같이 모양에 해당하는 이름을 갖는다. 근육은 결합 조직으로 만들어진 덮개 근막으로 둘러싸여 있다. 복부의 전측벽에 있는 근육과 같은 일부 큰 근육에는 치밀한 결합 조직의 시트인 저항성 건막이 있다. 건막은 넓은 근육에 삽입을 제공하고 다른 근육을 위한 봉쇄 덮개(예: 직근 복근의 덮개)를 형성한다.

근육이 뼈에 부착되는 것을 근육 삽입이라고 한다. 일반적으로 뼈에 근육을 삽입하는 것은 힘줄을 통해 수행된다. 골격근은 인접한 혈관에 의해 혈관화된다. 혈관 형성의 패턴은 다양하지만, 근육에 영양을 공급하는 동맥은 관통할 때 항상 많이 갈라지고 광범위한 모세혈관층을 형성한다.

근육은 하나 이상의 신경에서 나오는 섬유에 의해 신경지배된다. 종종 유사한 기능을 가진 근육은 동일한 신경의 지배를 받는다. 신경이 근육 안으로 들어가는 지점을 '운동점'이라고 하는데, 이 지점에서 근육에 전기 자극을 가하는 것이 가장 효율적이다. 운동 뉴런의 각 축삭은 근육을 관통한 후 여러 번 나누어져 여러 근육 섬유에 신경을 공급한다. 이 신경 세포, 축색 돌기 및 신경 세포가 자극하는 근육 섬유는 '운동 단위'를 형성한다. 근육 수축 강도를 등급화하는 능력은 근육이 가지고 있는 운동 단위의 수에 따라 달라진다. 따라서 주어진 수의 섬유에 대해 더 많은 수의 운동 단위를 가진 근육은 더 적은 수의 운동 단위를 가진 다른 근육보다 더 섬세하고 정확한 동작을 더 잘 수행할 수 있다.

근육은 근육 수축의 결과인 움직임을 담당하다. 이러한 움직임을 근육작용이라고 한다. 근육 활동은 적대적인 움직임에 의해 쌍으로 수행된다.

줄무늬 근육이 수축하려면 자극이 필요하다는 점은 주목할 가치가 있다. 이는 우리의 의지에 달려 있으며, 이것이 바로 '수의근'이라고 불리는 이유이다. 평활근과 심장근은 자율신경계(교감신경과 부교감신경)에 의해 조절된다. 평활근의 수축은 의지와 무관하므로 '비자발적'이라고 불린다.

11 골격계

골격계는 신체를 형성하고 장기를 보호하는 인대 및 힘줄과 같은 뼈와 결합 조직으로 구성된다. 골격게는 근육계와 함께 작용하여 신체의 움직임을 보조한다. 골격은 보호 기능(심장, 폐 및 중추 신경계와 같은 기관의 경우), 지지 및 신체 형태를 수행하는 동물 신체의 골격을 형성하기 위해 상호 연결된 일련의 뼈와 관절로 정의된다.

골격은 크게 두 부분으로 나눌 수 있는데, 몸의 축을 형성하는 부분으로 머리, 목, 몸통(가슴과 배)의 뼈로 구성되어 축성골격(axial skeleton)이라고 하고 다른 부분은 상지와 하지를 형성한다. 부록 골격을 구성했다. 이 두 부분 사이의 결합은 띠를 통해 이루어진다. 윗부분에는 견갑골과 쇄골로 구성된 어깨 띠가 있고 아래 부분에는 엉덩이 뼈로 구성된 골반 띠가 있다.

성인 개인의 경우 유기적 발달이 완료되면 206개의 뼈가 있다. 머리를 구성하는 뼈는 정면, 비강, 광대뼈, 접형골, 상악골, 하악골, 정수리, 측두골 및 후두골이다.

모든 뼈 구조 중에서 가장 중요한 것 중 하나는 척추이다. 머리는 척추에서 회전하고 상지는 척추에 부착된다. 그것은 개인이 기립하고 있을 때 나머지 신체의 무게를 하지로 전달하는 것 외에도 척수를 완전히 감싸고 수용(受用)한다. 척추는 24개의 움직일 수 있는 척추(경추 7개, 흉추 12개, 요추 5개)와 9개의 고정 척추(엉치뼈를 형성하는 5개의 천골과 꼬리뼈를 형성하는 4개의 미골)로 구성된다. 머리에서 엉덩이까지 척추는 점진적으로 더 많은 무게를 지탱하고 척추도 천골쪽으로 점진적으로 커진다.

흉곽의 골격에는 흉골과 갈비뼈로 구성된다. 흉골은 흉곽의 중간 부분에 있는 편평한 뼈로 일부 갈비뼈 및 쇄골과 연결된다. 일반적으로 몸의 각 측면에는 12개의 갈비뼈가 있다. 갈비

뼈의 각 쌍은 흉추에서 시작하여 흉골을 향해 이어진다. 흉골과 직접 연결된 늑골은 '참'(10쌍)이라고 하고 나머지는 '거짓'(2쌍)이라고 한다. 흉곽 앞쪽에 있는 한 쌍의 쇄골과 뒤쪽에 있는 한 쌍의 견갑골이 상지와 흉곽을 연결한다.

상지(上枝)에는 팔, 팔뚝 및 손의 세 부분이 있다. 팔뚝은 하나의 뼈인 상완골에 의해 형성된다. 팔뚝은 요골과 척골에 의해 형성된다. 손은 손목, 중수골 및 지골에 의해 형성된다.

하지(下枝)의 거들은 두 개의 엉덩이 뼈에 의해 형성되며 치골 결합에서 앞쪽으로 모인다. 그들 각각, 정확히 천골과 꼬리뼈는 몸의 무게를 지탱하는 외부 아치와 복부 위에서 계속되는 일부 내장을 수용하는 내부 분지(골반)를 형성한다.

여성과 남성의 골반은 상당히 다르다. 여성의 골반은 더 둥글고 넓으며 수용할 수 있다. 발달중인 태아를 더 쉽게 수용할 수 있다. 장골, 좌골 및 치골 뼈가 엉덩이를 형성한다.

하지에는 상지와 마찬가지로 허벅지, 다리, 발의 세 부분이 있다. 대퇴골(신체에서 가장 긴 뼈)은 대퇴골에 의해 형성되며, 위에서는 엉덩이와 연결되고 아래에서는 무릎을 형성하는 다리 뼈(경골 및 비골)와 슬개골과 연결된다. 발에는 총 26개의 뼈로 구성되며, 뒤발(발꿈치뼈, 목발뼈), 중간발(발배뼈, 입방뼈, 쐐기뼈) 및 앞발(발허리뼈, 발가락뼈) 뼈로 구성된다.

1) 관절

관절은 뼈가 서로 접촉하는 방법으로 관절이라고 불리며, 근육의 작용에 따라 신체가 움직일 수 있도록 하는 경첩을 구성한다. 뼈는 면, 가장자리, 끝에서 연결될 수 있다.

긴 뼈는 끝 부분에서 관절을 이룬다(예: 경골과 대퇴골).

짧은 뼈는 얼굴에서 관절을 이룬다(예: 손목뼈와 족근골. 편평한 뼈는 가장자리에서 관절을 만든다. 두개골의 뼈. 그러나 얼굴에서 대퇴골두와 관절을 이루고 있는 엉덩이뼈는 예외이다).

관절은 관절을 구성하는 뼈의 표면을 끼우는 조직의 성질에 따라 분류된다. 따라서 섬유성 관절이나 움직이지 않는 관절이 있다. 연골관절이나 움직임이 제한된 관절, 그리고 활막 관절이나 움직임이 충분한 관절이 있다.

CHAPTER 8 음양오행과 칼라 테라피

떨림이 있는 파킨슨병의 발병 기간은
평균 거의 10~20년 정도 걸린다.

1 음양이론

우리는 사물을 원자 단위, 미립자 물질의 가장 작은 입자인 쿼크도 눈으로 관찰할 수 있는 시대에 살고 있다. 그러나 양자 역학의 시초가 된 보어의 원자 모형은 동양학의 음양이론(陰陽論)을 참고로 한 것으로 기록된다. 양성자와 중성자는 똑같은 질량으로 핵 안에 존재하고 있으며 전자는 핵 주변을 균일하게 궤도로 움직이고 있다. 닐스 보어는 이런 전자와 핵의 움직임을 음과 양의 움직임으로 보았다. 음과 양의 해석은 고대부터 전해진다.

> "하늘과 땅 사이에는 움직임과 고요함(動靜)의 두 가지가 끊임없이 순환(循環)하며 그 외의 일은 없다. 이것을 가리켜 역(易)이라 한다. 그 움직임과 고요함에는 반드시 동정(動靜)하게 하는 이치(理致)가 있으니 이것이 이른바 태극(太極)이다. 고대 성인(聖人)들은 이미 그 실재함을 가리켜 태극이라 명명하였고, 주자(周子)는 또한 그림을 만들어 그 특징을 잡아내니 밝혀 나타냄에 여지가 없다. '극(極)'이라는 이름은 '추극(樞極)'에서 그 의미를 얻은 것이다. 성인(聖人)이 말한 태극(太極)은 천지만물(天地萬物)의 뿌리(根)를 가리킨다. 주자(周子)가 이어 무극(無極)이라 한 것은 그 무성무취(無聲無臭)한 '묘(妙)'(제약 없음)를 드러내었다. 그러나 「태극도(太極圖)」에서 '무극이면서 태극'이라 하고, '태극은 본래 무극'이라 한 것은, 무극 다음에 무극이 따로 태극을 낳았다든가 태극 위에 먼저 무극이 존재하였다는 것은 아니다. 또 '오행은 음양'이고, '음양은 태극'이라 한 것은, 태극(太極)이 있은 후에 태극이 따로 음양과 오행을 낳았다든가 음양 · 오행 위에 먼저 태극(太極)이 존재하였다는 것은 아니다(태극에서 음양 오행을 거쳐). 건도(乾道: 하늘의 길)가 남성을 이루고

곤도(坤道: 땅의 길)가 여성을 이루며 두개의 기(二氣)가 교감(交感)하여 만물을 화생(化生: 모양이 바뀌고 살아 있다)하는데 이르기까지 무극(無極)으로서의 태극의 묘(妙)가 그곳에 각기 깃들어 있다. 「태극도(太極圖)」의 강령과 대역(大易 –큰변화)의 뜻은, 노자(老子)의 소위 '물생어유, 유생어무(物生於有, 有生於無)'설이 조화(造化: 만물을 창조하고 기르는 대자연의 이치. 또는 그런 이치에 따라 만들어진 우주 만물)에 참으로 시작과 끝이 있다고 여기는 것과는 정반대이다."

"오행이 하나의 음양이니", 오행을 버리고선 따로 음양을 찾을 곳이 없다. 예컨대 갑과 을은 목에 속하지만 갑은 양, 을은 음이며, 병과 정은 화에 속하지만 병은 양, 정은 음이다(곽신환).

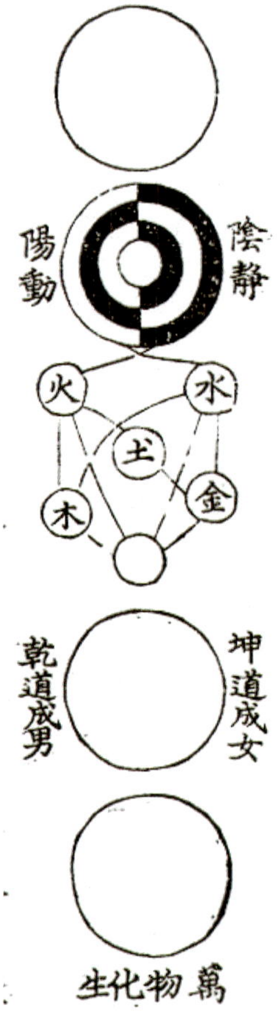

그림 8.1 태극도(太極圖).

천지(天地) 사이에 또 다른 무엇이 있는가? 빛과 어두움, '음(陰)'과 '양(陽)' 두 변화가 있다. 어떠한 사물을 보아도 음(陰, Yin)과 양(陽, Yang)은 분리할 수 없으며 신체만을 보아도, 눈을 뜨면 곧 음이 아니면 양이다. 주희(朱熹)의 생각에 의하면 세상의 모든 사물들은 음과 양으로만 이루어져 있다는 것이다. 또한 그 음과 양의 상호 관계를 정의하게 되면 이는 크게 4가지로 나눌 수 있다. 소장평형, 상호호근, 대립제약, 상호전화이다.

- 대립제약이란 음양은 하나의 존재로만 보는 것인데 天地, 남과 북, 동과 서가 함께 존재하는 것 같이 음과 양은 항상 대립하면서도 공존하는 개념이다. 이것을 주희는 이와 같이 정의했다. 음과 양에는 움직이고 흘러가는 것이 있고 자리가 정해진 것이 있다. 흘러가고 움직이는 것은 추위와 더위가 가고 오는 현상이고 음과 양을 나누어 양의(兩儀)가 세워진다는 것은 자리가 정해진 것이니 天地, 사방, 上下 이것이다. 즉, 음과 양은 정해진 자리에서 존재하며 그것이 서로 대립되어 있는 것을 의미하는 것이다. 이 대립관계 속에서 존재하는 음과 양은 서로 상호작용할 수 있다. 대립하면서 상호작용하게 되는 현상은 관계 균형을 이끄는 데 매우 중요하다. 서로가 반대되는 위치에서 대립하면서 상호작용하는 것은 배척적 관계가 아니라 그렇게 대립함으로써 서로 성취하는 관계가 되는 것이다. 즉, 음과 양은 이렇게 동적인 평형을 이루게 되는 것이다.

- 상호호근이란 음양에서는 서로 대립적이면서도 연합된 상태를 유지하고 있는데 이 둘 사이에는 비록 서로 대립하고 있지만 서로 의존하고 있어서 어느 한쪽이 떠나서는 따로 존재할 수 없다는 것이다. 음양은 각각 떨어져서 독립적으로 존재할 수 가 없고, 함께 동시에 존재한다. 음과 양의 상호 의존관계는 음양 전화의 내재적 근거가 된다. 상호호근 관계는 모순이라는 말을 수용할 때 쉽게 이해가 된다. 그것이 모순되기는 하지만, 방패와 창은 반드시 함께 존재해야 한다. 물과 불이 서로 상극이면서도 꼭 둘 다 있어야 하는 것과 마찬가지이다.

- 소장평형이란 음과 양의 평형상태가 멈춘 상태에서 나타나는 평형을 말하는 것이 아니고, 일정한 시간과 일정한 한도에 양소음장과 음소양장 가운데 유지되는 상대적 평형을 의미한다. 이것을 주희는 이 같이 말하였다. 하늘과 땅 상이에 '양립'하는 것은 없다. 음이 양을 이기거나 양이 음을 누르는 것이다. 이 같은 관계가 아닌 것이 없고 이와 같지

않은 때가 없다. 즉, 음양은 절대 균형이 아닌 상대적 균형으로 움직여서 평형을 유지하는 것을 의미한다. 양과 음 사이의 불균형이 있지만 반복이 지속되면서 움직여서 균형을 이룬다는 뜻이다. 동양학문에서는 물질은 움직이면서 즉, 절대적 운동이 이루어지면서 상대적 정체의 개념을 갖고 있다. 이것은 움직이면서 상대적 균형을 갖는다는 의미이다.

- 상호전화란 음과 양 간의 관계에서 가장 소중한 관계가 음과 양의 상호전화의 관계라고 볼 수 있다. 우주 속에서 벌어지는 자연현상의 변화를 한마디로 표현하면 '한 번 음하고 한 번 양이 되어 서로 전화하고 운동하는 것이다'. 음과 양의 주기 변화가 우주 변화의 기본법칙임을 분명히 밝힌 것이다. 여기에서는 한 번 양하면 한 번 음이 되는 것이 도라고 하는 말은 음과 양 간의 관계에서 영원한 양도, 음도 없는 시간의 변화에 따라 양이 음으로, 음이 양으로 변화한다는 것이다. 이러한 음과 양의 전화를 주희는 음양의 '순환'이라고 표현하는데 음이 극에 이르면 양이 발생하고 양이 극에 이르면 음이 발생하는 과정이 끊임없이 번복되는 것을 주희는 다음과 같이 말하였다.

  겨울이 지난 후 여름이 오고 여름이 지난 후 겨울이 온다. 해가 지면 달이 오고 봄과 여름은 양이고 가을과 겨울은 음이다. 한 번은 양이고 한 번은 음이 계속해서 서로 바뀌는 것이다. 즉, 끝없이 음양이 반복 교체하는 자연 현상을 설명한 것이다. 이런 음과 양의 교체적 반복은 천지의 모든 만물의 현상이 정체되거나 고정되지 않으며 꾸준히 흐르고 바뀌는 것이다. 음양론(陰陽論)은 앞에서 설명한 4가지 규칙에 따라 역동적 평형을 이루고 중단 없는 변화의 원리이다 이런 순리를 도라고 정의하는 바탕을 음(陰)과 양(陽)은 우주와 인간 생활을 만든다.

2 음양오행이론

음양(陰陽)은 태극(太極)의 1차 변화로서 음(陰)과 양(陽)으로 진화, 발전한 것이며 하나이고 두 번째인 만물의 상반된 기운(氣運)이 조화(造化)의 기본으로 대립(對立), 대득(大得: 뜻밖에 좋은 결과을 얻음), 양면성(兩面性), 이원론(二元論) 등 상대적인 것이 바로 음(陰)과 양

(陽)이다.

태극(太極)이 동(動)하여 이진법(二進法)으로 변화되는 음양분열(陰陽分裂)의 법칙은 모든 동식물(動植物)을 막론하고 수정란(受精卵에)서부터 천지 창조의 자연법칙에까지 이른다.

태극(太極)이 움직인다는 것은 생명의 활동(活動)을 뜻하고 생명의 활동에는 양면성, 곧 음(陰)과 양(陽)이 필요조건이 된다. 그러므로 음양(陰陽)의 분화 없이 태극(太極) 자체가 바로 모든 일을 하는 것은 아니다. 태극(太極)이 동(動)하여 양의(兩儀: 양(陽)과 음(陰) 또는 하늘과 땅), 즉 음양(陰陽)이 생(生)하듯이 음양(陰陽)의 생성(生成: 사물이 생겨남: 사물이 어떤 상태에서 변해 딴 것이 됨)은 동시성이며 공존이다.

내외(內外)로서는 바깥인 등쪽이 양(陽)이고 안쪽인 배쪽이 음(陰)이 된다. 이렇듯 음양(陰陽)은 상호 독립적이면서도 보완적이다. 시공[時空: 시간과 공간(空間)]이 함께하듯이 분화된 음양(陰陽)이 발전(發展)·진행(進行)하여 마지막에는 다시 태극(太極)으로 귀일(歸一: 여러 갈래로 나뉜 것이 하나로 합쳐짐)하며 반복되는 것이 자연의 현상이다. 그러므로 변화는 에너지(힘)이며 음(陰)도 에너지이고 양(陽)도 에너지이다. 따라서 불변(不變)도 에너지(힘)이다.

신체와 활동(정신과 운동)에서 인간은 활동을 함으로써 심신(心身)이 강해지고 유능해지며 진보할 수 있는 물질적 육체가 된다.

음(陰)과 양(陽)의 법칙에는 순서, 즉 차례의 음(陰)과 양(陽)이 있으며[시간적인 음양(陰陽)] 입체적인 음(陰)과 양(陽)이 있다[공간적인 음양(陰陽)]. 대시작용(對待作用: 때를 기다리고 방비함)의 음(陰)과 양(陽)이 있는 것이다. 순서는 상생작용(相生作用)으로 올바른 오행(正五行)이 되고 대시(待對)는 상극작용(相剋作用)으로서 화기오행(化氣五行)에 응용된다.

음(陰)과 양(陽)의 표현은 상대적인 것으로 상황에 따라서는 음(陰)과 양(陽)이 바뀌기도 한다. 예를 들면 육체의 등과 배를 비교할 때 前後의 입장으로는 앞쪽인 배가 양(陽)이 되고 뒤쪽의 등쪽이 음(陰)이 된다.

내외(內外)로서는 바깥인 등쪽이 양(陽)이고 안쪽인 배가 음(陰)이 된다. 또 발전의 기운(氣運)으로는 자라는 아이들이 양(陽)이 되고 성인(成人)인 어른은 음(陰)이 되며 골격(骨格)이 강약(强弱)으로는 연약한 어린이가 음(陰)이 되고 골격이 튼튼한 어른이 양(陽)이 된다. 〈표 8.1〉은 음양(陰陽)의 표현을 여러 각도에서 살펴 본 것이다.

표 8.1 음과 양

陰	兩儀	陰
理	兩儀	氣
體	兩儀	用
凹	圓	凸
月	地	日
地球	吾	太陽
地, 右	旋, 回	天, 左
裡	面	正
暗, 水	中	明, 火
後	序	先
過去, 不變	時	未來, 미變
下, 後, 右	空間	上, 前, 左
內	空(立體)	外
평화	∞	전쟁
불행	변화	행복
人	변화	衣
食	변화	人
人	변화	住
無職	행동	有識
남	∞	나
돈	∞	사람
사람	∞	권세
고통	中	편안
固定	현재	變化
不變, 不動도 힘이다	현재	能動, 開拓, 創造, 先覺
가로	힘	세로
老	힘	少
過去	현재	未來
血(有形)	雨義	氣(無形)

波動	파동	粒子
지식(과거)	현재	지혜(新生)
善	∞	惡
견제	中	發展
生	∞	剋
對得	∞	相生
弱	∞	强
支	兩義	干
四位, 四時	我	生剋
三變	我	五行
12支	我	10干
肉體	∞	精神
官, 印	∞	食, 財
本體	변화	病
病	변화	악화, 치유
藝術	不動	創造
作品	不動	感想
人	不動	作品
作曲	不動	演奏
司法	不動	行政
國家	不動	立法
法	∞	人
知慧	∞	事件
合一	∞	分裂
我	∞	環境

오행(五行)이란 우주(宇宙) 공간에서 쉬지 않고 운행(運行)하는 다섯 가지 기운(氣運)으로서 목(木), 화(火), 토(土), 금(金), 수(水)로 표현한다. 이 오행(五行)의 상생(相生)과 상극(相剋) 작용에 의하여 만물이 소장생존(消長生存: 사라지고 오래되며 태어나고 있다)한다.

생(生)과 극(剋) 작용은 오행(五行), 즉 목(木), 화(火), 토(土), 금(金), 수(水)가 서로의 생

(生)을 받으면서 극(剋)을 하고, 극(剋)을 당하면서 생(生)을 해 준다. 오행의 관계는 목생화(木生火), 화생토(火生土), 토생금(土生金), 금생수(金生水), 수생목(水生木)은 상생관계(相生關係)이며 목극토(木剋土), 토극수(土剋水), 수극화(水剋火), 화극금(火剋金), 금극목(金剋木)은 상극관계(相剋關係)이다. 오행(五行)의 종류도 나누지만 그 중에서도 가장 근본이 되면서 중요한 것은 정오행(正五行)과 화기오행(化氣五行) 그리고 삼합오행(三合五行)이다. 기타 오행(五行)의 종류로는 수리오행(數理五行), 음악오행(音五行), 홍절오행(洪節五行), 팔괘오행(八卦五行), 납음오행(納音五行), 진오행(眞五行), 태현공오행(太玄空五行), 소현공오행(小玄空五行), 쌍산오행(雙山五行) 등이 있으며 그 중에서도 특히 정오행(正五行)이 근본이 된다.

음양오행(陰陽五行)은 음양과 오행의 합칭이다. 음양과 오행은 모두 자연을 인식하며 자연적인 현상을 해석하며 자연적인 규율을 탐구하는 방법론이다.

우주는 물론 모든 사물에 음과 양이 있으며, 음기(陰氣)와 양기(陽氣)의 운동변화로 이루어진다고 하는 데 반해, 오행론에서는 모든 사물이 목(木), 화(火), 토(土), 금(金), 수(水), 다섯 가지 성질 변화에 의해 조화롭게 이루어지는 개념이다. 현대의 과학적 탐구 사실을 반영하여 외연적(外延的)으로 확대하면, 흑색(밤)과 백색(낮)의 변화 사이에 존재하는 다채로운 색(色)의 자연환경 공간에서 인간의 후천전 변화, 생활 환경의 적응적 조화를 음양오행(陰陽五行)으로 설명하고 있다고 할 수 있다.

음양설과 오행설은 일찍부터 형성되어서 이미 서주(西周) 시기(기원전 1046년~기원전 771년)에 성행하였는데, 고대의 철학과 자연과학이 상당히 발전했음을 반영한다. 『주역(周易)』, 『좌전(左傳)』, 『국어(國語)』, 『상서(尙書)』 등의 고전 문헌에는 음양과 오행에 대한 자료들이 수록되어 있다.

전국 시대의 추연(鄒衍)이 먼저 음양소장(陰陽消長)과 오행상승(五行相勝)을 혼합하여 오덕종시론(五行終始論) 즉 “수덕극화덕(水德克火德), 화덕극금덕(火德克金德)”이라는 순환론과 숙명론을 제정하여 음양오행 학파를 창시하고 “추오덕종시지운(推五德終始之運)”이라는 학설을 전파한 것이다. 또 하나는 자연과학과 결합하여 자연과학이 발전함에 따라 음양오행설도 충실히 발전했으며, 심지어 자연과학이론과 상호 융합하여 그 기초이론을 구성하게 된 것이다.

『황제내경』을 분석해 보면 음양오행설은 이미 인체의 생리, 병리, 진단, 치료 등의 기초이론과 상호 융합(融合: 여러 종류의 것이 녹아서 하나로 합침)되어 기초이론 체계를 구성하는 중요한 부분임을 명확하게 알 수 있다. 음양오행은 역대 의가들의 끊임없는 연구와 실천을 통하여 크게 발전하였다. 한(漢)나라 시대의 장중경이 저술한 『상한잡병론』에서는 "삼음삼양(三陰三陽)"으로 열병의 표리(表裏) · 음양(陰陽) · 허실(虛實) · 한열(寒熱)의 진퇴(進退)와 변화를 설명하였고, 오장(五臟)에 오행을 연결시켜서 오행의 생극(生剋) 변화를 근거로 질병이 장부(臟腑)와 경락(經絡: 몸 안의 경맥과 낙맥)에 옮겨지는 선후(先後) 전변(轉變: 형세나 국면이 바뀌어 달라짐) 규율을 설명하였다.

그 뒤를 이어 진대(晋代)의 왕숙화(王叔和), 당대의 왕빙(王氷)과 손사막(孫思邈), 송대의 허숙미(許叔微), 금원 시기의 유완소 및 자마원소 · 주진형 · 장종정 · 이동원, 명청 시기의 손일규(孫一奎) · 조헌가(趙獻可) · 장개빈(張介賓) · 이중재(李中梓), 오유성(吳有性) · 장지총(張志聰) · 섭계(葉桂) · 오당(吳塘), 조선의 허준(許浚) 등 여러 의가들이 그들의 논저에서 음양오행의 내용을 충분하게 다루어, 이것이 한의학 기초이론의 체계를 이루는 중요한 부분이 되도록 하였다.

우리가 눈으로 보는 것들은 빛이 있음으로 해서 존재하고 인식되는 실체적인 것이다. 색(色)의 정의는 한자어의 빛색(色)으로, 순우리 말로는 '빛깔'로 표기한다. 사전적 정의로 보면 색(色)과 색채는 빛의 스펙트럼 파동 조성차(組成差)에 의해서 성질의 차가 인정되는 시감각(視感覺)의 특성으로 두 단어는 모두 같은 의미로 사용되고 있다. 그러나 동양에서는 색채는 만물(物)에 한정된 용어이다. 이에 반하여 색(色)은 보다 포괄적인 의미로 빛(光)을 의미한다. 또한, 색(色)이라는 단어는 불교의 오온(五蘊)인 색(色, 빛: 정욕), 수(受: 얻다), 상(想: 생각하다), 행(行: 가다), 식(識: 알다) 중의 하나로 인간의 육체를 포함하여 모든 물리적인 것을 나타내는 말로서 현색(顯色)과 형색(形色)이 있으며, 빛을 발하는 자체를 말하기도 한다. 현색(顯色)이란 우리가 일반적으로 사용하는 색의 의미를 포함하여 여러 가지 현상을 의미하고 형색(形色)이란 주로 형태에 관계된 의미이다(배하나, 2004).

빛은 자연 만물에 닿으면 각각 다르게 반사되어 신비롭고 다채로운 색으로 표현된다. 색은 빛의 파장에 의해서 결정되며 인간은 자연 환경과 접하면서 다양한 색을 경험하게 된다. 우리는 눈을 뜨고 있는 순간뿐 아니라 눈을 감고 있는 순간에도 색을 느끼고 보며 그 속에서 살아간다. 색은 독특한 형태와 질감을 가지고 있으며, 의식의 경험으로 전달되고 인간의 생리나 감정에 영향을 미치는 힘이 있다(류수정, 2007).

한의학(韓醫學)에 있어서도 색(色)의 중요성은 오색(五色)을 통해 표현되는데, 생리병리(生

理病理)에서 기본적이면서 매우 중요한 이론으로서 진단에 있어서도 많이 활용되고 있다. 오색(五色) 즉 청(靑) · 적(赤) · 황(黃) · 백(白) · 흑색(黑色)들은 오행학설(五行學說)에 바탕을 두며 오행(五行)의 담겨진 의미와 상징을 통해 인체에 적용하여 진단과 생리, 병리에 이용된다. 특히 망진(望診)에서 오색(五色)을 기준으로 진단을 해왔다. 또한 『영추 오색(靈樞 五色)』에서 오색(五色)이 주관하는 증후(證候)를 "靑黑爲痛, 黃赤爲熱, 白爲 寒"(洪元植, 1985)이라고 기록하였는데 장부(臟腑) 배속(配屬)뿐만 아니라 오색(五色)에 따라 증상도 측정할 수 있다고 보았다.

3 동양문화(東洋文化)에서의 오색(五色) 상징(象徵)

음양오행(陰陽五行) 사상은 동양철학의 근간(根幹 사물의 바탕이나 중심이 되는 것)을 이루는 사상체계로 오랜 세월 중국을 비롯한 한자 문화권의 문화에 영향을 끼치고 있다. 五行의 각 요소들은 색, 계절, 방위, 맛, 인체의 장부 등에 배속되어 자연과 인체를 분석하는 도구로 사용되었다. 청(靑), 적(赤), 황(黃), 백(白), 흑(黑)의 오색(五色)은 오행(五行)에 따르는 각 정색(正色: 다른 색의 섞임이 없는 순수한 색)이 되었으며 사이에 각각의 간색(間色: 빨강 · 노랑 · 파랑 · 흰색 · 검정 가운데 둘 이상의 색을 섞어 낸 색. 중간색(中間色))이 있다. 청(靑)과 황(黃)의 간색(間色)에는 녹(綠: 초록색), 청(靑)과 백(白)의 간색(間色)에는 벽(碧, 벽색: 푸른 옥돌색), 적(赤)과 백(白)의 간색(間色)에는 홍(紅: 붉은색), 흑(黑)과 적(赤)의 간색(間色)에는 자(紫, 자색: 자주빛), 흑(黑)과 황(黃)의 간색(間色)에는 유황(硫黃, 유황: 노란)색이 있어 이들을 다섯 중간색(五間色) 또는 오방잡색(五方雜色), 오방간색(五方間色)이라 칭하며 이들 오방간색(五方間色)은 다시 70色의 잡색(雜色: 혼합색)을 이루게 된다(배하나, 2004).

오색(五色) 중 청색(靑色)은 목(木)을 상징하여 동쪽(東)에 위치하며 해돋이의 밝음, 풍성함, 성장을 의미하며 창조와 생식을 상징한다. 성장과 충성함을 의미 하며 식물 등을 생명, 발생을 상징하는 색이다. 계절은 봄이며, 오장(五臟) 중 간장(肝臟)을 의미한다.

적색(赤色)은 화(火)을 상징하여 남쪽(南)에 위치하며 따뜻함, 만물의 무성한 부를 의미하며 액막이를 하는 주술적 의미로도 쓰이는 색이다. 부정을 막으며 양기(陽氣)가 왕성하고 만물이 무성하여 생명탄생의 힘, 전통적으로 국왕이 입었던 홍포의 색으로 절대 권력을 상징한다. 계절로는 여름이며, 오장(五臟) 중 심장(心臟)을 의미한다.

황색(黃色)은 토(土)을 상징하여 중앙에 위치하며 모든 색의 근원으로 숭상되었으며, 우주의 중심을 의미한다. 계절은 늦가을 또는 환절기이며 오장(五臟) 중 비장(脾臟)을 의미한다.

백색(白色)은 금(金)를 상징하여 서쪽(西)에 위치하며 청정(淸淨: 맑고 깨끗함), 순수(純粹), 광명(光明), 도의(道意)를 의미하며 태양의 색이라는 상징성이 있다. 계절로는 가을이며, 오장(五臟) 중 폐장(肺臟)을 의미한다.

흑색(黑色)은 수(水)를 상징하여 북쪽(北)에 위치하며 백색과 함께 음(陰)의 색으로 만물의 생사를 관장하는 암울한 세계를 의미한다. 계절로는 겨울이며 오장(五臟) 중 신장(腎臟)을 의미한다(류수정, 2007).

표 8.2 五色 配屬表

오색	방위	오행	계절	오륜	오장	오관	미(味)
청(靑)	동(東)	목(木)	춘(春)	인(仁)	간(肝)	눈(目)	시다(酸)
적(赤)	남(南)	화(火)	하(夏)	예(禮)	심(心)	혀(舌)	쓰다(苦)
황(黃)	중앙	토(土)	사계절말	신(信)	비(脾)	입/입술	달다(甘)
백(白)	서(西)	금(金)	추(秋)	의(義)	폐(肺)	코(鼻)	맵다(辛)
흑(黑)	북(北)	수(水)	동(東)	지(知)	신(腎)	귀(耳)	짜다(鹹)

* 구순(口脣): 입과 입술

4 한의학(韓醫學)에서의 오색(五色)

『설문해자(說文解字: 글자를 풀어 설명한다)』에 보면 '色'은 '人'과 '巴'의 합성자로서 '巴'은 "節'의 본자인 '卩'이므로 '색(色)'은 곧 사람의 마음이 안색(顔色: 얼굴빛)으로 나타나는 현상을 일컬으며, 여기에서 유래하여 넓게는 색깔을 뜻하게 되었다. 결국 양미간 사이를 안(顔)이라 하고 정신(精神)이 밖으로 드러나는 것을 기(氣)라고 하므로 얼굴의 에너지(顔氣), 기색(氣色) 등으로 사용되기도 하는데, 색(色)은 정신(精神)과 신체(身體)를 연결시키는 매개체라고 할 수 있으며, 이때의 정신(精神)은 칠정(七情: 기쁨, 화냄, 슬픔, 즐김, 사랑, 미워함, 하고자 함. 喜怒哀樂愛惡欲)이 심(心: 마음)으로부터 발하여 육체를 거쳐 외부로 드러나는 것이므로, 색(色)은 감정 상태를 몸 밖으로 드러내는 가장 중요한 장상(藏象)이 된다고 할 수 있다(공희일, 1996). 이러한 색(色)은 오행학설(五行學說)과 결합하여 오색(五色)으로 구분하여 인체에 적용되어 진단(診斷)과 생리(生理), 병리(病理) 상에서 유용하게 이용되었다.

한의학(韓醫學)에서는 오색(五色: 靑 · 赤 · 黃 · 白 · 黑)은 기본적이면서도 매우 중요한 이론으로서 진단에서 많이 적용된다. 『素問 · 金匱眞言論』 "東方靑 色……入通於腎", 『五臟生成論』 "色味當五臟 白 當……黑當腎鹹", "凡相五色之奇脈 面黃目 靑……面赤目靑 皆死也" 등에서 오색 이론이 진단(診斷), 생리(生理), 병리(病理) 면에서 차지하는 비중이 매우 큰 것임을 알 수 있다(신승우 외 2000).

따라서 한의학에서 색은 동양사상의 근간을 이루는 오행학설(五行學說)에 따라 오색을 이루어 오행(五行)에 배속하여 이해되고, 이를 다시 인체에 대입하여 진단과 병리, 생리적인 면으로 적용되었으며, 근래에는 대체보완의학의 하나인 색채요법(色彩療法) 등에서 색을 이용한 질병 치료법으로 사용되어고 있다.

오행(五行)에 따른 오색(五色)의 배속을 『내경(內經)』에서 살펴보면 다음과 같다. 『음양응상대론(陰陽應象大論)』과 『오운행대론(五運行大論)』은 오행(五行)에 따라 방위(方位: 동서남북을 기준으로 정한 방향), 기(氣), 미(味), 장기(臟), 몸(體), 오관[五官: 오감(五感)]을 일으키는 다섯 감각 기관 눈(시각) · 귀(청각) · 코(후각) · 혀(미각) · 피부(촉각) 등과 함께 오색(五色)을 배속하였으며, 『금궤진언론(金匱眞言論)』은 오색(五色)과 방위(方位), 장부(藏府), 오관(五官)을 배속하였고, 『육절 장상론(六節 臟象論)』은 오색(五色)을 오행(五行)에 따라 장기(臟), 색채(華), 살찜(充), 맛(味)와 함께 배속하였으며, 『영추 · 오미(靈樞 · 五味)』에서는 색(色)과 맛(味)의 관계를 『(영추 · 순기일일분위사시) 靈樞 · 順氣一日分爲四時』에서는 장기(臟), 시간(時), 음악(音), 맛(味), 천간(天干)과 함께 색(色)을 배속하는 오변(五變)의 의의와 오변주병(五變主病)과 상응관계의 오수혈(五兪穴)을 자극하여 치료함을, 『영추 · 5음5미편(靈樞 · 五音五味篇)』에서는 색(色)과 장기(臟), 시간(時), 맛(味), 곡식(穀食)의 관계를 설명하였다. 이와 같이 『내경(內經)』에는 오행을 인체의 생리 · 병리에서 오장(臟腑)와 경락(經絡)과 병인(病因)과 병기(病機), 질병(疾病)의 진단, 예후 등에도 응용되어 왔다.

『내경. 오색편(內經 · 五色篇)』은 오색(五色)에 관한 질병과 진단 방법 등이 비교적 자세히 서술되어 있다. 오색(五色)도 하나의 색(色)으로 고정되어 있는 것이 아니라 생기(生氣)의 유무(有無)에 따라 인체생리(人體生理)의 정황(情況: 일의 사정과 형편)이 좋고 나쁨이 있으니 『소문 맥요정미론(素問 · 脈要精微論)』에서는 "夫精明五色者, 氣之華也. 赤欲如帛朱, 不欲如赭 白欲如鵝羽, 不欲如鹽 靑欲如蒼璧之澤, 不欲如藍 黃欲如 羅裹雄黃, 不欲如黃土 黑欲如重

漆色, 不欲如地 蒼."이라 하여 예를 들어 붉은 빛이 주사를 비단으로 쌓은 듯한 潤澤(윤택)한 色(색)이 나오면 火(화)의 상태가 온전한 것이며, 붉은 흙과 같이 윤기가 없으면 火(화)의 상태, 또는 심장(心臟)의 상태가 양호하지 않음을 나타낸다.

장부(臟腑)와 색(色)을 직접적으로 배속함에 있어서도 본장(本藏)의 色은 간청(肝青) 심적(心赤) 비황(脾黃) 폐백(肺白) 현흑(腎黑)으로 本藏(본장: 근원적 품새)이 주관하는 부위에 본장색(本藏色)이 나타나는 경우와 특정 부위에 나타나는 본장색(本藏色)으로 구분할 수 있다. 本藏이 주관하는 부위에 本藏色이 나타나는 경우의 가장 대표적인 것은『靈樞 · 五閱五使』에서 五藏에 病이 있는 경우 五官 부위에 本藏色이 나타나는 경우이다. 이런 경우에는 특정 질병이 발생하였을 때 그 근원이 되는 장부(臟腑)를 반영하는 예가 많다. 예를 들어 장부(臟腑)에 특수한 상황에 따라 열(熱)이 발생하여 마비징후(痿證)가 나타났을 때 그 원인이 되는 장부(臟腑)의 색(色)과 주(主)하는 부위에 증상이 나타나고, 오장풍(五藏風)이 발생하였을 때 각 藏을 반영하는 특정부위에 그 본장색(本藏色)이 나타난다. 특정 부위에 나타나는 본장색(本藏色)의 경우는 어떤 특정부위에 어떤 色이 나타났을 때 이는 그 색(色)이 속하는 본장(本藏)을 반영하는 것이다. 이때의 특정 부위는 오장(五藏)의 정(精)이 모이는 부위여야 한다.

예를 들어, 눈(目)의 색(色)이 적색(赤色)이면 병은(病)은 심장(心)에 있고, 하얀(白) 색이면 폐(肺)에 있으며, 청(青)하면 간(肝)에 있고, 황(黃)하면 비장(脾)에 있으며, 흑(黑)하면 신(腎)에 있다. 피부(皮膚)의 경우 얼굴빛이 퍼렇고(青色) 살결이 부드러운 사람은 간이 작고 살결이 거친 사람은 간이 크다. 얼굴빛이 벌겋고(赤色) 살결이 부드러운 사람은 심장이 작고 살결이 거친 사람은 심장이 크다. 얼굴빛이 누렇고(黃色) 살결이 부드러운 사람은 비장이 작고, 살결이 거친 사람은 비장이 크다. 얼굴빛이 백색(白色)이고 살결이 부드러운 사람은 폐장이 작고, 살결이 거친 사람은 폐장이 크다. 얼굴빛이 흑색(黑色)이고 살결이 부드러운 사람은 신장(콩팥)이 작고, 살결이 거친 사람은 신장(콩팥)이 크다. 色과 주리(腠理: 피부에 생긴 자디잔 금)의 소조(小粗: 피부의 부드러움와 거칠음)가 본장(本藏: 기본 장기)의 대소(大小: 크고 작음)를 반영한다.

4 망진(望診)의 오색(五色)

한의학의 진단은 "有諸內者,必形于外"라는 원리에 따라 인체의 외부에 나타나는 모든 현상을 사진[四診(望聞問切)]을 통하여 체내의 생리 및 병리적 상태를 알아내는 것을 그 특징으로 하고 있다. 특히 사진(四診) 중에서도 망진(望診)을 가장 중시하여 『難經』에서는 "望而知之者 謂之神, 聞而知之 謂 之聖, 問而知之 謂之工, 切脈而知之 謂之巧"라고 해서 望聞問切 중에 望診을 진단의 최고경지로 인식하였으며 『靈樞 · 本藏篇』에서도 "視其外 應, 以知其內藏, 則知所病矣"이라 하고, 朱丹 溪는 "欲知其內者, 當以觀乎外"라고 하여 望診이 진단의 필수적인 요소임을 설명하였다.

『內經』에 망진에 대해 面部와 眼睛의 오색의 변화와 沈浮, 聚散, 澤沃, 明暗 등 그리고 면부를 몇 개의 부분으로 나누어 어느 부위는 어느 臟腑의 병변이 나타난다고 정해 놓았으며, 色調의 沃澤으로 疾病의 예후를 판단한다. 이와 같은 面部 의 色診은 "日治未病."이라 하여 赤色이 안면 의 어느 부위에 나타나는가에 따라 그 부위에 해당되는 臟腑의 熱을 살폈다.

『靈樞 · 五色篇』에서는 "靑爲肝, 赤爲心, 白爲肺 黃爲脾, 黑爲腎" 등 오색으로 오장의 병변을 반영하거나 "黃赤爲風, 靑黑爲痛, 白爲寒, 黃而膏 潤爲膿 赤甚者爲血" 등 오색으로 병변의 성질을 확정하는 것이다. 특히, 經絡에 있어서 經脈은 항상 보이지 않은 것으로 그 虛實은 氣口로 알고, 脈이 나타나는 것은 모두 絡脈이다. 해당하는 脈色이 靑하면 痛이고, 赤하면 熱이며, 胃中이 寒하면 手魚의 絡이 多靑하고, 胃中이 熱하면 魚 際의 絡이 赤하며, 갑자기 黑해지는 것은 오래된 痺이고, 赤이 있고 黑이 있고 靑이 있는 것은 寒 熱氣이다.

皮膚를 살펴서 三陰三陽의 해당하는 부위에 浮絡이 있으면 이는 해당 三陰三陽의 浮絡으로 多靑하면 痛이고, 多黑하면 痺이며, 黃赤은 熱이 고, 多白하면 寒이며, 五色이 모두 보이면 寒熱 이다. 이는 尺部의 血脈의 상황을 살피는 것과 도 비슷하니 尺部의 혈맥이 多赤하면 多熱하고, 多靑하면 多熱하며, 多黑하면 久痺이고, 多赤多 黑多靑이 모두 보이면 寒熱身痛한다.

素問 · 風論篇에는 각 臟風症에 따른 안면 의 색과 나타나는 부위와 증상을 열거하면서 각 장이 응하는 부위를 말하였고, 『靈樞 · 五閱五使』篇에서 "黃帝曰 願聞五官 岐伯曰 鼻者 肺之官也 目者 肝之官也 口脣者 脾之官也 舌者 心之 官也 耳者 腎之官也."라 하여 오관을 오장에 배속하였으며 "肺病者 喘息鼻脹 肝病者 靑 脾病 者 脣黃 心病者 舌卷短 赤 腎病者 與顏黑" 각

장의 병증에 따른 색과 나타나는 부위와 그 증상을 열거하고 있다.

5 東洋思想에서 눈(目)의 의미

한자 표현인 '견문(見聞)'은 단순히 보고 듣는 행위를 가리키는 '시청(視聽)'이란 말과 달리 사물을 이해하여 안다는 의미를 가지고 있다. 코와 입으로 냄새 맡고(숨쉬고) 맛보는(먹는) 것이 생명의 기본적 본능적 감각이라면, 보고 듣는 것은 생명의 가치를 높이려는 이성적 감각이라고 할 수 있다.

물론 냄새 맡고 맛보는 감각도 사물을 분별하지만 특히 보고 듣는 것은 사물에 대한 인식에서 더 커다란 의미를 갖는다는 것을 보여준다. 荀子 『君道』편에서 "보지 않고도 안다(不視而見)"고 하거나 老子 『道德經』에서 "보고도 알지 못한다"(視之不見)고 한 표현은 '視(볼시: 자세히 살피다)'와 '見(볼견: 마음에 터득하다, 변별하다)'이 단순한 의미의 보는 행위와 엄밀한 인식으로서 그 의미가 다르다는 것을 잘 보여준다.

『黃帝內經』은 눈을 命門이라 부르기도 하는데 여기서 명문은 말 그대로 생명의 문, 생명의 기운이 드러나는 문이라는 뜻이다. 눈을 생명의 문이라고 한 까닭은 『靈樞 大惑論』에는 "오장육부의 정기는 모두 위로 눈[目]으로 흘러들어가 눈(睛)이 되니 정기의 집이 눈(眼)이다. 뼈의 精(정: 정미)은 눈동자가 되고 근(筋: 힘줄)의 정은 검은 자위가 되고 피의 정은 혈관(絡)이 되고 기의 정은 흰자위가 되며 살의정은 눈이 빠지지 않게 구속한다(눈 꺼풀). 힘줄, 뼈, 혈, 氣의 精 전체는 맥과 더불어 목계(目系)가 되며 목계는 위로는 뇌에 연결되고 뒤로는 뒷목 가운데로 나온다"라고 되어 있기 때문이다. 明代 『醫學入門』 또는 朝鮮의 『東醫寶鑑』을 보면 眼部(안부)에 五輪八廓(오륜팔곽, 다섯오, 바퀴륜, 여덟 팔, 둘레곽)이라고 하여 눈에 대한 다양한 분석을 하고 있다. 五輪은 눈과 눈 주변 부위를 五行으로 분류한 것이고, 八廓(팔곽)은 눈과 눈 주변 부위를 八卦(팔괘)로 분류한 것이다. 즉 五臟六腑의 精氣가 모두 눈으로 올라오므로 눈을 분석해서 장부지기를 파악할 수 있다는 내용이다. 일반적으로 눈은 五臟과의 뱃속 관계에서 肝(간)과 연결된다. 눈은 간, 혀는 심장, 입은 비장, 코는 폐, 귀는 신장에 속한다. 한의학에서 五官(오관)은 몸의 부분으로서 五臟과 유기적 관계를 가지며 또한 각각 배속되는 五臟의 氣를 받아 기능한다. 그런데 유독 눈은 五臟六腑 전체와 관계를 가지며, 더욱 특이한 점은 눈으로 사물을 보는 기능이 五臟六腑의 정미로운 氣(기) 모두와 관련된다는 점이다(곽노규, 2007).

표 8.3 오장육부와 눈의 상응영역(곽노규, 2007)

오장(五臟)	간(肝)	심(心)	비(脾)	폐(肺)	신(腎)
오체(五體)	근(筋)	혈(血)	육(肉)	기(氣)	골(骨)
눈(目)의 배속(配屬)	흑정(黑睛)	대소제(大小眥: 눈초리제)	상하(上下) 검(瞼: 눈꺼풀)	백정(白睛)	동인(瞳人)
오륜(五輪)	풍륜(風輪)	혈륜(血輪)	육륜(肉輪)	기륜(氣輪)	수륜(水輪)
		양쪽 눈시울의 끝	위아래 눈꺼풀		눈동자

또한, 靈樞『邪氣臟腑病形』에 따르면, "12 經脈과 365 絡脈의 혈기는 모두 얼굴로 올라가 얼굴의 감각기관으로 들어가는데 그중 정미로운 양(陽) 기(氣)는 눈으로 들어가 밝게 보고 그 나누어진 기(氣)는 귀로 들어가 듣게 되며 종기(鍾氣)는 코로 들어가 냄새를 맡고 탁기(濁氣)는 위장에서 나와 혀와 입으로 들어가 맛을 본다"고 하였다. 몸을 흐르는 혈기(血氣) 중 가장 정미로운 精氣는 눈으로 들어가 정확하게 사물을 보게 하고 그 다음으로 精氣가 귀로 들어간다. 즉 눈은 오장육부의 精氣와 경락의 혈기 중 역시 精氣가 모이는 곳이다. 따라서 한 臟腑의 기(氣)만 모이거나 혹은 보다 덜 精氣가 모이는 다른 감각기관인 귀나 코, 입과는 구별된다.

눈의 질환 또한 동일한 논리가 적용된다. '눈의 피로'하면 바로 간을 떠올리는 경우가 가장 많지만 나머지 네 臟腑의 精氣도 눈으로 올라오므로 五臟의 정기가 약해지면 눈은 사물을 제대로 보지 못하여 흐릿하게 보거나 때로는 착시 현상이 생긴다. 반대로 오랜 시간 눈을 사용하면 눈이 五臟의 精氣를 많이 가져다 사용하게 되어 五臟의 精氣가 줄어들게 되고 이어서 五臟에 내재된 마음 마저 미혹하게 되어 인식 상의 착오가 생긴다. 또한 어떤 일을 오랫동안 골똘히 하거나 싫어하는 일을 한 사람은 神氣(신기: 정신의 기)가 피로해져 五臟의 氣가 약해지며, 과로나 과음으로 五臟의 氣가 약해지면 신기(神氣)도 약해져 집중력이 떨어진다. 육체적인 노동뿐만 아니라 정신적인 노동 또한 눈으로 가는 정기와 눈으로 드러나는 神氣를 손상시킨다. 이와 같이 눈은 五行 配屬으로 보면 간에 속하지만 다른 감각기관과 달리 肝뿐만 아니라 五臟의 모든 精氣가 모이는 곳이어서 정신적, 육체적 모든 활동에 의해 생긴 五臟의 變化를 담게 된다.

『靈樞 · 大惑論』에 따르면, 눈은 五臟六腑의 精氣가 모이는 곳이면서 몸을 운영하는 營氣(영기: 영위하는 기), 衛氣(위기: 방비하는 기)와 정신적인 氣인 魂魄이 늘 머무는 곳이며 모든 氣의 정화인 神氣가 돋는 곳이다. 신기가 약해져 흩어지면 魂魄도 흩어지고 의지도 어지럽게 된다. "눈은 心에 의해서 보고 心에는 神이 살고" 있으며, "心이 좋아하는 것이 있고 神이 싫어하는 것이 있어서" 좋아하는 心과 싫어하는 神이 서로 부딪치면 精氣가 어지러워져 보는 것이 정확하지 않게 되어 미혹하게 된다. 그렇기에 黃帝는 心은 좋아하고 神이 싫어하는 잘 꾸며진 정원을 볼 때마다 心과 神이 서로 일치하지 않아 정신이 혼란하고 마음이 불안해지는 것이다.

동양에서는 옛부터 色의 개념을 세속적, 현실 적인 인간의 욕망에 비유되어 정신적인 세계의 저급한 개념에 색을 놓았다. 心은 耳目口鼻와 마 찬가지로 좋아하고 욕망하는 본능을 갖는데, 神이 그 대상을 싫어할 경우 心과 神이 서로 부합 하지 않을 때가 있다. 이 때 눈에 모인 오장의 정기(精氣)는 어지러워지고 따라서 사물에 대한 인식은 정확하지 못하게 된다. 사물은 눈으로 보지만 실제로는 마음인 心과 心에 내재되어 있는 神이 사물을 보고 인식하는 것이다. 이와 같이 韓醫學에서는 눈으로 보는 것은 단순히 보는 것이 아니며 心神을 바라보는 것으로 神은 心에 내재되어 있다. 즉 心은 마음 그 자체이며 神은 그 心이라는 바탕 위에서 활동하는 것으로 마음의 방향성인 의지를 가지고 있다.

이것은 고대 중국에서 본다는 것은 사물의 형태를 보는 것뿐만 아니라 사물을 인식한다는 통찰의 의미이다. 『黃帝內經』에서는 다른 어떤 감각보다 눈을 중요하게 다루고 있다. 눈 이외의 감각기관도 다루고 있지만 다른 감각기관은 눈에 비해 그 지위가 낮게 평가되어 있다. 특히, 눈만이 여러 편에서 그 중요성을 강조하면서 그 기능을 설명하고 있다. 『黃帝內經』에서 '눈'은 외부 사물을 몸 안으로 들이는 감각기관이지만 또한 몸속 상태를 겉으로 드러내는 곳이기도 하다. 사람의 감각기관은 몸 밖과 몸안을 연결해 주는 통로이다. 이는 한 방향으로만 작용하는 것이 아니라 쌍방향으로 작용한다. 특히 보고 듣는 감각은 보고 듣는 단순한 감각 작용을 벗어나 사물을 인식하는 토대가 된다.

현대 해부학이 말하는 '눈'이 하나의 구조물일 뿐이라면, 韓醫學에서 말하는 '눈'은 그 구조에 마음을 내포한 여러 氣가 채워지고 또한 거기에 내재된 心神이 대상과 접촉할 때 시각적

인식이 성립하는 것이다. 물론 이때의 인식은 감응적 상대적 인식이다. 그러나 이때 '感應的', '相對的'이란 말이 비객관적이거나 그릇되고 제한적인 인식이라는 의미를 갖지는 않는다. 한의학에서 인식이란 내 몸을 떠나 있을 수 없고 사물과 나는 늘 다양한 조건에서 감응하기에 상대적이다.

6 환경과 인간, 색의 관계

외부의 환경을 알 수 있는 색채의 寒暖, 輕重, 强弱, 硬軟感 등은 색의 知覺感情으로 된다. 또는 喜怒哀樂의 생활감정과 연결되는 것. 신체의 움직임이나 표정 등을 동반하는 감정으로서의 색이나, 비교적 장시간에 걸치는 약한 기분과 향응하는 색 등은 색의 情動(emotion), 感情(feeling)으로 된다. 색은 우리 생활에 있어서 시각의 기본적인 특성 중의 하나이며 육체적, 정신적 반응을 불러일으킨다. 그 이유는 인간은 색을 단순히 눈으로만 보는 것이 아닌 눈을 뜨고 있을 때나 감고 있을 때에도 느낄 수 있는 것이기 때문에 색은 늘 우리 생활 속에 존재하며 모든 사물을 느끼도록 해주는 중요한 도구이며 우리는 그것들을 마음으로 받아들이고 있는 것이다. 색채는 인간의 비언어적 소통을 가능하게 한다. 예술의 목적이 생각의 커뮤니케이션이라면 색채 예술의 목적은 색채를 통한 생각의 커뮤니케이션을 의미한다. 비언어적 소통을 가능케 하는 媒介物로 작용하는 것이 색채의 상징성이다. 사랑하는 마음을 전하는데 검은 하트를 그리는 사람은 없다. 붉은색과 검은색이 상징하는 바가 각각 다르기 때문이다. 물론 이러한 상징성은 나라와 문화마다 차이를 지닌다. 그러나 적어도 동질 문화권 내에서는 색채가 언어로 작용될 수 있다. 색채는 단순히 보는 것에 그치지 않고 동질 문화권 내에서 상호 간의 交感으로 작용한다는 것을 의미하기도 한다. 각각의 색채는 각각 독특한 기분으로 사람의 마음에 전해지며 색을 즐기는 것, 즉 아름다움에 의하여 즐거움을 느끼는 것은 현대 생활 속에서 필요하다. 왜냐하면 그것이야 말로 인간 특유의 뇌의 활동이며, 더불어 생명력을 촉진하고 건강과 연결되는 것이기 때문이다.

일반적으로 색채는 사람의 감정을 움직이는 강한 힘이 있다. 색채를 선택 시에 단지 색채 감각만으로 그치는 것이 아니라 색채 감정에 대한 문제가 나타난다. 모든 물체는 특유의 색을 가지고 있으며 각각의 색은 각기 다른 감정을 가지고 있고 미묘하게 변화하며 이러한 색의 감정 효과는 의식되는 것에서 의식되기 어려운 것까지, 선명한 것에서 애매한 것까지 다양하다. 거의 모든 문화권에서 색채가 갖는 이러한 심리적인 연상에는 일반적으로 공통적인 연상과 상징하는 바가 있다. 이와 같은 色彩感情은 색채를 대상으로 하여 지각하는 사람의 감정적인 表象性으로 개개인의 주관에 따른 것이기 때문에 객관성과 표준화에 어려움이 많다. 색의 특정한 감정은 보는 사람의 心意狀態에 공통으로 존재하는 素因이 있기 때문이다. 물론 본능적인 것과, 오랜 체험이나 경험에서 고유한 것도 있고, 또는 환경물과 연상 등으로 나타나는 것도 있다. 溫冷感情은 暖寒感情이라고도 하며 빨간색이 따뜻하고 파란색이 차가운 감정을 느끼는 것은 누구나 다 같은 공통된 심리 작용이다. 이것은 색의 3속성에서 일어난다고 한다.

經時感情(경시감정)과 관련하여서는 冷色(냉색: 차거운 색) 계통의 색채를 칠한 방에 장시간 있어도 짧은 시간으로 느껴지고, 반대로 銀色(은색)은 잠시 있어도 오랜 감정을 느낀다. 그리고 쾌 · 불쾌 감정에 있어서는 호화찬란하고 쾌감을 주는 색이 있고, 수수하고 쓸쓸하며 불쾌하고 또는 구토증을 일으키는 색감정도 있다. 또 피로 감정과 관련하여 볼 때 색이 심리적 그리고 생리적으로 시각을 부드럽게 하고 활동을 조장하는 것이 사실이다. 이와 같은 色彩象徵法은 인간이 갖는 두려움이나 질투 등과 같은 감정적인 언어를 자극으로서 주고 이 말에 의해서 연상되는 색채를 선택시켜 이것에 의해서 性度, 남성적 성질이나 여성적 성질과 向性, 즉 外向性과 內向性, 기타의 퍼서낼리티(personality)를 판단하는 방법을 말한다.

빛은 시각을 통하여 인간이 가장 빨리 그리고 강렬하게 느낄 수 있는 감각 중의 하나로서 인간의 사고와 감정 그리고 정신세계에 이르기까지 막대한 영향을 이룬다. 특히 색은 물리학자 뉴턴은 "빛은 인간이 눈과 마음으로 색의 존재를 인식하는 데 없어서는 안 되는 필수적인 조건이며 색은 빛 그 자체이다"라고 하였다. 색은 우리의 생활 속에서 풍부하게 존재하고, 당연한 것처럼 우리의 눈에 들어와 느끼고 있는 것이다.

괴테는 41살이 되던 해, 프리즘을 통해 바라 본 하얀색 벽은 여전히 하얀색 벽이었고, 반면 검은색 배경에 그려진 하얀색의 빛을 바라봤을 때는 흰색과 검은색의 경계에서 노랑 파랑 빨강이 나타나는 것을 관찰함으로써 빛과 어둠의 경계에서 모든 색깔이 만들어진다는 새로운 이론을 제시했다.

『색채론(色彩論, *Zur Farbenlehrer*)』은 괴테(J.W. von Goethe, 1749~1832)의 자연과학 영역에 있어서의 최대의 고심작으로 1810년에 발표되었다. 여기에서 그는 아이작 뉴튼(S.I. Newton)의 학설을 반대하였다. 그의 색채에 대한 연구는 이론과 관념에서 조화롭게 이루어진 것은 아니지만, 괴테는 자신의 색채론을 통해 뉴턴의 광학을 비판한 커다란 이유는 바로 빛은 단순한 자연현상이 아니라 인간과 밀접한 관계를 맺고 있어 인간을 통해야 이해되는 현상이라는 것이다. 괴테는 각각의 색은 특별한 정서를 불러일으킨다고 주장한다.

괴테는 개별적인 색을 느끼기 위해서 우리는 눈을 온전히 하나의 색으로만 둘러싸이게 하면 사람과 색은 일치하게 되기 때문에 그 색의 감정을 느낄 수 있다고 설명한다. 그 예로 날씨가 흐린 날, 갑자기 햇빛이 다시 구름을 뚫고 나와서 밝은 빛을 비추었을 때 사람의 감정도 이에 맞추어 밝아지는 것을 느끼는 것이 단적인 예라고 주장한다. 이처럼 괴테는 "자연은 총체성을 통해서 사람이 자유로 나아가도록 한다."고 주장하고 있다. 즉 색채를 다루고 느끼는 일은 "전체 자연이 색채를 통해서 자신의 모습을 시각에 드러내는" 과정에 동참하는 것이고, 이것은 색을 통해 인간은 육체뿐만이 아니라 정신까지도 진화하여 자유, 즉 깨달음을 이루게 한다고 주장하였다.

괴테는 색채 현상을 밝음과 어둠의 양극적 대립 현상으로 보면서, 인간의 감각과는 무관하게 존재하는 색채 자체의 실체를 인정하기를 거부한다. 그리고 이러한 입장이 이후 그의 색채 이론의 토대가 된다. 그의 색채 이론은 색채의 심미적인 효과에 대한 자세한 설명과 병리색에 대한 독창적인 설명에 의하여 일부 화가와 생리학자들의 주목을 받았을 뿐, 물리학의 주류로부터는 완전히 배제되어 있었다. 괴테는 『색채론』의 머리 말에서 색채 연구에 임하는 기본적 태도를 우선 밝히고 있다. 즉, 사물의 본질을 곧바로 표현하려는 시도는 헛된 일이다. 인간은 사물의 작용을 인식하며, 이러한 작용들의 전체 역사가 사물의 본질을 포괄한다. 그의 말에 따르면 "세계를 주의깊게 응시하면서 이론화 한다"는 식이다. 이러한 태도는 관찰의 주체와 그 대상의 유기적 연관성을 놓치지 않고, 이론과 경험의 간격을 가능한 한 좁히려는 의도에서 나온 것으로서, 그의 자연 과학 연구 방법 전반에 걸쳐 일관되게 견지되는 태도이다.

직접적인 관찰과 경험에 바탕을 두므로 괴테가 색채 현상의 연구에 있어서 빛과 눈 사이의 연관을 우선시하는 것은 당연한 일이다. "눈의 존재는 빛으로 해서 생겨난 것이다. 눈은 빛과 만나면서 빛을 위한 기관으로 형성되며, 이로써 내부의 빛과 외부의 빛은 서로 감응하게 된다." 물론 빛과 눈 사이에 친근성이 존재하기는 하지만, 그 둘이 완전히 동일한 것은 아니다. 말하자면 눈 속에 일종의 빛이 들어 있어서, 내부 혹은 외부로부터 미세한 자극이 주어지면 색채가 촉발된다는 것이다. 그에 따라 색채 현상들을 지배하는 원리는 괴테에 의하면 양극성의 원리, 상승의 원리, 총체성의 원리이다. 양극성과 상승의 모든 자연 현상과 인간의 삶에 보편적으로 작용하는 원리라는 점은 주지의 사실이다. 양극성은 가장 쉽게 관찰할 수 있는 자연의 원리이다.

모든 색채는 그 대상에 본질적인 변화를 보여 주게 된다. 괴테는 자신의 색채론을 통하여 색채가 과학적이고 물리적인 시각적인 현상 외에도 인간의 심리와 밀접하게 연관되어 있다는 색체심리학으로 색체의 심리 변화를 '색채의 감각적 윤리적 효과'라는 단어로 설명하였다. 색채 현상에 있어서의 단순한 견해 차이 정도가 아니라, 세계를 파악하는 사유 방식에 있어서의 근원적인 차이였던 것이다. 괴테의『색채론』은 엄밀한 실험과 수학을 토대로 하는 근대 자연과학의 연구 방식과는 그 방법에 있어서 근본적으로 달랐다. 괴테에게 있어서 자연에 대한 이해는 무엇보다도 직접적인 감각 인상과 더불어 시작되며, 원현상에 대한 발견을 그 목표로 한다.

괴테는 "눈이 형태를 보는 것이 아니라 밝음과 어둠, 색채 모두가 눈으로 하여금 한 대상을 다른 대상으로부터, 그리고 대상의 부분들을 서로 간에 구분케 하는 그 무엇을 만들어 낸다는 사실이다. 그리하여 우리는 이 세계를 구성하며 또한 판지 위에 실제적인 세계보다 훨씬 더 완벽한 가시(可視)의 세계를 만들어 내는 회화를 가능케 하는 것이다."라고 주장한다.

이는 동양철학의 음양(陰陽) 이론과도 상통하는 원리로서 빛과 어둠 그리고 경계면의 모든 색(色)은 동양철학의 음양이론(陰陽理論)으로 설명될 수 있으며 빛이 변화하는 원리를 설명하는 체계로 빛의 변화를 태극(太極)으로, 그리고 밝음(흰색) 자연(유채색) 어둠(검은색)의 빛과 색의 현상을 오행(五行)으로 이해할 수 있을 것이다. 즉 빛의 음양(흑백)과 색(물질)의 음양(빨강 파랑) 그리고 삼태극의 회전 원리로 五色의 체계를 생각할 수 있으며, 青赤黃白黑의 五色이 되며 木火土金水 五行에 해당한다. 이러한 괴테의 색채에 대한 양극성의 원리, 상승의 원리는 동양에서의 陰陽과 五行 원리와 相通함을 알 수 있다. 더욱 이 괴테의 이론은 관찰자의 색에 대한 심리적 태도와 색의 심리적 반향을 제시함으로써 자연의 색을 통해 자연을 이해하고 그 성질과 교류함으로써 자연과 인간의 일통함을 보여준다.

CHAPTER 9

오운육기와 건강

인간은 삼원색성 시력을 가지고 있는데, 이는 망막(retina)에 있는
옵신(opsins)이라고 불리는 세 가지 단백질 색소가
파란색, 녹색, 빨간색의 서로 다른 파장의 빛을 흡수한다.

1 배경

오운육기의 역사는 서한 중후반으로 추정되는데 이것은『황제내경』에 처음으로 등장한 시기이다.『황제내경』에는 오행(五行)의 성질에서 운기설까지를 모두 포함하고 있는데 각기 시대 배경에서 점진적으로 형성된 것임을 추정하고 있다. 오행론은 초기 오행 사유부터 운기설에 이르기까지 각기 시대 배경에서 이어 점진적으로 형성된 개념들의 총체로 볼 수 있다. 학자들은 이 운기설이 한 시기에 형성된 것이 아니고, 전국시대부터 동한, 위진, 시기에 이르기까지 점진적으로 발전한 것으로 분석하였고, 후대로 갈수록 간헐적으로 보충되었음을 주장한다. 孫菲의 연구는『황제내경』이 전국과 진한, 위진 시기동안 점진적으로 많은 연구자들에 의해 보충되었음을 알 수 있다.

『황제내경』의 저작 시기는 전국시대에서 진한시까지 만들어졌다는 관점이 주류를 이루지만 20세기 이후 학자들은 체계적인 문헌연구를 진행하였으며 그 저작 시기를 기원전 2세기경임을 주장하였다. 그러나 워낙 방대한 양의 내용을 보아 기원전 4세기에서 2세기로 추정하고 있으며 이후 학자들이 지속적으로 이론화, 체계화시켜 황제라는 이름을 기탁한 서적으로 정의했다는 주장이 가장 타당하다.『황제내경』에는 크게 오행론과 운기론을 나눌 수 있는데 학자들 사이에는 오행론 바탕 위에 운기론이 형성되었다고 보는 경우와 오행론과 운기론을 별도로 다루는 경우 두 가지로 나눌 수 있다.

광지인은 오행과 운기론을 동일한 체계로 다루는데 태극의 개념과 만물의 기화작용을 통해 기의 본질을 이해하는 것이다. 용백견은 우기설을 오행론이 다른 체계임을 주장한다. 용백견은 황제내경의 운기칠편에 배속관계를 다른 편들과 분리시켜 목화토금수의 오행과 오운의 목화토금수를 별개의 것으로 이해하고 있다. 그러나 운기 칠편에 나타난 오행과 오운은

명확하게 구별되지 않고 있으며, 개념들이 혼용되고 있다. 그러나 오행론을 기초로 하는 것은 인정하고 있다.

오운육기가 오행론을 바탕으로 하여 질병의 외부 요인을 파악하고, 질병의 발생 원인을 객관적 법칙으로 예측하기 위한 의학적 이론체계임이 분명하다. 그러므로 중의학 관련 학자들이 황제 내경의 연구에 몰두해왔다. 그러나 오운육기를 연구하는 것이 쉬운 일은 아니었다. 그 이유로는 오운육기의 내용을 담고 있는 편수가 매우 많았다.

『황제내경』의 많은 부분을 차지하고 있는 운기 칠편이 오운육기를 다루는데 이는 천원기대론, 오운행대론,, 육미지대론, 기교변대론, 오상정대론, 육원정기대론, 지진요대론 등이 있다. 또한 이 운기칠편뿐만 아니라 육절장상론, 유편의 자법론, 본병론, 구궁팔풍, 세로론편 등에도 오운육기의 내용이 있기 때문에 매우 방대한 양인 것이다. 또한 관련 분야가 매우 광범위하다.『황제내경』에 포함되어 있는 오운육기는 의학뿐 아니라 천문, 지리, 기상, 역법 등을 모두 포함하고 있기 때문이다.

오운육기의 내용이『황제내경』에 나열되어 있으나 공식과 문장이 어렵기 때문에 해석하여 체계화시키는 데 매우 다양하게 많은 연구가 이루어져왔다. 오운육기에 대하여 간편하게 해석하여 의학적으로 활동하고자 하여 오운육기에 대해서『황제내경』을 만 번 읽고, 현대적인 의미로 만물의 변화 원리를 구체적으로 분석하여 쓴 책이 한동석 선생의『우주변화의 원리』이다.

『우주변화의 원리』를 통해서 그동안 정확하게 해명되지 않았던 음양오행의 신비를 나타내어 발표한 것이 수천년 간 이어 온 음양오행의 원리에 업적을 남겼다. 이 책은 우리 민족뿐 아니라 세계적 유산으로 남기고 간 우주의 비밀을 풀어 내는 열쇠와도 같은 이것이다. 한동석 선생은 천지만물의 생성 소멸에 관계한 우주 변화의 원리에 대해서 심도 있게 분석하며 해석했다. 천지만물의 생성과 소멸을 기초이론으로써 동양학으로 해석하여 서양의 과학적 관점에 한계성을 뛰어넘는 해석이다.

2 개론

운기(運氣)란 오운육기(五運六氣)의 약칭으로서 오운(五運)이란 연주기로 변화하는 환경, 계절의 특성을 투영하는 木, 火, 土, 金, 水를 말하며 육기(六氣)란 우주, 태양, 지구, 달의 상호작용으로 발생하는 천지조화의 자연법칙을 말하며, 인간이 생활하는 환경과 기후의 변화

특성을 설명한 풍(風, 바람), 열(熱, 더운 기운), 습(濕, 습기), 조(燥, 건조), 서(暑, 더위), 한(寒, 추위)을 말한다.

운기(運氣)는 천과 지의 기후변화를 측정하여 사람에게 끼치는 영향을 파악하고 질병의 예방 및 진찰, 치료, 처방하는 것까지 전체적인 의미로서 천지(天地)의 기운(氣運)이다. 운기는 동양철학의 근본인 음(陰)과 양(陽)의 오행(五行)을 바탕으로 한 천간과 지지의 간지(干支)로써 표시한다. 이렇게 사람이 출생하면서부터 갖는 갖가지의 선천적인 체질과 매년 바뀌는 기운(氣運)이 어떠한 영향을 미치는가를 생활환경적, 후생 유전학적 변화 요인을 파악하여 개개인의 양생, 건강관리 및 질병의 사전예방적 관리에 응용하기 위한 것으로 현대의 보건위생 관점에서 확장하여 이해할 수 있다.

오운육기(五運六氣)는 주운주기(主運主氣)와 객운객기(客運客氣)로 나눈다. 주운주기(主運主氣)는 계절의 기운이며, 객운객기(客運客氣)는 육십갑자(六十甲子)의 순서대로 변화되는 천간지지(天干地支)의 기운으로서 화기오행(化氣五行)이 주체가 된다. 그러나 변통(變通)은 어디까지나 객운객기(客運客氣)이며 그 해의 천간지기(天干地支)인 태세(太歲)는 객운객기(客運客氣)의 선천지기로서 배경이 된다. 60년마다 객운객기(客運客氣)의 선천지기가 반복되는 셈이다. 주운주기(主運主氣)와 객운객기(客運客氣) 모두 1년을 단위로 운(運)은 다섯으로 기(氣)는 여섯으로 분류된다.

다시 말해서 사람의 건강함과 질병이 발병하는 것 악화, 호전되는 것 등을 자연과 함께 연구하는 것이 운기학이다. 즉, 포태체질(胞胎體質)과 생진체질에 대한 개인의 선천적 장(臟)과 부(腑)의 허(虛: 약함)와 실(實: 강함)을 우주적 자연(自然)의 변화와 함께 연구하는 학문이다.

3 오운육기론(五運六氣論)

오운(五運)은 오행(五行)에 음(陰)과 양(陽)의 성질을 따로따로 부여하면 10개의 천간(天干) 갑(甲) 을(乙) 병(丙) 정(丁) 무(戊) 기(己) 경(庚) 신(辛) 임(壬) 계(癸); 양木, 음木, 양火, 음火, 양土, 음土, 양金, 음金, 양水, 음水)의 문자로 표시되어 서로 오운(五運)의 법칙에 따라서 5가지 변화를 생성(生成)시킨다. 육기(六氣)는 12개의 지지(地支)(인(寅), 묘(卯), 진(辰), 사(巳), 오(午), 미(未), 신(申), 유(酉), 술(戌), 해(亥), 자(子), 축(丑); 음木, 양木, 양火,

음火, 양金, 음金, 양水, 음水 양土, 음土)의 문자들이 육기(六氣)의 법칙에 따라서 6가지 변화의 기(氣)를 생성(生成)시키는 것이다. 천지 조화의 운동 변화들의 조화가 육십갑자(六十甲子)이다. 육십갑자(六十甲子)는 달이 지구를 돌며 지구가 자전하는 행성들이 지구에 끼치는 기(氣)의 흐름과 기(氣)의 성격이 변화(變化)하는 패턴을 나타낸 것이다. 동양학의 특징은 오운육기론(五運六期論)과 같은 우주의 변화 원리를 인간의 생활환경에 적용하고 인간(人間)이 살아가는데 필요한 기후와 기운 변화가 질병의 치료와 예방을 위한 부분, 즉 후생 유전학적 변화의 요인을 우주의 변화와 연계하는 단계까지 이해하고 있다. 서양이 천문학(天文學), 물리학(物理學), 생물학(生物學), 의학(醫學) 등으로 나누어져 각자의 분야가 발전한 것과는 매우 다른 방법으로 전체론적 관점에서 과학(科學)이 발전하였던 것이다.

4 오운론(五運論)

운(運)이란 물질에 대한 변화 또는 생성을 일으키기 위한 숨어 있는 힘(力)이라 할 수 있다. 즉 물리학적인 표현으로는 구동력(驅動力)이라 할 수 있다. 구동력(驅動力)은 물질을 움직일 수 있도록 변화시키기 위해 가해지는 힘이다. 이 구동력(驅動力)은 물질이 움직일 때 알아차리는 보이지 않는 힘(力) 에너지이다. 즉 내재되고, 보이지 않는 변화(變化)하는 에너지라고 할 수 있다. 이것을 동양학에서는 운(運)이라 표현한다.

여기에 관하여 고(故) 한동석 선생은 운(運)을 이와 같이 정의했다.

> 움직이는 것이나 율동 등의 원인과 현상을 나타낸 율동(律動) 개념이다. 운(運)은 움직이는 상을 상세하게 표현하는 데 그 목적이 있다. 운(運)의 가장 근본은 일양일음(一陰一陽)하면서 전략적으로 퇴진하는 것이라고 할 수 있다. 오행(五行)이라고 하면 자연 근본체의 기본법칙을 나타내는 것, 오운(五運)이라고 하면 오행(五行)이 실현하는 자연(自然) 현상의 변화 자체의 법칙(法則: 모든 사물과 현상의 원인과 결과 사이에 내재하는 보편적 · 필연적인 불변의 관계)과 현상(現象: 관찰할 수 있는 사물의 모양과 상태)을 말하는 것이다. 운(運)이 자율적(自律的)으로 변화하는 법칙(法則)은 모두 다섯 가지이다. 갑기토운(甲己土運), 을경금운(乙庚金運), 병신수운(丙申水運), 정임목운(丁壬木運), 무계화운(戊癸火運) 이 그 법칙(法則)이다.

오운(五運)의 첫째 법칙(法則)은 합(合)의 법칙이다. 오운(五運)의 시작은 갑기토운(甲己土運)에서부터 발생한다. 갑기(甲己)가 서로 서로 작용하는데 이것을 동양학에서는 '합(合)'이라 한다. 즉 갑기(甲己)가 합하여 토(土)의 기운을 생성시킨다. 이것이 갑기토운(甲己土運)이다. 이 갑기토운으로 시작하여 시계방위로 회전하면서 토금수목화(土金水木火)의 순으로 운이 생성된다. 갑기토(甲己土)가 을경금(乙庚金)을 생(生)하고, 을경금(乙庚金)이 병신수(丙辛水)가 정임목(丁壬木)을 생하고, 정임목(丁壬木)이 무계화(戊癸火)를 생하고, 무계화(戊癸火)가 다시 갑기토(甲己土)를 生하면서 순환한다.

이런 순리대로 운이 생성(生成)되고 순환되는 것이다. 이것의 첫 번째 시작은 토(土)에서부터 되는데 의미는 독립성 운동 즉, 자율성으로 주체적 운동을 하는 것은 인간과 우주밖에 없는데 이 독립성운동은 반드시 토(土)를 기본으로 한다. 자연은 목화금수(木火金水)의 기운을 받고 있지만 토(土)가 주체가 되지 못하면 신기(信機)도 없고 운(運)도 이루지 못한다. 이처럼 토(土)의 작용은 대단히 중요하다. 토(土)의 중요성에 대하여 고 한동석 선생은 이와 같이 설명하였다.

금수목화토의 운동이 발생될 때 운(運)을 주체로 하면서 동하는 수(水)은 반드시 토(土)를 기본으로 하는 것이며 운(運)의 변화에 의해서 움직이지만 자연은 다만 목화금수(木火金水)의 기(氣)를 받을 뿐이며 토(土)가 주체를 만들지 못하므로 운(運)도 없고 신기(信機)도 이루지 못한다. 그러므로 한마디로 말해서 운(運)이라는 것은 토(土)를 주체로 하는 우주와 소우주의 변화현상(變化現相)과 법칙인 것이다.

행(行)이란 사물의 일진일퇴(一進一退), 일왕일래(一往一來)하는 모습을 의미한다. 그러니까 오행(五行)이란 모든 사물의 다섯 가지 시간적 분파(分派)와 변화(變化)를 의미한다. 그러므로 천간(天干)에 있어서의 오행(五行) 변화(變化)란, 갑을(甲乙) → 병정(丙丁) → 무기(戊己) → 경신(庚辛) → 임계(壬癸)로 순차적으로 그 기운이 변해 가는 십간의 운동을 뜻한다.

5 육기론

고 한동석 선생은 십천간이 五運變化道에 따라서 문자의 개념을 변화시킴으로써 五運 운동이 발생한 것처럼 地支인 六氣도 열두 지지가 육기의 변화도에 따라서 변화함으로써 발생하게 된다. 六氣는 음양과오행의 문자를 조합하면 십자가 나오는 십천간과는 달리 두 개의 음토가 더 존재하게 된다. 六氣의 發生은 지구의 지축이 기울어 있기 때문이라고 주장을 하였다.

地區는 그 축이 23도 7분가량 기울어 있기 때문에 이것으로 인하여 인신상화(寅申相火)가 불어나서 우주 운동에 지지에 의한 두 가지의 불이 작용하게 되었다. 이 결과로 사람은 천지인 대우주와 소우주 사이에는 壽命과 情神의 구별이 생겨나게 되었다.

육기에서의 운동법칙은 장기적으로 보면 수(水)가 화(火)가 되고 화(火)가 수(水)가 되는 水火 작용의 반복이다. 이 수화(水火) 작용을 만들기 위해서는 십이지지가 서로 부딪치면서 변화를 일으키는 것이다. 五運이 서로 작용을 하는 반면 六氣는 상충 작용을 하면서 변화를 일으키는데 이것 또한 동양학에서는 대대 작용이라고 한다. 변화를 일으키는 가장 근본적인 힘을 상충작용이라 한다. 五運이 生하는 작용이라고 하면 六氣는 沖하는 작용인 것이다. 십이지지가 충돌하여 발생하는 육기(六氣)는 다음과 같이 四海 風木, 慈鳥 群花, 縮米 濕土, 人神上靴, 卯酉彫金, 眞術寒嗽이다. 이런 변화하는 운이 시계방향으로 회전하면서 우주 변화 운동을 일으키는 것이다.

사해 풍목은 물질이 만들어지려고 하지만 미처 힘이 불충분한 상태이다. 해는 원래 六水이다. 육수(六水) 속에서 목이 나오려고 하는 것은 뜻은 있지만 그 기가 아직 자라지 못하여 나올 수가 없는 것을 바로 해목(亥木)이기 때문이다. 또한 사(巳)는 二火인데 이것은 해와 충돌하여 목氣의 특성을 잃어 버리게 되는 무렵이 사목(巳木)인 것이다. 즉 사(巳)와 해(亥)가 부딪치게 되면 木의 특성을 손상하는 풍목이 될 수밖에 없다.

사해풍목(巳亥風木) 다음은 자오군화(子午君火)이다. 君火는 소음 속에서 성장하는 火 인데 子는 본래 수(水)이고, 午는 火이기 때문에 火가 水를 부딪치게 되어 작은 君火가 되는 것이다. 子午火는 子에서 시작할 때 힘이 강하지만 午에 속해서 火로서 외형을 갖추게 되면 그 힘이 무력해지는 火의 성향을 가지고 있다.

다음은 丑未 濕土이다. 濕土는 수와 화의 중간으로 水의 축土와 火의 말단인 未土가 서로 대립하여 습기를 생성시키는 것이다. 즉 濕土가 발생된다. 이것으로서 음의 운동이 끝나게 되고 양의 운동으로 들어가게 되는데 이것이 寅申相火, 卯酉燥金, 辰戌寒水이다. 人申相火는 寅에서 시작하여 君火와 濕土를 거쳐 申에 이르러 안정되는 운동이다. 相火는 火를 종합하고 水로 전화하기 위한 돕는 역할을 한다.

다음은 卯酉 燥金인데 卯의 木 기운이 酉의 金과 부딪치면서 응축되게 되면 이것은 여러 사욕과 사악을 내려놓고 정신을 받아들이게 된다고 한다. 즉, 동양학에서는 金의 기운이 우주 변화의 과정에서 우선시 되는 통일과정이라 할 수 있고 이 金의 기가 변화의 가장 큰 수확이다. 金의 통일과정을 지나게 되면 그 후에는 수장하는 즉, 물에 가두어 새롭게 되는 변화운동의 준비를 하게 된다.

그러한 과정을 辰戌 寒水라고 한다. 진은 본래 토로서 제일 큰 양이고 술은 土이면서 깊은 물속의 土이다. 따라서 커다란 양이 작아져서 戌에 와서는 깊은 물속에 잠기게 되기 때문에 대단히 응축된 물의 의미이다. 즉 寒水가 되는 것이고 이렇게 寒水를 마지막으로 六氣의 변화운동이 끝나는 것이 된다. 동양학에서는 이상과 같이 문자 하나 하나에 五行의 성질을 담고 있으면서 이것이 서로 돕는 相好 작용 또는 부딪치는 相沖 작용을 하여 변화하는 힘을 나타낸다고 본다.

CHAPTER 10

경락과 칼라

자기주도적 건강관리의 치유법은
누구나 쉽게 배워 스스로 몸을
돌볼 수 있어야 한다.

1 색(色)의 의술(醫術)

동양에서는 고대 중국 서주시대(西周時代, 기원전 8~11세기)의 문헌(周禮, 天官)에 사람의 생사를 판단하는 기준으로 5색(五色)을 활용하였다는 기록이 있다. 인도에서는 현재도 전통적인 방법에 의한 색을 이용한 치료가 이루어지고 있다. 인도의 색을 이용한 치료는 빨간색, 주황색, 파란색, 녹색(赤黃靑綠)등의 색(色)으로 채색한 컵에 물을 담아서 태양에 비춘 다음, 환자에게 그 물을 마시게 하는 것인데 그 색깔에 따라 환자의 상태가 더 활성화되기도 하고 완화되기도 한다고 한다.

햇빛(光)을 이용한 치료는 크게 동양 의학적 방법, 서양 의학적 방법, 그리고 유전자 색채 치료법 등의 3가지로 구분된다.

동양 의학적 방법은 색을 이용한 치료의 수단을 한방의 침구요법의 원리에 활용하여 생체 내부에 순환하고 있는 자연 치유력을 활성화하고, 자율신경대사를 촉진하며, 기타 각종의 증상을 치유하는 방법으로 활용한다. 서양 의학적 방법은 각종 질환과 증상의 치료에 효력이 있는 서양 의학의 약(藥)과 동일한 치료 효능을 갖는 파장을 지니는 색(色)을 직접 질환 부위에 첩부(貼付: 발라서 부침)함으로써 치료 효과를 거두는 것이다. 예를 들면, 화농성 질환을 치료하는 항생 물질인 아목시실린(amoxicillin)과 동일한 약효의 파장을 지닌 색채를 환부에 붙이게 되면 소염, 진통의 효능이 발생한다. 그러나 색채는 항생제가 가진 독성이 전혀 없기 때문에 양방의 약에 의한 방법보다 부작용이 발생하지 않는 장점을 갖는다. 뿐만 아니라 색채 첩부에 의한 요법은 감기증후군, 변비, 진통 등 다양한 증상에 효능을 나타낸다.

유전자 색채 치료는 유전 인자의 메커니즘을 이용하여 세포 분자학의 영역에서 각종 DNA 변이에 따른 질병의 치료에 색을 이용한 치료를 활용하는 방법으로서 암을 비롯한 각종 성인병과 난치병 등 광범위하게 적용할 수 있으며 치료 효과도 높은 것으로 연구되고 있다. 세포 내의 미토콘드리아에서 생산하는 에너지의 ATP의 주파수를 색채로 조절할 경우 활성 산소의 발생률을 저하시키고 에너지의 대사를 활성화하게 되는데 이는 결국 각종 질환에 대한 면역력을 향상시킴으로써 자연적인 치유력을 높이는 결과를 얻게 된다는 이론이 정립되어 있다.

2 음양오행(陰陽五行)과 색채(色彩)

동양에서 오색(五色)은 고대 동양의 세계관인 오행사상(五行思想)에서 유래한다. 오행(五行)에서 행(行)은 운행한다는 뜻이고 다섯(五)은 오성(五星), 오색(五色), 오미(五味), 오성(五聲), 오지(五志) 등 천체, 소리, 맛 등 다방면에서 다섯 요소로 분류하는 사고(思考)의 틀이다. 우주의 생성과 함께 색은 방위를 갖게 되어 청(靑)·적(赤)·황(黃)·백(白)·흑(黑)이 오색(五色)으로 정해졌는데, 오색(五色)의 속성과 연관된 개념들을 살펴보면 다음과 같다.

청색(靑色)은 계절로는 봄이요 맛은 신맛에 배속이 되고 방위로는 동쪽을 상정한다. 오행(五行)으로는 나무(木)에 해당되는데, 생장(生長), 승발(升發), 조달(條達) 등의 작용이나 성질을 갖고 있다고 본다. 따라서 푸른색을 생기(生氣)로 본다. 오장(五臟) 중 간장(肝臟)을 의미하며 색은 간경락에 상응된다. 적색(赤色)은 계절로는 여름이요 쓴맛에 배속이 되고 남쪽을 나타낸다. 오행(五行)으로는 온열(溫熱)하고 승등(升騰)하는 성질을 상징하는 불(火)에 배속된다. 그래서 적색(赤色)은 정열적이며 도발적인 성격을 내포하고 있는 것으로 해석된다. 오장(五臟) 중 심장(心臟)을 의미하며 색은 심장경락에 상응된다. 백색(白色)은 가을이며 매운 맛에 배속이 되고 서쪽을 가리킨다. 오행(五行)으로는 청결(淸潔), 숙강(肅降), 수렴(收斂)을 상정하는 쇠붙이(金)에 배속된다. 오장(五臟) 폐장(肺臟)을 의미하며, 색은 폐장경락에 상응된다. 흑색(黑色)은 겨울이며 짠맛에 배속이 되고 북쪽이다. 오행(五行)으로는 한량(寒凉), 자윤(滋潤), 향하 운동(向下運動)을 의미하는 물(水)에 배속된다. 또한 흑색(黑色)은 권위의 상징이며 새로운 시작의 준비를 의미한다. 오장(五臟) 중 신장(腎臟)을 의미하며, 색은 신경락, 방광경에 상응한다. 황색(黃色)은 방위로는 중앙이며, 기운(氣運)이 운행(運行)하는 과정 속에서 일어날 수 있는 모순과 대립을 조화하는 기운(氣運)인 땅(土)에 배속이 되어, 만물의 생성과 운행의 원리가 되는 다섯 가지 원소 중 생화(生化: 태어나고 성장하는 일. 또는 생성하고 변화하는 일)의 덕(德)을 의미한다. 오장(五臟) 중 비장(脾臟)을 의미하며, 색은 비장경락에 상응한다. 노란색은 위경락과 상응하며 은색은 대장경에 상응한다. 각 경락에 배속된 색을 몸에 채색한 개념도는 〈그림 10.1〉이다.

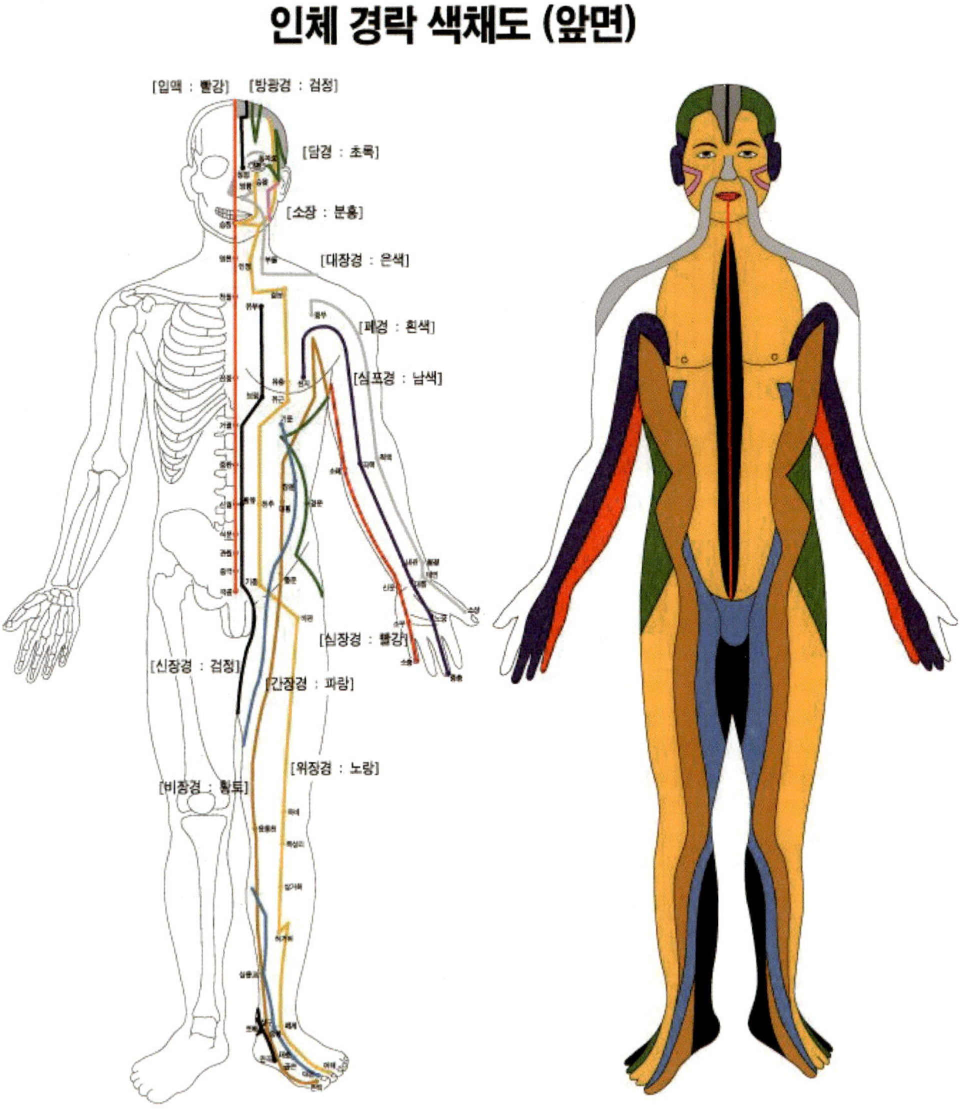

그림 10.1 인체 경락 색채도(앞면). (박광수, 2006)

인체 경락 색채도 (뒷면)

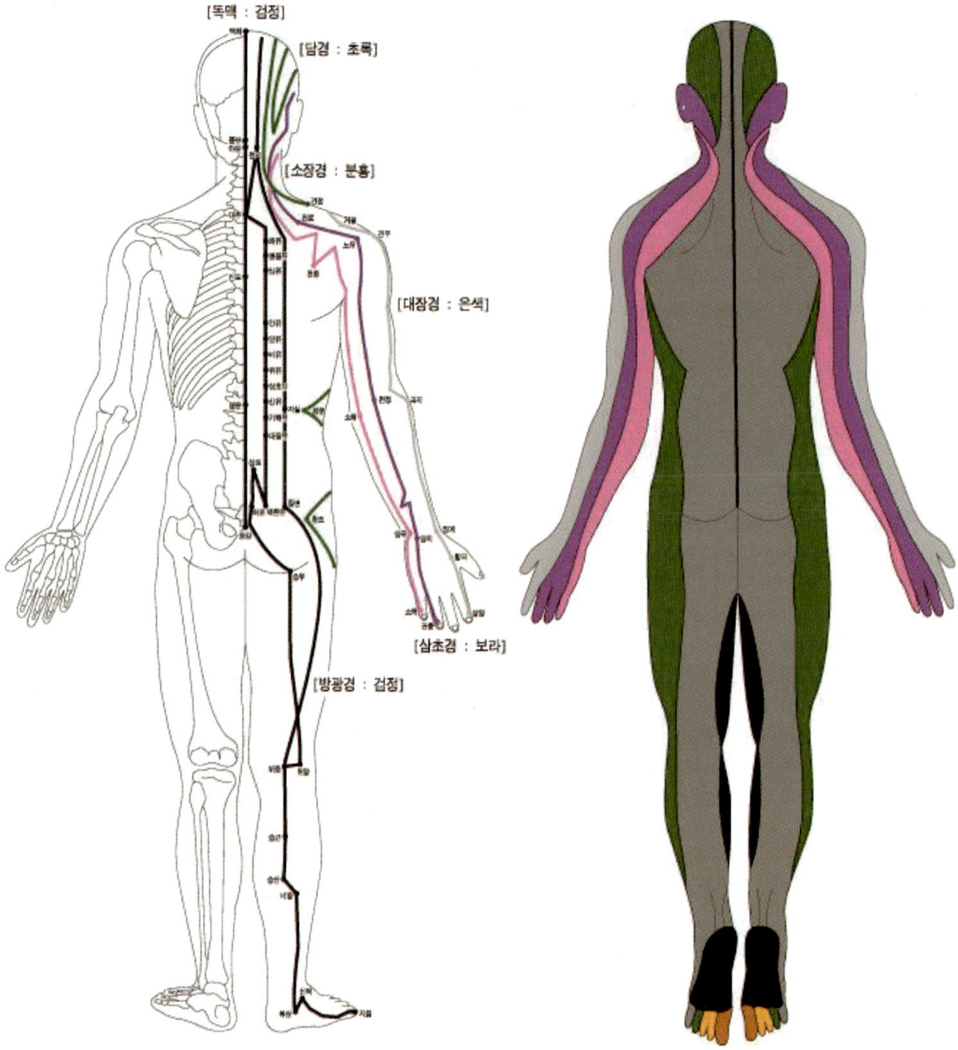

그림 10.1 *(계속)*

표 10.1 오색 배속표

오색	오행	계절	오장	오관	미(味)
청(靑)	목(木)	춘(春)	간(肝)	눈(目)	시다(酸)
적(赤)	화(火)	하(夏)	심(心)	혀(舌)	쓰다(苦)
황(黃)	토(土)	사계절말	비(脾)	입/입술(口脣)	달다(甘)
백(白)	금(金)	추(秋)	폐(肺)	코(鼻)	맵다(辛)
흑(黑)	수(水)	동(東)	신(腎)	귀(耳)	짜다(鹹)

3 차크라와 공명

Lakhovsky의 공명(resonance) 이론은 생명의 기원에 대한 그의 인식과 관련이 있다. 기본적으로 그는 모든 생명체의 화학은 본질적으로 진동하며 최적의 건강과 기능은 열, 빛, 전기 및 자기의 정확한 진동에 의해 뒷받침된다고 할 수 있다. 이 지구의 모든 구성 요소는 균형과 건강이 존재하기 위해 정확한 주파수로 진동해야 한다. 그러므로 질병은 유해한 진동의 삽입의 산물이다(Lakhovsky, The Secret of Life). 에너지는 움직이는 정보이며 절대적으로 모든 것을 구성한다. 그러나 에너지에는 두 가지 기본 유형이 있으며, 물리적 에너지와 '심령', '직관적', '영적', '양자' 에너지라고도 하는 미묘한 에너지이다.

사람의 세포, 기관, 유기체, 차크라 또는 Aura 에너지장이 더 자연적으로 진동할수록 더 건강해질 것이며, 그 사람의 전반적인 상태도 더 건강해질 것이다. 모든 것은 자연적인 진동 상태에서 가장 잘 작동하며, 이것이 방해받을 때(공명 또는 일치하고 지지하는 진동에 도달하지 못할 때) 사람들은 질병 또는 '편안함의 부족'을 경험하게 된다.

다른 중요한 치유 요인 중 하나는 에너지의 움직임이다. 움직임은 생각보다 관리 및 제어가 훨씬 복잡하지만 강력한 치유 결과를 원한다면 이 분야의 기술을 습득하는 것이 매우 중요하다. 변화를 위한 움직임을 만드는 또 다른 방법이 있다. 스핀(spin) 작업이다. 스핀은 일반적으로 축이나 중심점을 중심으로 한 물체의 회전(rotation) 또는 공전(revolution)으로 간주된다. 질병 치료를 시작하는 가장 쉬운 방법은 질병의 원인을 파악하는 것이다. 문제는 시계 반대 방향으로 너무 느리게 움직이고 대상의 에너지를 고정시키는 우울한 회전 또는 시계

방향으로 너무 빨리 회전하고 너무 많은 에너지 소비를 유발하는 불안한 회전을 일으키는 것이다. 때로는 문제를 해결하기 위해 필요한 것은 에너지 스핀을 수정하거나 축이나 중심점을 변경하는 것뿐이다.

치유(healing)는 에너지를 지시하고 형성하고 형성하는 방식에 영향을 받는다. 빛이 직선으로만 가지 않기 때문이다. 에너지, 에너지 입자, 에너지 파동 및 시공간은 구부러지거나 직선으로, 점에서 점으로, 또는 점프 시작 및 중지로 이동할 수 있다. 에너지는 원이나 사각형을 형성할 수도 있다. 에너지들은 모퉁이를 돌아다니고 스스로에게 다시 돌아갈 수 있다. 시공(時空)은 종종 당신의 에너지체와 마찬가지로 기하학적 패턴으로 조직된다. 더 중요한 것은 에너지 주변의 장이 종종 측정 가능한 기하학적 패턴으로 진동한다는 것이다. 우리가 편안하거나 건강할 때 우리의 세포, 아원자 입자, 기관, 조직 및 에너지 본체는 올바르게 회전하여 올바른 모양을 유지한다. 따라서 질병은 잘못된 회전의 문제로 간주될 수 있다.

기(氣) 에너지의 흐름이 쉽게 방해를 받는 것은 관절에서이다. 흐름이 좋지 않으면 류마티스 통증을 유발할 수 있으며 전신에 에너지 흐름이 부족하여 여러 질병의 근본 원인이 될 수 있다. 에너지의 방향이나 방향을 고려하고 마음대로 움직이면 문제를 삶에서 벗어나 더 바람직한 상황으로 끌어들일 수 있다.

차크라는 영구적인 원형 운동이 있다. 이러한 특성 덕분에 산스크리트어로 '바퀴'를 의미하는 '차크라'라는 이름을 갖게 되었다. 이 바퀴의 회전 운동은 에너지를 차크라로 끌어들인다. 회전 방향이 바뀌면 에너지가 차크라에서 방출된다. 차크라는 오른쪽이나 왼쪽으로 회전할 수 있다. 여기에서 남성과 여성에서 모순되는 원리가 인식될 수 있으며, 남성의 동일한 차크라가 오른쪽(시계 방향)으로 회전하기 때문에 다른 '종'의 에너지 표현의 보완이 될 수 있다. 오른쪽으로 회전하는 모든 방향은 그 특징으로 남성적 특성이 우세하고 중국의 음양오행에 따르면 양(陽)의 특성이 있다. 좌회전은 음(陰)이 우세하고 감수성과 동의를 나타내고 부정적인 측면에서는 약함을 나타낸다.

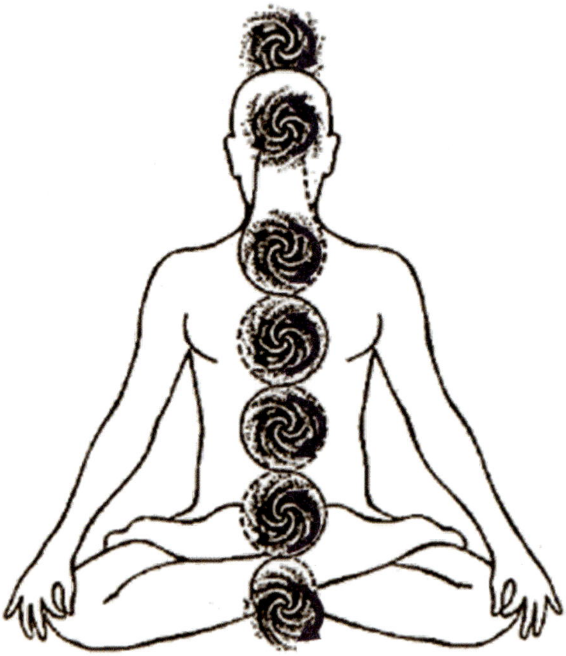

그림 10.2 차크라의 회전운동. (Shalila & bodo, El Gran Libro de los Chakras)

1978년 프리츠 알버트 포프(Fritz-Albert Popp) 박사는 모든 생명체의 세포에서 생체포톤(bio-photon)이라는 빛을 발견함으로써 인체 표피뿐만 아니라 내부에서도 빛과 색에 반응하는 것을 입증하였다.

포프 박사의 연구에 따르면, 생명체의 기본단위는 세포이고, 세포는 미토콘드리아라는 '세포 발전소'에서 활동에 필요한 에너지를 공급받는다. 이때 미약한 가시광선이 방출되는데 이 빛이 바로 바이오 포톤이다. 바이오 포톤의 개념은 1920년 러시아에서 처음 제시되었다. 기계적인 증폭을 통해 우리가 볼 수 있는 각 세포 속의 포톤이라는 극미한 빛은 저마다의 온도와 파장이 있기 때문에 스펙트럼상에서 고유한 색을 발한다. 그래서 장기에 따라 또 몸체 부위에 따라 파장이 다른 무지개 빛깔을 내게 된다(박광수, 2006).

인체가 이렇게 부위마다 또는 장기마다 서로 다른 색채를 내는 이유는 몸체가 소우주이고 자연은 대우주이기 때문이다. 소우주인 몸체의 생명을 유지하려면 대우주의 빛 체계와 공명(共鳴)해야 한다. 자연의 빛과 미토콘드리아에서 발하는 빛이 서로 공명할 때 세포 속의 색소체가 이를 받아들이고 이 빛에 염색체가 반응하여 세포를 증식시킨다. 태양의 무지개빛이 인체의 일곱 부위를 비추면 각 부위의 세포들이 그 빛에 반응함으로써 인체는 생명을 유지한다(박광수, 2006).

차크라는 인체 단면의 중심점을 따라 인체의 가장 깊은 곳에 위치해 있는 보이지 않는 내분비선과 연결되는 에너지 센터이고, 경락은 오장육부와 피부 사이에 위치해 있으면서 체표면과 가깝게 흐르고 있는 에너지의 이동 통로이다. 경혈은 기가 경락을 따라 흐를 때 잠시 머물면서 생기(生氣)인 숨을 조율하는 곳이다.

태양을 근원으로 하는 가시광선 영역의 에너지는 두 가지의 통로를 통해 파동(波動)으로 에너지를 인체의 세포로 전달하는 경로를 가진다. 빛의 광자(光子)는 시각, 피부 및 호흡을 통해 깊은 곳의 에너지 센터로 전달되기도 하고, 경락을 따라 우리 몸을 유주하면서 장부에 전달되기도 한다.

가시광선의 보라색 파장은 두정 차크라와 삼초 경락 두 군데를 통해 몸으로 전달된다. 어느 곳으로 전달될 것인가 하는 것은 어떤 곳에 그 색이 위치해 있는가에 따라 달라진다. 보라색이 머리 정수리 부분에 노출되어 있으면 두정 차크라는 에너지 센터로 직접 전달되고, 삼초 경락이 흐르는 유주선상에 있으면 삼초 경락을 따라 삼초라는 장부로 전달된다. 물론 이 위치에 다른 색이 있으면 거의 무시된다.

손에서도 마찬가지로 손바닥의 회음 상응 부위에 적색광이 있으면 그 색채의 에너지는 회음 차크라로 전달되고, 임맥 상응부나 심장 경락 상응부 영역에 있으면 임맥과 심장 경락에 전달된다. 회음 차크라로 들어간 적색 에너지는 생식기와 고환, 난소 등의 기능에 영향을 주고, 임맥을 따라 들어간 적색광 에너지는 인체의 균형 유지에 도움을 주고, 심장 경락을 따라 들어간 적색광 에너지는 심장 경락의 유주선상을 따라 영향을 주면서 심장 자체의 기능 유지에 도움을 주게 된다.

우주의 자연법칙과 인체의 적응과 관련하여 현대적으로 해석한 이준우의 칼럼의 〈압력과 한의학에 대학 소고(小考)〉에서 한의학적 개념을 현대적으로 이해할 수 있도록 다음과 같이 설명하였다.

> 육기(六氣)와 기상 현상의 연결을 통해 소양상화는 높은 압력을 의미하며, 궐음풍목은 낮은 압력을 의미한다.
> 높은 압력은 열 생산에 관여할 뿐만 아니라 열 손실을 억제하는 역할을 한다.

오행 중의 화(火)는 '군화+상화'라고 할 수 있기 때문에 심장과 소장은 '높은 온도'와 '높은 압력'이 공존하는 상태이다.

육장(六臟) 중에서 소양상화(少陽相火)에 해당하는 장부가 심포(心包)이고 궐음풍목(厥陰風木)에 해당하는 장부가 간(肝)이기 때문에 심포는 '높은 압력'을 만들어 낸다면 간에서는 '낮은 압력'을 만들어낸다.

심장(心臟)과 콩팥 주변에서는 높은 압력이 형성되고 있는 반면, 간(肝)과 폐(肺)의 주변에서는 낮은 압력이 형성되고 있어 이 높은 압력과 낮은 압력이 경락의 유주 노선을 결정하는 힘이 된다.

인체 전면과 적도 지방에서는 따뜻하고 가볍고 수분이 많아서 열(熱), 풍(風), 습(濕) 세 가지 기운이 상승하고 인체의 후면과 극지방은 모두 차갑고 무겁고 건조해서 한(寒), 화(火), 조(燥) 세 가지 기운이 하강한다.

사람의 일생 역시 마찬가지로 태어날 때는 따뜻하고 말랑말랑하고 습윤한 음경락(陰經絡)이 우세한 상태로 태어났다가 나이가 들어서 노인이 되면 차갑고 딱딱하고 건조한 양경락(陽經絡)의 기운이 우세해지면서 죽어간다고 볼 수 있다)(이준우, 2022).

표 10.2 음경락, 양경락(이준우, 2022)

음경락(陰經絡)	적도, 인체 전면, 아기	熱, 風, 濕 상승기류
양경락(陽經絡)	극지방, 인체 후면, 노인	寒, 火, 燥 하강기류

CHAPTER 11

일주기와 질병

태초에 하나님이 천지를 창조하시니라 땅이 혼돈하고 공허하며 흑암이
깊음 위에 있고 하나님의 영은 수면 위에 운행하시니라 하나님이 이르시되
빛이 있으라 하시니 빛이 있었고 빛이 하나님이 보시기에 좋았더라
하나님이 빛과 어둠을 나누사 하나님이 빛을 낮이라 부르시고 어둠을
밤이라 부르시니라 저녁이 되고 아침이 되니 이는 첫째 날이니라
–창세기 1–5–

1 일주기 리듬

인간은 낮과 밤 주기가 외부 세계의 자극에 의해서만 각성된다고 믿었다. 새벽의 빛은 인간의 생체를 각성시키고 달을 보는 것이 우리가 잠들기 위한 신호라고 생활 풍습으로 반응했다. 많은 과학자들은 1970년대 중반까지만 해도 일주기의 생물학 분야를 간과하고 있었다. 식물에 내부 시계가 있다는 것은 1700년까지 거슬러 올라가는 것으로 알려졌지만, 동물과 인간이 외적 동기가 아닌 내적 동기를 갖는다는 생각은 증명하기 쉽지 않았다. 더 진화된 종(種)인 인간은 태양과 달의 자연 환경을 넘어 외적 요인이나 생활 환경적 요인에 의해 움직여야 한다는 것이 일반화되어 있었다.

광 주기의 식물 실험은 수행하기 쉽다. 어두운 지하실에 놓인 식물은 여전히 매일 특정한 리듬으로 잎사귀를 위아래로 움직인다(de Mairan, 1729). 많은 식물들이 햇빛으로부터 더 많은 에너지를 얻기 위해 낮 동안 잎사귀를 위로 움직인다. 밤에는 잎사귀가 떨어질 수 있다. 잎사귀를 계속 유지하는 것은 에너지 낭비이다. 마찬가지로 많은 꽃은 수분을 하는 벌과 새가 날아다니는 낮에만 피지만, 재스민 나무와 같은 일부 꽃은 밤에 피어난다. 이러한 식물은 수분(受粉)을 위해 다른 동물이 아닌 바람에 의존한다.

과학자들의 다음 연구 대상은 곤충, 새, 그리고 동물로 시작했다. 그들은 애벌레가 초파리로 변하는 시기를 연구했는데, 이는 바람이 적고 습도가 더 높은 아침에만 일어나기 때문에 일주기적이다. 과학자들은 새들의 이동 패턴과 다른 동물들의 깨어 있는 패턴을 연구했다. 실험용 마우스도 통제된 환경에서 연구했다(Aschoff, 1960). 외부 시간 신호 없이 일정한 어둠 속에 놓였을 때, 그들은 또한 23시간 45분마다 시계처럼 정밀하게 깨어나 잠이 들었다. 마찬가지로 많은 식물과 균류의 생체 시계는 정확히 24시간에 가깝지만 정확히 24시간은 아

니다.

외부 세계에 대한 모든 연결의 모든 외부 타이밍 신호를 제거할 수 있는 쉬운 방법이 없었기 때문에 인간이 이와 동일한 내부 시계를 가지고 있는지 조사하는 것은 거의 불가능했다. 그러나 1950년대에 연구원들은 한 가지 아이디어를 생각해낸다. 연구 지원자와 다른 한 사람만 연결할 수 있는 간단한 전화를 만들었다. 연구 지원자는 멀리 안데스 산맥의 깊은 동굴로 들어갔다. 그가 가지고 온 것이라고는 몇 주 동안 계속 바쁠 수 있을 만큼 충분한 음식, 양초, 독서 자료였다. 잠자리에 들 만큼 졸릴 때마다 그는 전화기 반대편에 있는 응답자에게 전화를 걸어 시간을 기록했다. 그는 깨어났을 때 같은 전화를 걸었다. 그 연구는 그의 수면-각성 주기가 동굴에서 몇 주 동안 시계처럼 정확하게 계속되었다는 것을 보여주었다. 그러나 자원봉사자는 매일 조금 늦게 잠자리에 들었고, 그의 시계가 24시간보다 약간 더 길다는 것을 알 수 있었다. 사실, 그는 정확히 24시간 15분을 포함하는 주기 내에서 잠자리에 들었다가 깨었다. 그의 주기는 너무나 예측 가능해서 내부 시계에 의해서만 안내될 수 있었다(Aschoff and Wever, 1962).

대부분의 자연계에서 일출에서 일출까지의 시간이 정확히 24시간이 아니기 때문에 일주기 리듬이 정확히 24시간이 아니라는 사실은 놀라운 일이 아니다. 우리 행성은 수직 축으로 기울어져 있기 때문에 태양 주위를 여행할 때 북반구 또는 남반구가 태양을 더 오래 마주보고 있는 시간이 있다. 연중 낮이 천천히 길어지거나 짧아짐에 따라 일출과 일몰 시간이 변한다. 적도에서는 변화가 매우 적지만 위도의 변동에 따라 하루에서 다음 날까지 일출 시간이 몇 분 변경될 수 있다. 여름이 가까워지면서 일광이 길어지면 우리 내부 시계는 아침에 해가 뜨는 시간보다 조금 더 이른 시간에 우리를 각성시킨다. 우리가 한 시간대에서 다른 시간대로 비행할 때, 우리의 수면-각성 주기는 새로운 시간대에 천천히 적응한다. 일단 이것이 결정되자 과학자들은 일주기 리듬이 빛과 연결되어 있거나 시간이 맞춰질 수 있다고 추론했다.

2 일상생활의 리듬

과학자들은 성인 인간의 생리, 신진대사, 심지어 인지의 일상적인 리듬을 계속해서 조사하고 있으며 일상생활에 리듬이 있다는 것을 발견했다. 인간은 생체 건강과 관련하여 매일 낮과 밤의 적절한 순간에 시간을 맞추는 생체 시계를 가지고 있다. 사실, 우리 몸은 매일 특정 리듬을 거치도록 세포에 코드화되어 있으며, 저녁 활동은 일주기 리듬에 큰 영향을 미친다. 개개인의 건강은 오후 6시부터 자정까지 삶의 변동으로 가장 심오한 변화를 겪을 수 있을 것이다. 아침에 일어나기 전에도 내부 시계는 우리 몸이 깨어날 준비를 한다. 그것은 송과선에서 수면 호르몬인 멜라토닌의 생성을 차단하기 시작한다. 혈압이 약간 상승함에 따라 호흡이 약간 빨라지고 심장 박동이 분당 몇 번 뛰게 된다. 우리의 심부 체온은 눈을 뜨기도 전에 0.5℃ 정도 올라간다.

우리의 전체적인 건강 감각은 매일의 리듬에 의해 각성된다. 아침에 건강하다는 것은 숙면을 취하고 밤에 모은 독소를 제거하기 위해 건강한 배변을 하고 아침에 정신이 맑고 가벼우며 배가 고프다는 것을 의미한다. 눈을 뜬 직후 부신(副腎)은 스트레스 호르몬인 코르티솔을 더 많이 생성하여 아침 일과(日課)를 서두르도록 도와준다. 췌장은 아침 식사를 처리하기 위해 인슐린을 방출하도록 준비된다. 숙면을 취하고 아침 식사로 영양분을 섭취한 후, 두뇌는 오전 일과의 학습과 문제 해결을 위한 준비를 마친다. 오후에는 우리의 노력에 만족할 만큼 충분한 일을 성취했다면 건강하다고 느낀다(전날 밤 숙면을 취하지 못했을 때 하루를 낭비하고 있다고 할 수 있다). 하루가 지나면서 근긴장도는 하루가 끝날 무렵 최고조에 달한다. 그리고 해가 지고 저녁이 되면 체온이 떨어지기 시작하고 수면 호르몬인 멜라토닌의 생성이 증가하기 시작하며 몸은 쉼이 필요하고 수면을 하게 한다.

우리 몸의 많은 기능은 낮이나 밤의 특정 시간에 최고조에 이른다. 이러한 리듬은 우리의 일주기 시계에 의해 조절되는 것으로 여겨진다. 낮과 밤의 자연 순환에서 완전히 벗어나더라도, 며칠 동안은 정상적인 일정을 계속할 수 있을 것이다. 저녁에 건강하다는 것은 몸을 구부리고 피곤함을 느끼며 많은 노력을 기울이지 않고 깊은 잠에 빠지는 것을 의미한다.

수면은 뇌가 그냥 정지하는 기본 모드가 아니다. 사실 우리가 잠을 자는 동안 뇌는 매우 바쁘게 본연의 기능을 수행하고 있다. 그것은 다른 신경섬유들 사이에 새로운 시냅스, 즉 상호 연결을 만들면서 이 정보를 백업함으로써 낮 동안 우리가 받아들인 감각 정보를 바탕으로 기억을 통합한다. 수면 호르몬인 멜라토닌은 뇌의 송과선에서 생성된다. 인간의 성장 호르몬은 우리가 잠을 잘 때도 생성된다(Morris, et al., 2012). 사실, 수면이 부족한 사람들은 성장 호르몬을 덜 생산한다. 이것은 수면 부족이 이 중요한 호르몬의 양을 줄이고 성장을 방해할 수 있기 때문에 어린이들에게 매우 중요하다.

밤에는 뇌도 해독되어야 한다. 낮 동안 뇌 세포는 영양분을 흡수하고 처리하여 원치 않는

독성 부산물을 생성한다. 이러한 독소는 우리가 잠을 잘 때 청소되고 신경 생성 과정을 통해 새로운 뇌 세포가 생성된다. 이 모든 작업은 새로운 세포 구조체(잠에서 깨어남)가 와서 새로운 하루를 시작할 수 있도록 계속 유지되어야 한다.

표 11.1 신체의 하루 리듬

밤(夜)	낮(晝)
체온이 상승한다. 기억이 통합된다. 깊은 수면이 유도된다. 내장 내막 및 피부를 복구한다. 호르몬이 상승한다. 장 운동이 느려진다. 타액 생산이 느려진다. 위산 생산 최고치이다. 몸이 시원해진다(체온 낮아짐). 멜라토닌이 증가하기 시작한다.	멜라토닌이 감소한다. 배변 가능성이 높다. 코티솔이 상승한다. 더 나은 포도당 조절이 되어야 한다. 더 나은 면역 반응을 준비한다. 높은 주의력을 가진다. 운동에 적합한 근육이 준비되어야 한다. 운동신경 조정이 최고조에 이른다.

3 건강과 강력한 일주기 리듬 필요성

일주기 리듬은 생물학적 기능을 최적화하며 신체의 장기(臟器) 기능에는 특정 시간대에서 최적의 기능을 수행한다. 신체가 필요한 모든 것을 한 번에 수행할 수 없기 때문이다. 신생아를 관찰하면 일주기 리듬이 필요한 이유를 더 잘 이해할 수 있다. 우리는 신생아의 발달 패턴을 관찰함으로써 아기가 매우 기능적인 생체 시계 없이 이 세상에 태어난다는 사실을 배웠다. 아기의 리듬은 분명하지만 견고하지는 않다. 예를 들어, 아기는 잠을 자려고 하지만 한밤중에 배가 고프거나 똥을 싸는데, 그러한 생물학적 욕구 중 하나가 아기를 깨울 만큼 강하다. 그런 다음 그들은 배고프거나 지저분하고 동시에 졸리기 때문에 운다. 모든 것이 혼란스럽다. 그러나 24시간 주기 리듬이 강화되면 약 5~8개월에 신체 기능을 더 잘 제어할 수 있다. 가장 먼저 일어나는 일은 그들이 몇 시간 동안 방해받지 않는 수면을 경험할 수 있다는 것이다. 밤에 먹지 않아도 되도록 소화가 느려지고, 잠을 자는 동안 배변을 촉진하는 호르몬 수치가 억제되기 때문에 아침까지 배변을 참을 수 있다. 매일 리듬이 강화되고 더욱 견고해진다.

아기가 유아로 성장함에 따라 가족 생활은 신체 활동에 시간을 할당하기 시작한다. 우리는 아침, 점심, 저녁 식사 시간이 정해져 있다. 동시에 우리 눈의 빛 센서는 아침 빛의 타이밍 변화를 감지하고 매일 몇 초 또는 몇 분씩 내부 시계를 약간 조정하도록 프로그래밍되어 있다. 이 '조명 동조' 또는 내부 시계를 자연적인 낮-밤 주기와 동기화함으로써 우리 조상들은 계절에 상관없이 새벽에 일어날 수 있다.

일주기 시계는 빛과 음식의 타이밍과 상호 작용하여 매일의 리듬을 생성하는 내부 타이밍 시스템이다. 우리의 임무는 최적의 건강 상태로 살 수 있도록 시계를 유지하는 것이다. 앞으로 배우게 되겠지만 이를 수행하는 가장 좋은 방법은 생체 시계를 거스르지 않고 그에 따라 생활하는 것이다.

4 일주기 리듬과 조명 활용

모든 인류 역사는 시계를 이기려는 우리의 시도로 요약될 수 있다. 원시 리듬은 환경을 예측하고 적응하기 위해 진화했다. 빛이 행동에 미치는 영향을 이해하려면 진화 생물학에 관심을 집중해야 한다. 진화 생물학은 우리의 유산을 약 200만 년 전으로 거슬러 올라가 모든 환경에서 생존하기 위해 개발한 적응 메커니즘과 연결된다. 우리의 생리학(우리가 기능하도록 되어 있는 방식)이 200만 년 전과 거의 동일하기 때문에 오늘날 우리의 진화가 관련이 있다는 것을 알고 있다. 우리는 여전히 밤에 잠을 자고 낮에는 일하고 먹고, 내부 시계에 의해 프로그래밍된 주기로 되어 있다.

우리는 현생인류가 주로 적도 부근에서 진화했으며 그들의 일상 활동은 태양의 지시를 받고 매우 강한 해당 일주기 리듬의 영향을 받았다는 것을 알고 있다. 원시인들은 성공적인 사냥꾼이 되려면 해가 뜨기 전에 일어나야 했다. 그들의 전략은 식사가 물웅덩이 옆을 거닐 때까지 기다리는 것이었다. 사냥을 할 수 없다면 딸기와 과일을 탐험하고 수집할 시간이 충분할 것이다. 음식을 찾아 먹는 데는 매우 오랜 시간이 걸렸다. 특히 포식자로부터 멀리 떨어져 있어야 하는 경우에는 더욱 그렇다.

그들은 또한 늦은 오후에 음식을 찾기 위해 동굴이나 피난처에서 멀리 떨어진 몇 마일을 다시 달릴 수 있는 충분한 근육 긴장도를 가져야 했다. 인류학자들은 초기 인류가 황혼 무렵에 마지막 식사를 했기 때문에 밤이 되기 전에 잠을 잘 수 있는 안전한 장소를 찾을 수 있는 충분한 시간을 남겨두었다고 가정한다. 밤에는 12시간에서 15시간 동안 쉬었고 그중 많은 시간을 잠으로 보냈다. 이 야간 금식은 내장을 정화하는 데 도움이 되어서 아침에 몸이 가볍고 더 많은 음식을 사냥하러 돌아갈 준비가 되어 있을 것이다.

인간은 낮에서 밤으로 자발적으로 생활 방식을 전환하고 필요할 때 밤을 새며 우리의 일주기 리듬을 변경하고 도전할 수 있는 고유한 능력을 가지고 있다. 우리는 큰 동물이 위협이 되었기 때문에 일주기 리듬을 조정할 수 있는 비범한 장비를 갖추고 있다. 그래서 우리는 밤과 어둠 속에서 단 몇 분이라도 깨어 있는 방법을 진화시켜야 했다. 다른 사람들이 자는 동안 개인들은 번갈아 가며 나머지 지역 사회를 돌보곤 했다. 이들은 첫 번째 교대 근무자였다.

밤을 이기는 것은 생존뿐 아니라 번영과 부의 표였다. 많은 사냥꾼들은 밤에 사냥하는 것을 선호하는 법을 배웠다. 이 교대 근무자들은 인간 사회의 필수적인 부분이 되었다. 시간이 지남에 따라 밤을 새워 길을 찾고 적을 기습 공격할 수 있었던 탐험가와 정복자들은 영토를 확장하고 새로운 농지, 광물, 보석 및 천연 자원을 획득함으로써 번영하고 부유해졌다.

불은 인간이 시계 반대 방향으로 일하기 위해 사용한 최초의 도구였다. 불을 피우고 제어할 수 있는 능력은 인간에게 두 가지 이점을 제공했다.

첫 번째는 빛 자체로 우리가 몇 시간 더 깨어 있을 수 있고 필요하다면 밤새도록 할 수 있다. 타오르는 불씨에서 깜박이는 저녁 빛은 어두웠다. 초기 사람들이 길을 찾고, 큰 육식 동물을 저지하고, 하룻밤 동안 따뜻함을 제공할 수 있을 만큼 충분했다.

둘째, 불은 강력한 무기가 되었다. 수천 년 동안 우리가 가진 유일한 무기는 불이었다. 지금도 대부분의 무기는 여전히 불을 기반으로 한다.

화덕 주변의 삶은 또한 인류 문명의 부상을 촉진했다. 불은 음식을 요리하고 물을 끓이는 데 필수적이었고 먹을 수 있는 음식의 종류를 확장했다. 요리는 음식을 부드럽게 하고, 강한 풍미를 분해하고, 음식을 더 맛있게 만들고, 병원균을 죽이고 더 안전하게 먹을 수 있게 한다. 또한 요리 과정은 음식을 더 소화하기 쉽게 만들어서 같은 재료에서 더 많은 칼로리를 짜낼 수 있다.

이것이 날 음식을 먹는 것이 체중 감량 전략이 될 수 있지만 같은 음식을 먹는 것이 체중 감량에 큰 영향을 미치지 않는 이유이다. 요리는 또한 같은 음식에서 두 배나 많은 에너지를 추출할 수 있기 때문에 우리가 음식을 찾는 데 소비하는 시간을 줄였다. 동시에 우리는 선택할 수있는 더 많은 옵션이 있었다. 우리는 이제 원시 형태로 소화될 수 없는 많은 음식을 먹을 수 있었다.

추운 밤에 불이 따뜻함을 제공했기 때문에 초기 인류는 적도에서 벗어나 북유럽, 아시아 및 북미의 고위도 지역으로 모험을 떠날 수 있었다. 인간은 비교적 최근인 불과 30000년에서 40000년 전에 최북단 위도에 도달했다. 여름에는 20시간이 넘는 빛이 내리쬐는 긴 낮 시간에 적응하는 것이 그리 어렵지 않았다. 그러나 일광이 거의 없는 긴 겨울밤은 분명히 뇌를 혼란스럽게 했을 것이다. 오늘날에도 많은 사람들이 고위도의 길고 어두운 겨울 밤에 적응하지 못하고 계절성 정서 장애 또는 계절성 우울증을 앓는다. 이 지역에서 우울증과 자살 시도 비율은 모두 겨울에 증가한다.

초기 인류가 어디에 살든 불은 저녁 생활에도 매우 특별한 영향을 미쳤다. 남자들이 사냥을 하는 동안 여자와 아이들은 집 근처에 남아 길들여진 동물을 돌보거나 비오는 날이나 겨울을 위해 음식을 말리고 가공했다. 저녁 모닥불은 모두를 다시 한 데 모이게 하여 가족들이 즐겁게 지내고 긴장을 풀고 긴장을 풀 수 있는 특별한 시간을 만들었다. 사람들은 이야기를 나누고, 미래를 계획하고, 창의적으로 생각하고, 과학, 문화 및 공예 분야에서 새로운 아이디어를 개발했다. 저녁 노변의 담화는 우리를 인간으로 만드는 예술, 문화, 과학, 철학의 요람이다(Wiessner, 2014). 빛을 중심으로 한 오늘 저녁 사교 생활은 우리 일상 생활에 깊숙이 자리 잡고 있다.

그러나 오늘 저녁 노변 시간은 불을 유지하는 것이 어렵고 나중에 상대적으로 비용이 많이 들기 때문에 한두 시간으로 제한되었다. 산업화 초기에도 불과 빛에 대한 접근은 드물었다. 인간이 고래기름, 밀랍, 수지를 더 나은 연료원으로 사용함에 따라 요리나 난방을 위한 불과 조명을 위한 불이 종종 구별되었다. 빛을 위해 이러한 연료를 사용하는 것은 일반 사람들에게 너무 비쌌다. 오늘날의 달러 가치로 환산하면 불을 밝히는 데 1,000달러에서 1,500달러의 비용이 든다.

19세기에는 매일 저녁 몇 시간 동안 평균 집에 있었다(Fouquet and Pearson, 2006). 저녁에 밝은 빛이 드물었기 때문에 대부분의 사람들은 졸음을 느끼고 19세기까지 일몰 후 몇 시간 만에 잠자리에 들었다. 오늘날 아프리카, 남미, 호주, 인도에는 2~3세기 전의 생활 방식과 유사한 농경 또는 수렵 채집 생활을 하는 토착민이 있다. 전기를 많이 사용하지 못하는 이 지역에서는 사람들이 일찍 자고 새벽에 일어난다(Yetish, et al., 2015; de la Iglesia, et al., 2016).

20세기로 접어들면서 전기와 전등이 서구 세계 전역에 퍼졌지만 여전히 밤에 깨어 일할 이유는 많지 않았다. 가스 및 전기 스토브는 계속해서 전통적인 장작불의 난방을 분리하여 부엌을 외부에서 현대 가정의 중심으로 가져오고 우리가 원하는 시간에 음식을 안전하게 요리할 수 있도록 했다. 식품 가공 및 보존 기술은 냉장과 함께 식품에 항상 접근할 수 있도록 했다. 그리고 그때부터 문제가 실제로 시작되었다.

초기 산업화는 식량 생산과 채광 및 제조를 증가시켰고 이제 직장과 가정에서 육체 노동이 덜 필요했다. 생산 증가는 곧 지역 소비를 초과했으며, 이는 고속도로와 기차, 건물 및 창고와 같은 기반 시설의 개발로 이어져 인간의 신체 활동에 대한 수요를 더욱 감소시켰다. 이 현대적인 기반 시설의 유지 관리 및 생성에는 또한 깨어 있고 밤에 일할 새로운 유형의 작업자가 필요했다. 오늘날 산업화된 사회에서 풀타임 근로자의 거의 20~25%가 교대 근무자이다.

20세기 초의 농업 기계화는 또한 작물 수확량을 증가시켰고, 식물 육종가들은 자신도 모르게 생체 시계를 자연스럽게 조정한 식물을 선택했다. 이러한 '돌연변이' 작물은 여름인지 겨울인지 파악하기 위해 낮의 길이를 정확하게 계산할 필요가 없었다. 긴 여름날이나 짧은 겨울날에 개화하는 데 제한을 두는 대신, 이 작물은 계절에 상관없이 또는 토마토처럼 온실에서 꽃을 피울 수 있어 농부들은 매년 같은 땅에서 2~3개의 작물 수확량을 올릴 수 있어 생산량을 더욱 높일 수 있다.

식량 생산이 기계화되면서 노동자들은 하루 종일 야외에서 시간을 보내지 않아도 되었다. 한편 전기 조명은 점점 더 저렴해졌다. 20세기 중반으로 빠르게 이동한다. 제2차 세계대전 이후, 이러한 모든 산업 시스템이 자리를 잡으면서 산업화된 국가의 거의 모든 사람들이 일주기 혼란을 경험하기 시작했다. 잠을 덜 잔다는 것은 특히 뇌가 빛에 의해 자극을 받지 않을 것으로 예상되는 밤에 밝은 조명 아래서 깨어 있는 시간을 늘린다는 것을 의미했다. 그리고 우리가 낮에 깨어 있을 때 우리 중 많은 사람들이 실내에 머물면서 밝은 태양광을 충분히 노광(露光)하지 못하고 있다. 이 두 시나리오 모두 뇌의 생체 시계를 혼란스럽게 한다.

전화, 라디오, 텔레비전이 밤늦게까지 우리를 깨어 있게 하고 있지만 점점 더 우리 몸의 시계를 방해한다. 우리의 일주기 리듬은 저녁에는 밝은 빛과 낮에는 자연광에 대한 제한된 접근으로 인해 계속해서 혼란스러워진다. 우리는 단순히 내부 시계를 우리가 살고 있는 현대 세계의 현실과 동기화할 만큼 충분히 진화하지 못했고, 결과적으로 우리 모두는 햇빛이 부족한 최북단 또는 현재의 북유럽에 생활하고 있는 군상(群像)처럼 고군분투하고 있다. 우리가 실제 교대 근무자이든 교대 근무자 생활 방식이든 관계없이 밤에 지속적으로 빛에 노출되면 수면을 억제하고 배고프게 만드는 일주기 장애가 발생할 수 있는 생활 환경에 노출되고 있지만 세포 공동체의 변화 속도는 느리다.

5 실내 생활과 뇌 질환 연관성

현대의 실내 생활은 일주기 리듬을 방해하고 다양한 뇌 질환에 걸리기 쉽다. 하루 중 다른 시간에 빛의 밝기와 색상이 시계에 어떤 영향을 미치는지 알아낼 수 있다면 빛의 사용을 제어하여 건강을 증진할 수 있다. 피부가 밝은 햇빛에 노출되는 것은 비타민 D를 만드는 데 필요하다. 그러나 피부 노출은 생체시계와 아무 관련이 없다. 생체시계에 미치는 빛의 대부분의 생리 자극은 눈을 통해 전달된다.

인간의 눈은 카메라처럼 작동한다. 그것은 미세한 해상도로 이미지의 세부 사항을 캡처하고 이 정보를 길고 낚시줄 같은 신경 세포를 통해 뇌로 보내는 수백만 개의 간상 세포와 원추세포가 있다. 눈 뒤쪽에 있는 빛에 민감한 조직인 망막에는 수백만 개의 막대형 및 원뿔형 광센서가 작동한다. 광선은 각막, 동공 및 수정체를 통해 망막에 집중되며, 망막은 광선을 시신경을 통해 뇌로 이동하는 전기 자극으로 변환하고, 뇌에서 우리가 보는 시각화된 이미지로 해석된다. 선천적으로 실명하는 경우처럼 간상세포와 원추세포가 언제 죽는지 볼 수 있는 능력을 상실한다.

그러나 시각 장애인은 여전히 빛의 영향을 받는 생체 시계를 가지고 있다. 놀랍게도 많은 시각 장애인들은 빛을 '감지'할 수 있다. 많은 사람들이 햇빛 속으로 걸어가면서 눈이 밝아지는 것을 느낄 수 있고 실제로 밝은 빛 아래에서는 동공이 작아졌다가 실내로 돌아오면 커진다고 보고한다. 이 시각 장애인과 일부 시각 장애인 동물은 낮 길이의 계절적 변화에 따라 수면 시간과 기상 시간을 맞출 수 있다.

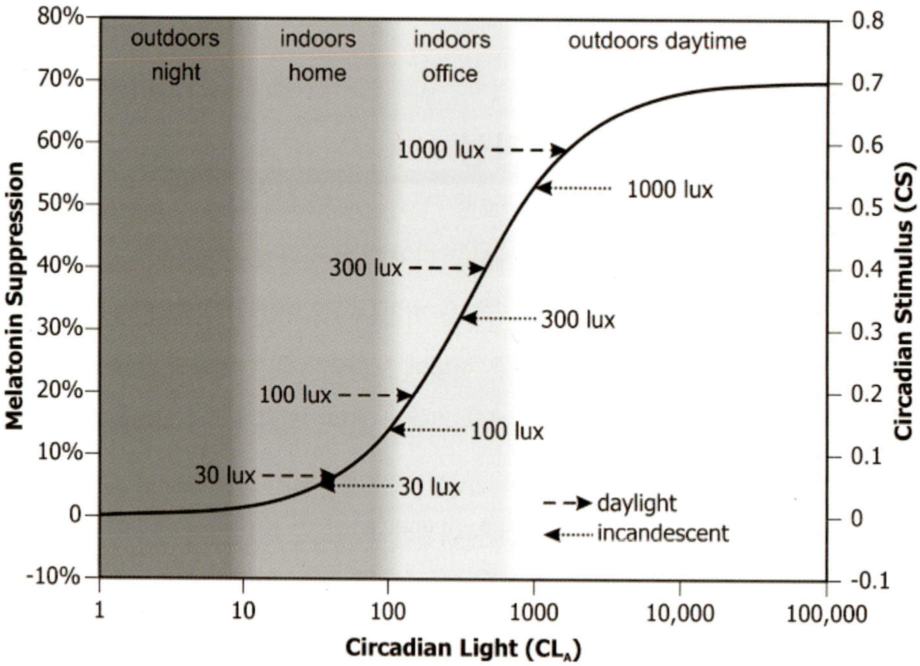

그림 11.1 야행성 멜라토닌 억제에 기초한 인간 생체 시스템의 모델링된 절대 민감도.

일주기 자극(CS)(오른쪽 세로축)은 측정된 야간 멜라토닌 억제(왼쪽 세로축)에 정비례하고, 두 측정값은 〈그림 11.1〉 분광 감도 함수에 의해 가중된 각막 조도인 CLA의 함수로 표시된다. 여러 일광(점선 화살표) 및 백열등(점선 화살표) 각막(사진) 조도 수준과 함께 실제 적용에서 발견되는 실내 및 실외 조명 수준의 범위가 참조용으로 표시된다. 동일한 사진 조도에 대해 일광 스펙트럼은 인간의 일주기 시스템이 최대로 민감한 단파장 에너지가 상대적으로 더 많기 때문에 백열등 스펙트럼보다 CS 값이 더 높다(Chronobiology International에서 발췌; Figueiro, 2017).

이 현상은 20세기 초에 실현되었으며 거의 80년 동안 대부분의 과학자들은 그 이유가 시각 장애인이 여전히 빛을 감지할 수 있는 작동 막대와 원뿔 세포를 가지고 있을 수 있기 때문이라고 믿었다. 그러나 1990년대에 수행된 매우 신중한 실험은 대신 우리가 알지 못하는 눈에 포착하기 어려운 광 센서가 있음을 보여주었다. 2002년에 저를 포함한 세 개의 독립적인 연구 그룹이 간 상세포와 원추 세포 외부에 존재하는 광 감지 단백질은 사실 매일의 수면-각성 주기를 빛으로 안내하는 광 감지기이다. 이 광 감지 단백질을 멜라놉신이라고 한다.

모든 빛 정보를 뇌로 전달하는 100,000개의 망막 신경 세포 중 5,000개만이 멜라놉신을 함유하고 있다. 간상 세포와 원추 세포도 생체시계를 동반할 수 있다. 그러나 멜라놉신(melanopsin)이 없는 경우에만 가능하며, 멜라놉신이 있는 경우에도 효율적이지 않다. 간상 세포와 원뿔 세포를 잃어버리지만 망막 세포가 온전한 시각장애인이 여전히 빛을 감지할 수 있는 이유가 여기에 있다. 그러나 이 세포들은 너무 희박하여 외부 세계의 이미지를 생성하기에 충분하지 않다.

이 광 센서가 어떻게 작동하는지 이해하기 위해 실험에서 멜라놉신 유전자나 멜라놉신 세포가 없는 쥐를 사용했다. 유전자가 생쥐에서 번식되면 세포는 살아 있지만 세포가 제거되면 유전자 발현도 종료된다. 멜라놉신 유전자가 제거되면 빛 정보는 여전히 멜라놉신 세포를 통해 쥐의 뇌로 흘러들어갈 수 있다. 그러나 세포가 사라지면 눈과 뇌의 생체 시계 시스템 사이의 모든 연결이 끊어진다.

정상적인 생쥐는 보통 저녁에 일어나고(야행성임) 낮에는 잠을 잔다. 그러나 멜라놉신 세포가 없는 쥐는 빛과 어둠을 감지할 수 없다. 그러나 이 생쥐를 일정한 어둠 속에 놓았을 때 정상적인 생체 시계를 유지했다. 일반 생쥐처럼 잠이 들었다가 깨는 주기가 23시간 45분마다 반복된다. 그러나 멜라놉신이 없는 쥐는 주어진 주 동안 발생하는 작은 시간 변화에 적응하는 데 더 큰 어려움을 겪었다. 정상적인 쥐는 일주일 이내에 수면과 기상 시간을 명암 주기로 재조정할 수 있었지만 멜라놉신 유전자가 없는 쥐는 적응하는 데 한 달 이상이 걸렸다. 게다가 사슴과 같은 일반 생쥐는 밤에 밝은 빛을 보면 얼어붙었다. 그러나 멜라놉신이 없는 쥐는 밤에 밝은 빛 아래에서 얼지 않았고 계속 돌아다녔다. 마지막으로 밤의 빛은 멜라놉신 유전자와 세포가 모두 결여된 쥐의 멜라토닌 생산 시스템에 영향을 미치지 않았다.

생쥐와 인간은 멜라놉신을 포함한 대부분의 동일한 유전자를 공유하기 때문에 생쥐 실험은 인간의 일주기 리듬에 즉각적인 영향을 미친다. 그들은 멜라놉신이 인간의 일주기 시계, 수면 주기 및 멜라토닌 생산에 영향을 미칠 수 있다고 제안한다. 우리의 다음 질문은 어떤 유형의 빛이 멜라놉신을 활성화하는 데 가장 효과적이거나 덜 효과적인지 더 잘 이해하여 적시에 올바른 유형의 빛을 사용하여 시계를 최적화할 수 있도록 하는 것이었다.

가시광선에는 무지개의 모든 색이 포함된다.

색상마다 파장이 다르다.

빨강은 파장이 가장 길고 보라색은 파장이 가장 짧다.

모든 파동이 함께 보일 때 백색광 또는 햇빛을 만든다. 그 백색광 내의 다른 색상은 세 가지 다른 유형의 옵신 단백질(적색, 녹색 및 청색)을 활성화하고, 차례로 이러한 색상을 개별적으로 그리고 집합적으로(백색광으로) 식별한다. 멜라놉신 단백질은 청색광 파장에 가장 민감하고 적색광에는 덜 민감한다. 블루라이트를 등록하여 멜라놉신이 활성화되면, 밤에 식료품 가게를 걷고 있다면, 뇌에 어떤 빛이 있다는 신호를 보내고 뇌는 실제 시간과 상관없이 낮이라고 생각하여 반응한다.

밝기가 동일한 두 개의 전구가 있다고 상상해보라.

하나는 파란색 빛이고 다른 하나는 주황색 빛이다. 한밤중에 주황색 불을 켜면 녹색 원뿔의 옵신이 켜지고(녹색 원뿔 옵신은 오렌지 빛이 무지개의 녹색에 가깝기 때문에 오렌지 빛을 감지할 수 있다) 뇌는 방 안에 무엇이 있는지 인식한다. 파란 불을 켜면 파란 원뿔이 불을 뿜고 방 안에 있는 같은 물체를 볼 수 있다. 그러나 멜라노신 세포는 주황색 빛 아래에서 간신히 발화하여 뇌에 밤이라고 말하고 푸른 빛은 일광으로 등록된다. 그래서 오렌지 빛 아래서 한 시간을 보내면 일주기 시계가 크게 흐트러지지 않을 수도 있지만, 푸른 빛 아래서 한 시간을 보내면 마치 아침인 것처럼 시계가 리셋된다.

계절이 바뀌고 낮의 길이가 바뀌면서 우리의 일주기 리듬은 일출과 일몰 시간의 변화에 적응한다. 오랫동안 우리는 이러한 일주기 리듬이 일출이나 일몰의 새로운 타이밍으로 어떻게 재설정되는지, 또는 일주기 리듬이 빛에 의해 어떻게 영향을 받는지 명확하게 알지 못했다. 그러나 우리의 연구에 따르면이 같은 푸른 빛 센서는 하루 길이가 각 계절에 따라 변하거나 다른 시간대를 여행할 때 뇌 시계를 재설정한다. 그들은 또한 우울증, 경계심, 수면, 수면 호르몬 멜라토닌 생성을 조절하는 뇌 영역과 직접 또는 간접적으로 연결되며 편두통이나 두통을 조절하는 뇌 센터에도 연결된다.

멜라놉신은 또 다른 독특한 성질을 가지고 있다. 그것을 활성화시키려면 많은 빛이 필요하다. 예를 들어, 어두컴컴한 방에서 몇 초 동안 눈을 뜨면 막대와 원추 세포가 방의 이미지를 취할 수 있지만 멜라닌 세포는 너무 어두워서 볼 수없는 것처럼 반응한다.

이러한 발견은 빛이 건강에 미치는 영향을 이해하는 데 도움이 되었다.

실내에서 대부분의 시간을 밝은 화면을 보며 보내고 밤에는 밝은 조명을 켜는 현대인의 생활 방식은 낮과 밤의 잘못된 시간에 멜라놉신(melanopsin)을 활성화시키고, 그런 다음 우리의 일주기 리듬을 방해하고 수면 호르몬인 멜라토닌(melatonin)의 생성을 감소시킨다.

결과적으로 우리는 원기를 회복시키는 수면을 취할 수 없다.

우리가 다음날 일어나서 하루의 대부분을 실내에서 보내면 희미한 실내 조명이 멜라놉신을 완전히 활성화할 수 없다. 며칠 또는 몇 주 후에 우리는 우울증과 불안에 빠진다.

이제 우리는 건강을 형성하거나 해칠 수 있는 빛의 질, 양 및 지속 시간을 더 잘 이해하게 되었기 때문에 전구, 컴퓨터 화면 또는 안경의 간단한 변화가 얼마나 먼 길을 갈 수 있는지 상상할 수 있다. 건강을 회복하거나 개선한다.

CHAPTER 12

뇌졸중 및 중추신경계의 광치료

"너희는 세상의 빛이라"
-마태복음 5:14-

"어둠이여, 빛을 지닌 어둠이 되어라"
-마오리 성가-

1 소개

저수준 레이저 요법(LLLT)은 세포 및 조직 사멸로부터 보호, 치유 및 부상 복구 자극, 통증, 부종 및 염증 감소 등 의학의 다양한 적응증에 임상적으로 적용되고 있다. 점점 더 많은 관심을 끌고 있는 분야 중 하나는 뇌졸중, 외상성 뇌 손상, 신경퇴행성 질환 및 척수 손상을 치료하기 위한 LLLT의 사용이다. 대부분의 질병에 대한 효과적인 약물 기반 치료법이 눈에 띄게 부족하기 때문에 연구자들은 심각한 질병 그룹으로 간주되는 질병을 완화하기 위한 실제 접근 방식으로 빛의 사용을 고려하게 된다. 근적외선이 뇌와 척수까지 침투할 수 있어 치료 관련 부작용 발생 가능성이 낮은 비침습적 치료가 가능한 개입이다.

과거에는 중추신경계가 스스로 복구할 수 없다는 것이 일반적으로 받아들여졌지만, 최근 신경줄기세포 분야의 발견으로 인해 이 논제에 의문이 제기되었다. LLLT는 뇌졸중이나 부상 후 뇌 손상의 급성 치료에 유익한 효과가 있을 수 있지만, 보다 만성적인 퇴행성 뇌 질환에도 유리한 영향을 미칠 수 있다.

2 저수준 레이저 치료의 광생물학

광생물학 제1법칙에 따르면 저전력 빛이 살아 있는 생물학적 시스템에 영향을 미치려면 광자가 일부 분자 발색단 또는 광수용체에 속하는 전자 흡수 대역에 흡수되어야 한다(Sutherland, 2002). LLLT와 관련된 이 발색단의 정체를 찾는 한 가지 접근 방식은 특정 화학 반응에서 어떤 빛의 파장이 가장 효과적으로 사용되는지 보여주는 작용 스펙트럼을 수행하는 것이다. 1989년 Karu는 세포 수준에서 LLLT의 메커니즘이 세포 호흡 사슬의 구성 요소에 의한 단색 가시광선과 근적외선(NIRL)의 흡수를 기반으로 한다고 제안했다.

LLLT가 중요한 역할을 하는 의학 및 수의학 분야에는 아마도 세 가지 주요 영역이 있을 것이다. 이는 상처 치유, 조직 복구 및 조직 사멸 예방, 만성 질환 및 관련 통증 및 부종으로 인한 부상의 염증 완화, 신경성 통증 및 일부 신경학적 문제의 완화이다. 〈그림 12.1〉은 광생물학의 제1법칙과 LLLT의 주요 역할을 보여준다.

광자 조사에 대한 살아 있는 세포의 생물학적 반응은 세포 내 발색단 또는 광수용체의 광자 흡수에 의해 시작된다. 흡수된 광자의 에너지는 광수용체 분자를 더 활동적인(더 높은) 전자 상태로 여기시켜 물리적 또는 화학적 분자 변화를 일으키고 궁극적으로 세포의 생물학적 반응으로 이어진다. 모든 경우에 광자/광수용체 상호 작용은 광수용체의 흡수 스펙트럼과 광자 파장에 따라 달라진다. 광수용체 흡수 스펙트럼의 피크에 파장을 일치시키면 흡수 가능성과 세포의 생물학적 반응 가능성이 최대화된다.

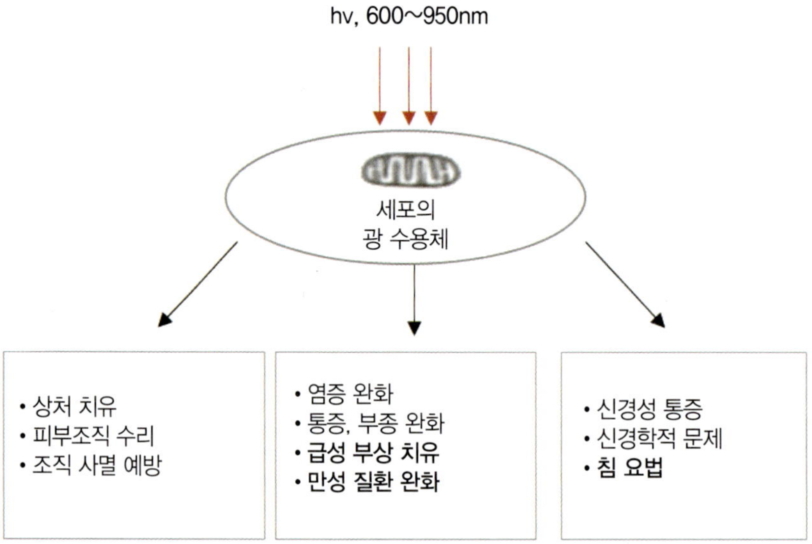

그림 12.1 LLLT의 주요 적용 영역에 대한 도식적 표현.

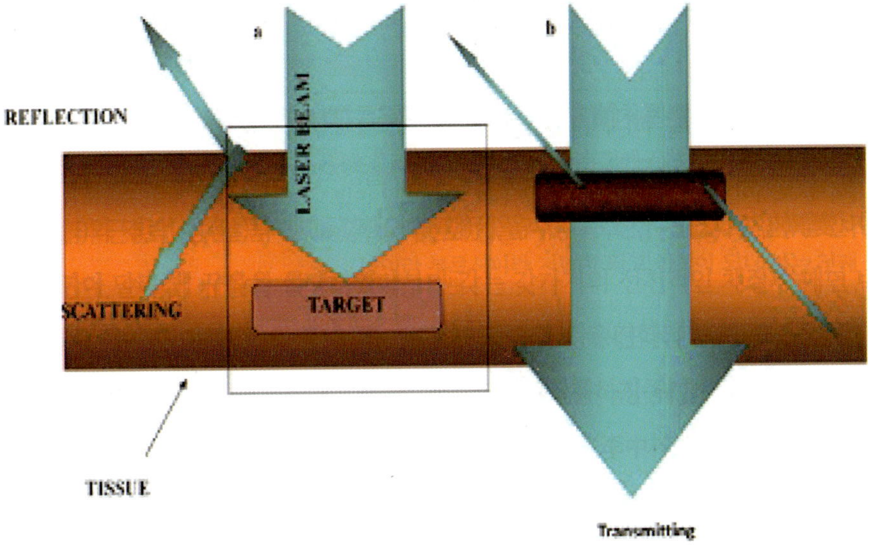

그림 12.2 레이저 빔의 피부에서 반사, 산란 및 투과의 개념도.

1) 물리적 메커니즘

양자역학 이론에 따르면, 빛 에너지는 광자 또는 전자기 에너지의 개별 패킷으로 구성된다. 개별 광자의 에너지는 파장에만 의존한다. 따라서 빛의 '용량' 에너지는 광자의 수와 파장 또는 색상(파란색 광자는 녹색 광자보다 더 많은 에너지를 가지고 있다. 녹색 광자는 빨간색보다 더 많은 에너지를 갖고 있으며 NIR보다 더 많은 에너지를 가지고 있다)에만 의존한다.

살아 있는 조직으로 전달되는 광자는 흡수되거나 산란될 수 있다. 산란된 광자는 결국 흡수되거나 확산 반사의 형태로 조직에서 빠져나오게 된다.

흡수된 광자는 조직 내에 위치한 유기 분자 또는 발색단과 상호 작용한다.

이러한 광자는 스펙트럼의 빨간색 또는 NIR 영역에 파장을 갖기 때문에 광자를 흡수하는 발색단은 광자에 의해 전달된 에너지의 양자에 의해 바닥 상태에서 첫 번째 여기 상태로 여기될 수 있는 분자 궤도에서 비편재화된 전자를 갖는 경향이 있다. 열역학 제1법칙에 따르면 조직에 전달되는 에너지는 보존되어야 하며, 낮은 수준의 레이저 치료가 조직에 전달될 때 전달된 빛 에너지에 어떤 일이 일어나는지 설명하기 위해 세 가지 가능한 경로가 존재한다.

2) 생화학적 메커니즘

LLLT가 중요한 역할을 하는 의학 및 수의학 분야에는 세 가지 주요 영역이 있다(그림 12.1).

① 상처 치유, 조직 복구 및 조직 사멸 예방
② 만성 질환 및 관련 통증 및 부종을 수반하는 부상의 염증 완화
③ 신경성 통증 및 일부 신경학적 문제의 완화

LLLT의 메커니즘을 설명하기 위해 제안된 경로는 이상적으로 이러한 모든 조건에 적용 가능해야 한다.

3) 조직 광생물학

광생물학 제1법칙에 따르면 저전력 가시광선이 살아 있는 생물학적 시스템에 영향을 미치려면 광자가 일부 분자 발색단 또는 광수용체에 속하는 전자 흡수 대역에 흡수되어야 한다. 이 발색단의 정체를 찾는 한 가지 접근법은 활동 스펙트럼을 수행하는 것이다. 생물학적을 나타내는 그래프이다.

파장, 주파수 또는 광자 에너지의 함수로서의 광반응은 광수용체 분자의 흡수 스펙트럼과 유사해야 한다. 구조화된 작용 스펙트럼을 구성할 수 있다는 사실은 빛에 의해 자극되는 세포 광수용체와 신호 전달 경로의 존재에 대한 가설을 뒷받침한다.

두 번째 중요한 고려 사항은 조직의 광학적 특성과 관련이 있다. 조직 내 빛의 흡수와 산란은 둘 다 파장에 따라 달라지며(둘 다 빨간색보다 파란색 스펙트럼 영역에서 훨씬 높음), 기본 조직 발색단(헤모글로빈)은 600nm보다 짧은 파장에서 높은 흡수 대역을 갖는다. 이러한 이유로 소위 '광학 창'이 있다. 두 번째 중요한 고려 사항은 조직의 광학적 특성과 관련이 있다. 조직 내 빛의 흡수와 산란은 둘 다 파장에 따라 다르며(둘 다 빨간색보다 파란색 스펙트럼 영역에서 훨씬 높음), 주요 조직 발색단(헤모글로빈 및 멜라닌)은 600nm보다 짧은 파장에서 높은 흡수 대역을 갖는다.

물은 1150nm보다 큰 파장에서 크게 흡수되기 시작한다. 이러한 이유로 조직에는 빨간색과 NIR 파장을 포괄하는 소위 '광학 창'이 있으며, 여기서 빛의 효과적인 조직 침투가 최대화된다(그림 12.3). 따라서 파란색, 녹색 및 노란색 빛이 광학적으로 투명한 배양 배지에서 성

장하는 세포에 중요한 영향을 미칠 수 있지만 동물과 환자에서 LLLT를 사용하는 경우 거의 전적으로 빨간색과 NIR 빛(600~950nm)이 사용된다.

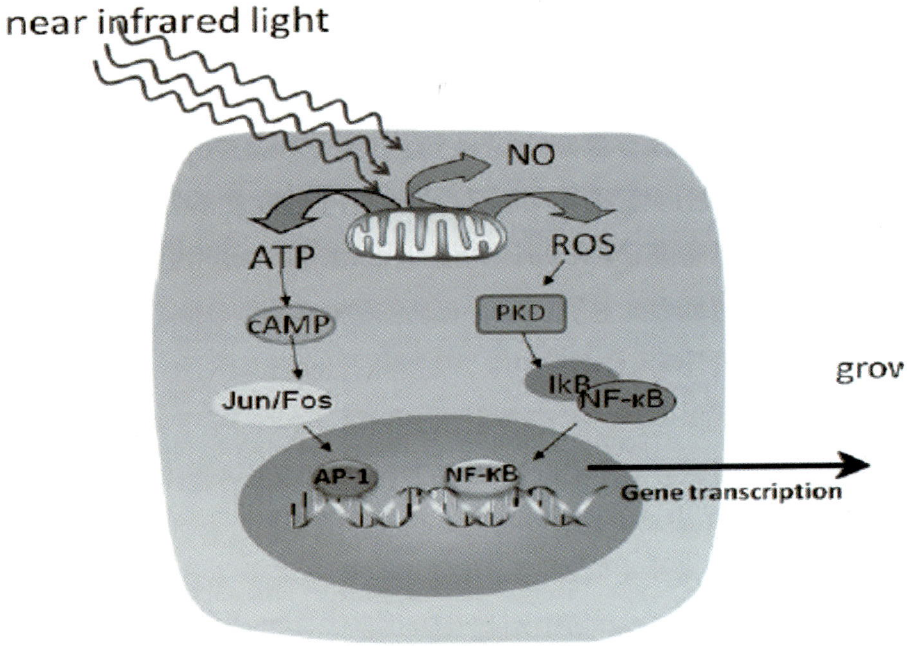

그림 12.3 조직 발색단에 의한 적색 및 NIR 파장(600~1200nm)의 흡수 감소로 인한 조직의 광학 창.

4) 광생물 자극

상처 치유를 자극하기 위해 부상과 병변에 저전력 단색의 간섭성 빛을 적용하는 것과 관련된 광선요법의 한 형태이다. LLLT는 다양한 동물 모델에서 상처 치유 자극에 속도와 품질을 높이는 것으로 나타났으며 긍정적인 연구와 부정적인 연구를 모두 포함한다. 동물 모델에 LLLT를 적용하면 일부 고유 질병 상태가 있는 모델에서 수행하는 경우 더 효과적일 가능성이 높다. 정상 설치류에서 LLLT에 의해 가속화되는 상처 치유와 같은 과정에 관한 여러 보고가 있었지만, 대안적인 접근법은 특정 질병 상태를 유도하여 치유를 억제하는 것이다. 이는 알려진 질병인 당뇨병의 경우에 수행되었다. 상처 치유를 상당히 억제한다.

Yu와 동료(1997)는 낮은 수준의 레이저 조사(아르곤 염료 레이저 파장: 630nm, 전력 밀도: 20mW/cm^2)가 유전적으로 당뇨병이 있는 쥐의 상처 치유를 개선하고 시간이 지남에 따라 상처 봉합을 강화한다는 것을 보여주었다.

❸ 신경에 대한 LLLT 효과

일반적으로 포유류 세포에 대한 LLLT의 주요 효과는 이전 장에서 자세히 설명되어 있다. 요약하자면, LLLT가 시토크롬 C 산화효소를 활성화하여 미토콘드리아 호흡을 증가시키고(Streeter, et al., 2004) 아데노신 삼인산(ATP: adenosine triphosphate) 생성을 증가시키며(Karu, et al., 1999) 세포 내 활성 산소종의 양을 증가시킨다는 좋은 증거가 있다(Lavi, et al., 2003). 많은 경우에서 세포 증식, 이동 및 사멸에 대한 저항성이 증가하는 것이 관찰되었다(Moore, et al., 2005). 최근 Hamblin 그룹은 전사 인자 NF-kB의 활성화를 증가시키는 810nm를 사용하는 LLLT를 발견했다(Chen, et al., 2009).

1) 신경세포의 LLLT

신경계는 뇌와 척수로 구성된 중추신경계(CNS)와 뇌신경과 척수신경 및 관련 신경절로 구성된 말초신경계(PNS)로 분류된다. 신경계는 주로 소규모의 뉴런으로 구성된다. 뉴런은 다양한 모양과 크기로 존재하며 형태와 기능에 따라 분류할 수 있다. 해부학자 Camillo Golgi는 뉴런을 두 가지 유형으로 분류했다. 장거리로 신호를 이동시키는 데 사용되는 긴 축삭이 있는 유형 I과 축삭이 없는 유형 II이다.

유형 I 세포는 세포체 또는 체세포의 위치에 따라 더 분류될 수 있다. 척수 운동 뉴런으로 대표되는 제1형 뉴런의 기본 형태는 체세포(soma)라고 불리는 세포체와 미엘린 껍질로 덮여 있는 길고 얇은 축삭으로 구성된다. 세포체 주위에는 다른 뉴런으로부터 신호를 받는 가지 모양의 수지상 세포가 있다. 축삭의 끝에는 말단과 다음 뉴런의 수상돌기 사이의 시냅스 틈이라 불리는 틈으로 전달 물질을 방출하는 분지 말단(축삭 말단)이 있다(Squire, et al., 2008). 〈그림 12.3〉은 LLLT가 신경 세포와 상호 작용하는 것을 보여준다.

배양된 인간 신경 세포에서 LLLT는 ATP 함량을 두 배로 증가시켰다. LLLT는 또한 열충격 단백질을 증가시키고 미토콘드리아 기능을 보존했다(Streeter, et al., 2004). Oron 박사는 Ga-As 레이저(808nm, 50mW/cm^2, 0.05J/cm^2) 조사가 배양 중인 정상적인 인간 신경 전구 세포에서 ATP 생산을 향상시킬 수 있음을 보여 주었고 ATP 농도는 레이저 적용 후 10분에 측정되었다(Oron, et al., 2007).

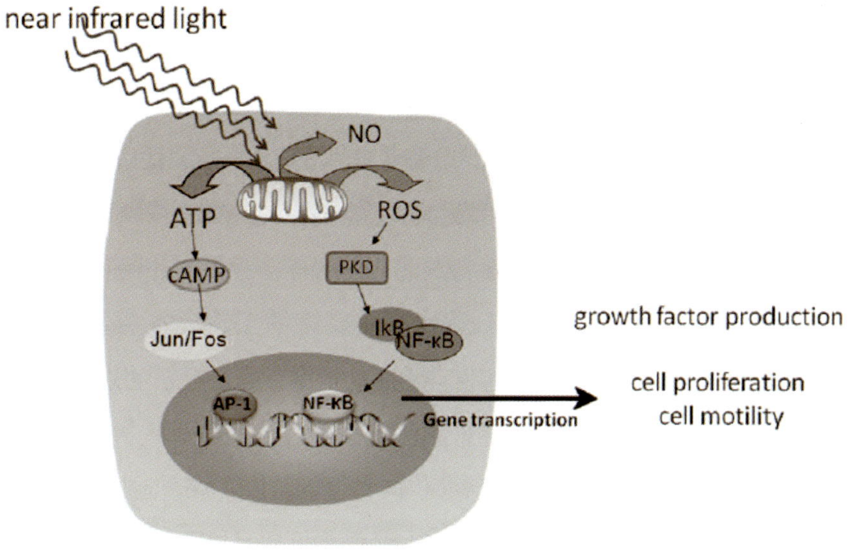

그림 12.4 낮은 수준의 광선 요법(LLLT) 메커니즘.

Ignatov 등은 세포 내 투석과 막 전압 클램핑을 사용하여 0.07mJ의 용량으로 연못 달팽이 뉴런에 He-Ne 레이저 조사가 전위 의존성 느린 칼륨 전류의 진폭을 증가시키는 반면, 7mJ는 이 전류를 감소시켰다(Ignatov, et al., 2005).

부피바카인은 또한 칼륨 전류를 억제할 수 있다. 0.7mJ의 레이저 조사량을 함께 적용하면 느린 칼륨 전류에 대한 10M 부피바카인의 차단 효과가 증가한 반면, 0.07mJ의 조사량에서는 부피바카인의 효과가 약화되는 것으로 나타난다.

최근 Ying 등은 발광 다이오드(LED)를 통한 근적외선 전처리가 신생아 쥐의 선조체 및 시각 피질 뉴런 모두에서 로테논 또는 MPP(+) 유발 세포사멸을 유의하게 억제했으며, 신경독 노출 동안 전처리와 LED 치료를 병행했다고 보고했다. 신경독에 노출된 동안 LED 단독 치료보다 훨씬 더 나은 결과를 보였다(Ying, et al., 2008).

이러한 시험관 내 발견은 저수준 레이저 요법(LLLT)이 신경 장애의 동물 모델에서 유익한 효과를 가질 수 있으며 뇌졸중 치료가 될 수 있음을 시사한다.

2) 생체 내 신경에 대한 LLLT

1986년 Nissan은 He-Ne 레이저(4J/cm^2)를 사용하여 쥐의 좌골 신경에 있는 신경에 대한 레이저 치료를 처음으로 사용했다(Nissan, et al., 1986). 말초 신경 복구를 향상시키는 데 있어 LLLT 효과를 연구하기 위해 동물 모델이 사용되었다(Gigo-Benato, et al., 2005; Anders, et al., 2004).

Anders 등은 짓눌린 쥐의 안면 신경을 재생하기 위한 LLLT를 연구했다(Anders, et al., 1993). 361, 457, 514, 633, 720, 1064nm를 비교하여 633nm He-Ne 레이저의 162.4J/cm^{2}에서 가장 좋은 결과를 나타냈다.

4 인간 두개골 전달 측정

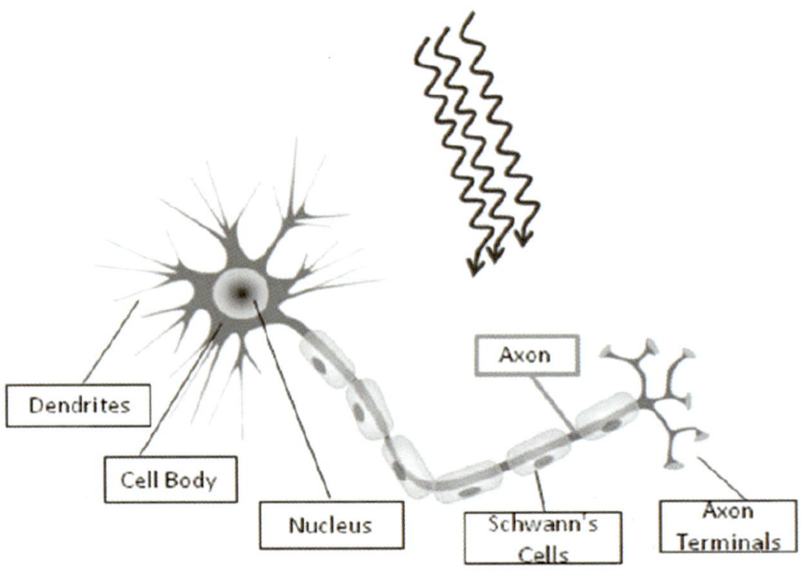

그림 12.5 신경 세포의 LLLT.

1981년 Wan 등은 인체 조직에서 비이온화 방사선의 투과율을 보고했다(Wan, et al., 1981). 두피가 있는 두개골, 흉벽, 복벽 및 음낭을 포함한 다양한 인간 구조를 통한 400~865nm 방사선의 스펙트럼 투과율이 제시된다.

본질적으로 흉부나 복벽을 통해 전달되는 500nm보다 짧은 파장의 가시광선은 없다. 모든 조직의 투과율은 600nm에서 814nm까지의 파장에 따라 점진적으로 증가한다. 조직 두께, 광학 흡수 및 산란이 주요 영향 요인이다(Salomatina, et al., 2006). Lychagov 등은 두개골과 두피를 통한 고출력 레이저 조사의 투과율을 측정한 최근 결과를 발표했다(Lychagov, et al., 2006). 투과도의 특성을 조사하였고, 두개골의 산란구조의 이질성 특성을 나타내었다. 그 외에도 실험 중 고출력 레이저 조사에 노출된 두개골과 두피 표면의 온도 변화가 제어되었다. 실험 결과는 Monte-Carlo 시뮬레이션을 통해 검증되었다.

5 뇌졸중의 문제

1) 뇌졸중의 전염병

뇌졸중은 미국에서 심장병과 암에 이어 세 번째 사망 원인이다. 매년 약 780,000명의 사람들이 새로운 뇌졸중이나 재발성 뇌졸중을 경험한다. 이 중 약 600,000건은 첫 번째 발병이고 180,000건은 재발이다(Rosamond, et al., 2008). 허혈성 뇌졸중으로 인한 3개월 사망률은 약 12%이다. 국제적으로 매년 수백만 명의 사람들이 뇌졸중이 새로 발생하거나 재발하며, 이들 중 거의 4분의 1이 사망한다. 전 세계적으로 뇌졸중 사망률은 매우 다양한다. 가장 높은 비율은 포르투갈, 중국, 한국 및 대부분의 동유럽에 있으며 가장 낮은 비율은 스위스, 캐나다 및 미국에 있다.

뇌졸중은 크게 허혈성과 출혈성 두 가지로 분류할 수 있다. 허혈성 뇌졸중은 전체 뇌졸중의 80% 이상을 차지한다. 허혈성 뇌졸중의 가장 흔한 원인은 혈전, 혈전증, 색전증 또는 협착증으로 인해 뇌 동맥이 막히는 것이다. 출혈성 뇌졸중은 뇌동맥 파열의 결과로, 동맥 경련과 다양한 정도의 출혈을 유발할 수 있다. 최근까지 허혈성 뇌졸중 환자의 치료는 주로 호흡기 및 심혈관 합병증의 예방 및 치료에 중점을 두어 지원적이었다. 뇌졸중의 흔한 급성 합병증으로는 폐렴, 요로 감염, 폐색전증 등이 있다. 뇌졸중 생존자의 장기적인 이병률은 흔한데, 보행 장애가 20%, 일상 생활 활동에 도움이 필요한 환자가 30%, 직업 장애가 50~70%에 이른다.

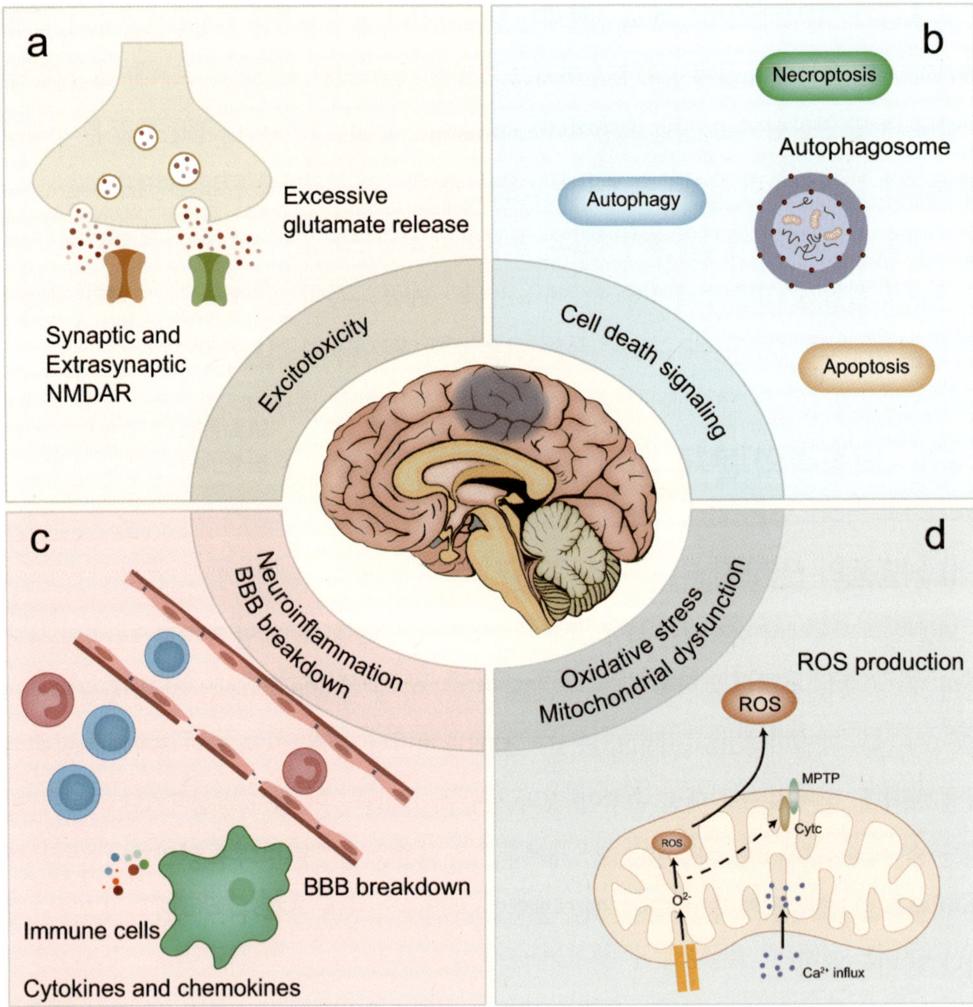

그림 12.6 급성 허혈성 뇌졸중 생리학.

허혈성 뇌졸중과 관련된 병태생리학에 대한 간략한 요약이다. 과도한 글루타메이트가 방출되고 시냅스 및 시냅스외 NMDAR이 모두 관련된 허혈성 뇌졸중의 흥분독성; b 허혈성 뇌졸중에서 주로 autophagy, apoptosis 및 necroptosis를 포함하는 세포 사멸 신호 전달 경로; c 허혈성 뇌졸중의 신경염증 및 BBB 파괴. 여기에서 우리는 다양한 면역 세포와 방출된 케모카인 및 사이토카인의 참여를 제시했으며, 이는 혈액 뇌 장벽 파괴에 기여한다. d 산화 스트레스는 주로 ROS 생성과 허혈성 뇌졸중의 미토콘드리아 및 MPTP로의 Ca^{2+} 유입을 포함하는 미토콘드리아 기능 장애를 특징으로 한다.

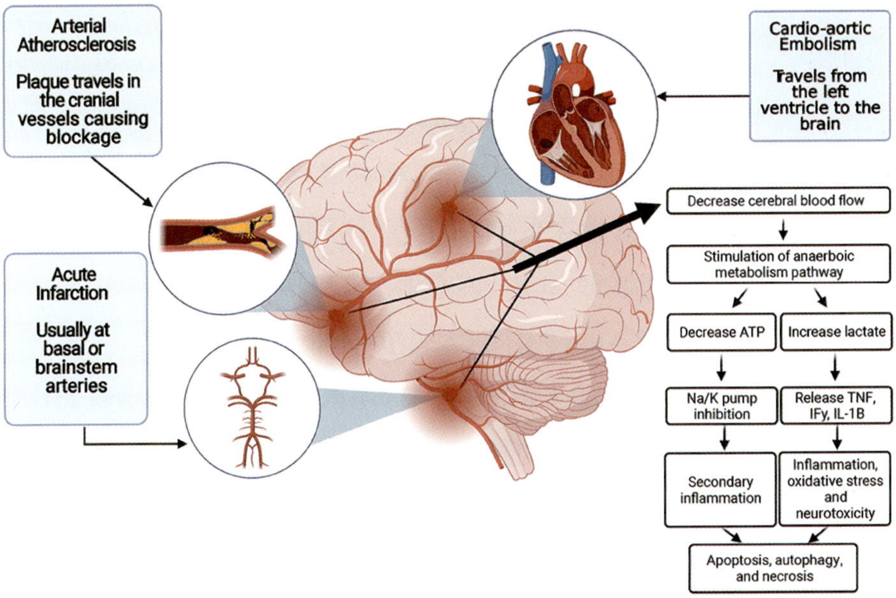

그림 12.7 혈액 공급 중단 및 허혈성 뇌졸중 발병.
ATP는 아데노신 트리포스파타제. IFγ, 인터페론 감마; IL-1B, 인터루킨 1B; K, 칼륨; Na, 나트륨; TNFα, 종양 괴사 인자α.

2) 뇌졸중 후 뇌 손상의 메커니즘

허혈성 뇌졸중은 다양한 병인과 다양한 임상 증상을 보이는 복잡한 질환이다. 내막이 거칠어지고 손상된 혈관을 따라 플라크가 형성될 때 두개외 동맥과 두개내 동맥에 혈전증이 형성될 수 있다. 내피 손상으로 인해 혈소판이 부착 및 응집되고 응고가 활성화되어 플라크 부위에 혈전이 발생한다. 측부 순환의 보상 메커니즘이 실패하면 관류가 손상되어 관류가 감소하고 세포 사멸이 발생한다. 색전성 뇌졸중 동안 혈전은 동맥을 통해 뇌로 이동한다. 핵심 허혈 구역의 세포는 몇 분 안에 죽는다. 허혈은 환자의 신경학적 기능을 손상시킨다. 부상 반그림자에 있는 세포는 몇 시간 동안 잠재적으로 구제 가능한 상태로 남아 있다(Durukan and Tatlisumak, et al., 2007).

〈그림 12.6〉은 급성 허혈성 뇌졸중의 생리를 보여준다.

허혈성 뇌졸중이 발생하면 뇌로의 혈액 공급이 중단되고 뇌 세포가 기능하는 데 필요한 포도당과 산소가 부족해진다. 인간의 뇌는 체중의 2%를 차지하지만 전체 산소 소비량의 20%를 필요로 한다. 뇌는 이온 구배를 유지하고 복원하기 위해 산화적 인산화에 의해 충분한

ATP를 생성하기 위해 이러한 많은 양의 산소가 필요한다. 한 추정에 따르면 뉴런의 원형질막에서 발견되는 Na^+/K^+ ATPase는 뇌에 공급되는 에너지의 70%를 소비한다. 이 이온 펌프는 활동 전위 전파에 필요한 높은 세포 내 K^+ 농도와 낮은 세포 내 Na^+ 농도 이온을 유지한다. 전체적인 허혈 후, 미토콘드리아의 ATP 합성 억제는 2분 이내에 ATP가 소모되게 하며, 이로 인해 신경 원형질막 탈분극, 칼륨이 세포외 공간으로 방출되고 나트륨이 세포 내로 유입된다(Caplan, 2000). 에너지 장애는 또한 원형질막 Ca^{2+} ATPase가 각 세포 내에 일반적으로 존재하는 매우 낮은 농도의 칼슘을 유지하는 것을 방해한다.

뇌졸중은 국소 부상(타박상, 열상, 혈종), 미만성 축삭 손상(DAI) 또는 이들의 조합으로 나타날 수 있다. 미만성 축삭 손상은 둔상 두부 외상 및 폭발 손상의 주요 결과 중 하나로 인식되었다(Taber, et al., 2006). 2차 손상은 1차 손상의 후속 효과로 인해 발생하고 초기 외상 공격 후 몇 시간 또는 며칠에 걸쳐 발생하는 추가 세포 손상에 기인한다. 2차 뇌 손상은 손상된 뉴런이 탈분극되어 글루타메이트를 방출하는 흥분독성 세포 사멸을 통해 매개된다(Palmer, et al., 1993).

과도한 글루타메이트 농도로 인해 이웃 세포가 탈분극되어 글루타메이트 농도가 증가하는 악순환이 발생한다. 탈분극화된 뉴런은 나트륨과 칼슘의 엄청난 유입을 겪지만 Na^+/K^+ ATPase 펌프에 전력을 공급하고 삼투압 부하를 처리할 만큼 충분한 ATP가 있으면 생존할 수 있다. 그러나 대사 장애가 있는 환경에서는 세포독성 부종을 나타내며 결국 생존력이 상실된다(Pasantes-Morales and Tuz, 2006). 지연된 손상과 관련된 칼슘의 유입, 미토콘드리아 막 전위의 감소, 활성 산소종의 생성 증가가 관찰된다. 뇌졸중을 악화시키는 다른 생화학적 과정에는 염증을 유발하고 프로스타글란딘 E2의 증가를 특징으로 하는 사이토카인의 증가로 이어지는 성상교세포와 소교세포의 활성화가 포함된다(Ahmad, et al., 2007).

글루타메이트에 의해 매개되는 흥분독성 세포 사멸은 신경교 세포뿐만 아니라 뉴런, 특히 희돌기교세포에도 영향을 미친다(Matute, et al., 2007). 활성산소종(ROS)은 TBI, 척수 손상, 허혈과 같은 다른 급성 CNS 손상뿐만 아니라 만성 신경퇴행성 질환의 주요 참가자로 연루되어 있다(Ikeda and Long, 1990). 뇌졸중은 신경 조직의 물리적 파괴를 유발하여 추가적인 조직의 사망을 초래하는 2차 손상을 유발한다. 저관류 및 허혈로 인한 초과산화물 및 산화질소(NO) 형성 증가가 뇌졸중 후 보고되었으며, 이는 손상 중 산화 스트레스의 역할을 예측한다(Cherian and Robertson, 2003). 이러한 ROS에 대한 세포 보호에는 MnSOD(망간 슈퍼옥사이드 디스뮤타제)와 관련된 시스템을 포함하여 정교한 항산화 방어 시스템이 포함된다.

3) 뇌졸중의 혈전용해요법

혈전용해요법은 급성 뇌허혈이 있는 선별된 환자에게 입증되고 실질적인 이점을 제공하는 유일한 개입이다(Adams, et al., 2005). 혈전용해 요법에 대한 근거에는 7,152명의 환자를 등록하고 다양한 약제, 용량, 기간, 정맥 또는 동맥 내 투여 방식을 사용하는 21개의 완료된 무작위 대조 임상 시험이 포함된다(Sandercock, et al., 2008).

사용된 주요 물질은 재조합 조직 플라스미노겐 활성화제(t-PA)이다(Barushka, et al., 1995). t-PA는 내피 세포에 의해 내인성으로 생산되며 상대적으로 섬유소 특이적이다. T-PA는 전구효소인 플라스미노겐을 활성화된 효소 플라스민으로 전환함으로써 작동한다. 활성화된 플라스민은 차례로 섬유소 응고물을 저분자량 섬유소 분해 산물로 용해시킨다. 사용된 다른 혈전용해제는 스트렙토키나제를 포함한다(Furlan, et al., 1999; Hommel, et al., 1996).

손실된 시간은 급성 뇌허혈에서 손실된 뇌이다. 전형적인 중대뇌동맥 허혈성 뇌졸중에서는 재관류가 이루어지지 않아 분당 200만 개의 신경세포가 손실된다(Saver, 2006). 처음 6개의 정맥 내 tPA 임상시험에 등록된 2,775명의 환자 전체에 대한 통합 분석은 혈전용해 요법의 시간 의존적 이점에 대한 명확하고 설득력 있는 증거를 제공했다(Hacke, et al., 2004).

4) 연구용 신경보호제 및 약리학적 개입

신경보호는 확인하지 않은 채 방치할 경우 뇌에 돌이킬 수 없는 허혈성 손상을 초래할 수 있는 유해한 생화학적 및 분자적 사건의 순서를 길항하거나 방해하거나 늦추는 모든 전략 또는 전략의 조합으로 정의된다.

임상 조사를 받은 매우 다양한 제제와 전략이 있었으며 각각은 병리생리학적 근거에 의해 정당화되었다. 전체적으로 약 165개의 진행 중이거나 완료된 임상 시험이 발표되었으며(Ginsberg, 2008) 〈그림 12.7〉에 요약되어 있다. 단지 몇 가지 사례에서만 효능에 대한 약간의 힌트를 제외하고는 이러한 모든 시험에서 거의 보편적인 실패 결과가 있었다.

6 뇌졸중에 대한 TLT

시험관 내에서 세포와 뉴런에 대한 NIR 빛의 유익한 효과는 NIR 빛이 뇌에 침투하는 능력이 입증됨과 함께 경두개 LLLT가 뇌졸중 치료법으로 연구되어야 함을 강력히 시사했다.

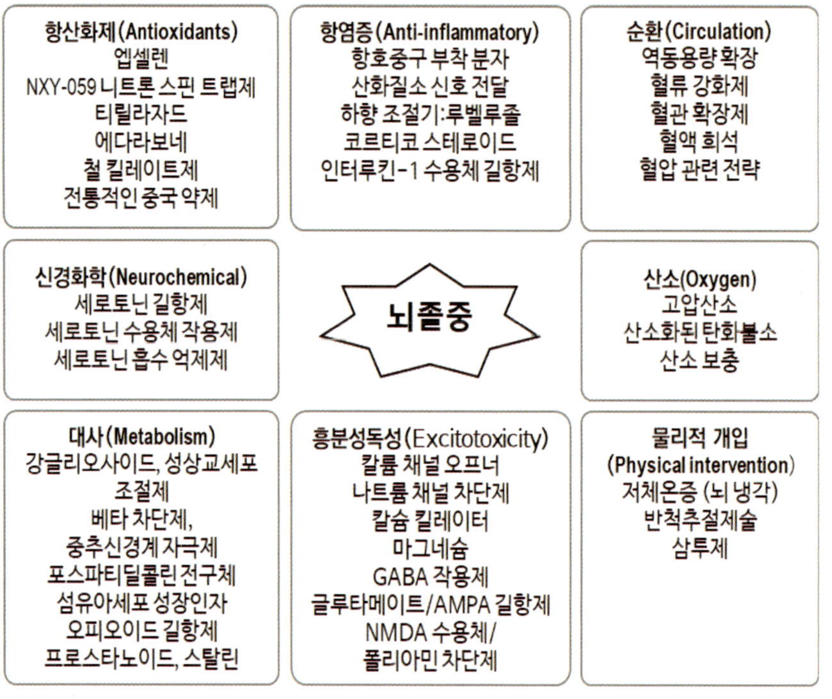

그림 12.8 뇌졸중에 대한 약리학적 및 물리 치료법의 임상 시험.

808~810nm의 경두개 레이저 치료(TLT)는 뇌에 침투할 수 있으며 쥐의 대뇌 피질에서 ATP 생산을 강화시키는 것으로 나타났다(Streeter, et al., 2004). TLT로 치료한 허혈성 뇌졸중 동물 모델에서 뇌실하대(SVZ)의 신경 발생 증가가 보고되었다(Oron, et al., 2006). 이러한 발견을 바탕으로 TLT는 다양한 작용 메커니즘을 가질 수 있으며 급성 허혈성 뇌졸중에 도움이 될 수 있다고 생각된다(Lampl, 2007).

1) 뇌졸중 동물 모델의 TLT

인간의 뇌졸중을 동일하게 모방하는 동물 모델은 없지만 뇌졸중에 대한 치료 중재 개발을 위해서는 동물 모델의 사용이 필수적이다.

동물 모델의 결과 측정에는 기능적 측정과 경색 크기 평가가 포함된다. 전임상 동물 모델에 대한 뇌졸중 치료 학술 산업 회의(STAIR)의 권장 사항은 쥐를 대상으로 초기 연구를 수행한 후 두 번째 종, 특히 영장류를 대상으로 수행하는 것이다. 허혈은 일반적으로 동물의 중대뇌동맥(MCA)을 폐쇄함으로써 유발된다. 대부분의 인간 뇌졸중은 이 혈관이나 그 가지 중 하나의 폐색으로 인해 발생하므로 MCA는 인간 뇌졸중을 시뮬레이션하는 데 가장 자주 사용된다(Finklestein, et al., 1999). 다양한 특정 이유로 허혈 모델에 사용된 동물에는 쥐, 생쥐, 게르빌쥐, 고양이, 토끼, 개, 돼지 및 인간이 아닌 영장류가 포함된다.

뇌의 TLT에 대한 최초의 동물 모델은 1993년 Azbel에 의해 쥐 모델을 사용하여 쥐 해마 뉴런의 시냅스 전도도를 발견한 것으로 보고되었다(Azbel, et al., 1993). 생체 내 연구에서는 다음과 같이 적외선 레이저 요법이 급성 심근경색 치료에 도움이 될 수 있다고 제안했다. Ad와 Oron은 2001년에 TLT가 실험용 쥐에서 좌전하행 관상동맥의 만성 결찰 후 심근 조직의 손실과 급성 심근경색의 심각도를 감소시킨다는 것을 보여주었다(Ad and Oron, 2001).

2002년에 Leung 등은 일과성 뇌허혈 모델을 사용했는데, TLT는 산화질소 합성효소 활성을 억제하고 TGF 베타1의 조절되지 않은 발현을 억제했다(Leung, et al., 2002). 2004년에 Lapchak은 토끼 소혈전 색전성 뇌졸중 모델(RSCEM)에서 뇌졸중 발병 후 6시간에 7.5mw/cm^{2}의 레이저 치료가 행동 성능을 향상시키고 색전술 후 21일에 측정 가능한 지속 효과를 생성한다는 것을 보여주었다(Lapchak, et al., 2004).

Lapchak은 추가 연구에서 TLT가 토끼의 색전성 뇌졸중 후 운동 기능을 개선한 것으로 나타났다고 보고했다(Lapchak, et al., 2007; Lapchak and Araujo, 2007).

De Taboada 등은 또한 영구 중대뇌동맥 폐색에서 뇌졸중 발생 후 최대 24시간까지 레이저 치료가 가짜 대조군과 비교했을 때 뇌졸중 후 14, 21, 28일에 명백한 신경학적 결손의 상당한 개선을 보여주었다는 것을 보여주었다(Taboada, et al., 2006). 한편, Oron은 급성 뇌졸중 후 24시간 후에 실시된 TLT의 비침습적 중재가 신경 발생 유도일 수 있는 기본 메커니즘을 통해 상당한 기능적 이점을 제공할 수 있다고 보고했다(Oron, et al., 2006).

현재, 뇌졸중의 적외선 레이저 치료에 대한 추정 메커니즘은 미토콘드리아의 자극을 포함하며, 이는 허혈 반그림자 조직의 보존 및 향상된 신경 회복으로 이어진다. 정확한 기계적 경로는 아직 밝혀지지 않았다.

2) 뇌졸중 임상시험의 TLT

NeuroThera 유효성 및 안전성 시험 - 1(NEST-1)은 뇌졸중 발병 후 24시간 이내에 치료받은 허혈성 뇌졸중 환자의 90일 결과를 개선하는 능력에서 NeuroThera 레이저 시스템의 안전성과 예비 유효성을 평가했다(Lampl, et al., 2007).

NEST-1 연구에 따르면 적외선 레이저 요법은 뇌졸중 발병 후 24시간 이내에 시작했을 때 인간의 허혈성 뇌졸중 치료에 대한 초기 안전성과 효과가 나타났으며 두 번째 대규모 시험이 필요했다.

최근 뇌졸중 발병 후 24시간 이내 근적외선 레이저 치료의 효과와 안전성에 대한 두 번째 임상시험(NEST-2)이 종료됐다. 대상자들은 뇌졸중 발병 후 90일 동안 추적 관찰되었다. 이 연구의 1차 유효성 평가변수는 90일 또는 마지막 등급에서 성공을 수정된 Rankin 척도(mRS) 점수 0~2로 정의하고 실패를 mRS 점수 3~6으로 정의하는 이신 종료점이었다. TLT는 뇌졸중 발병 후 24시간 이내에 적용되었다. 이 연구는 안전성을 입증했지만 효능에 대한 공식적인 통계적 유의성을 충족하지 못했다.

658명의 무작위 환자 중 331명은 TLT를 받았고 327명은 가짜를 받았다. TLT 그룹의 120명(36.3%)은 가짜 그룹의 101명(30.9%)에 비해 유리한 결과를 얻었다(P=0.094). 교차비는 1.38(95% CI, 0.95~2.00)이다.

다른 결과 측정에서도 비슷한 결과가 나타났다.

미리 지정된 테스트는 유의미한 결과를 얻지 못했지만, NIHSS(National Institutes of Health Stroke Scale) 기준 점수가 16 미만인 환자에 대한 사후 분석에서는 90일째 일차 평가변수에서 양호한 결과가 나타났다(p<0.044). 사망률과 심각한 부작용은 TLT와 sham의 사망률이 각각 17.5%와 17.4%, 심각한 부작용이 37.8%와 41.8%로 그룹 간에 차이가 없었다. 이제 개선된 기본 NIHSS 제외 기준(<16)을 갖춘 TLT의 세 번째 중추적 시험이 계획되어 있다.

7 CNS 손상에 대한 LLLT

중추신경계(CNS: The central nervous system)는 신경계의 가장 큰 부분으로 뇌와 척수를 포함한다. 척수는 척수를 유지하고 보호하는 반면, 머리는 뇌를 담고 보호한다.

중추신경계는 3층의 보호막인 수막으로 덮여 있다. 뇌도 두개골로 보호되고 척수도 척추뼈로 보호된다. 다양한 보고서에 따르면 LLLT는 광범위한 CNS 장애에 중요한 영향을 미친다.

주요 질환은 다음과 같다: 간질; 외상성 뇌 손상; 알츠하이머병을 포함한 신경퇴행성 장애; 두통, 멀미 및 현기증, 파킨슨병과 같은 운동 장애; 다발성 경화증; 신경근육 장애; 신경병증성 통증; 수면 장애; 뇌 감염; 뇌졸중 및 일과성 허혈성 발작과 같은 뇌혈관 질환이 포함된다.

〈그림 12.9〉는 LLLT로 치료된 일부 CNS 장애를 보여준다.

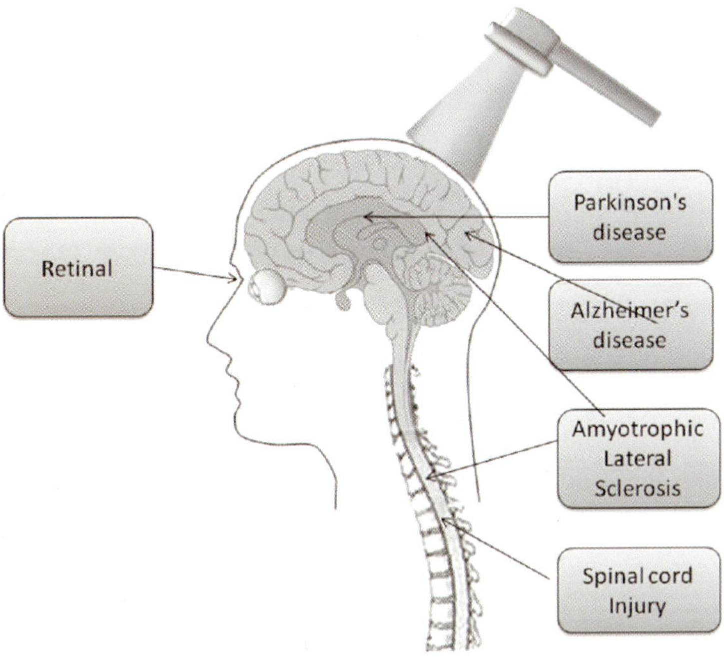

그림 12.9 중추신경계 장애에 대한 LLLT.

1) 외상성 뇌손상(TBI)

외상성 뇌 손상(TBI)은 외부 힘이 뇌에 외상을 입힐 때 발생한다. TBI는 즉각적인 중추신경계 조직 파괴(1차 손상)로 인해 신경학적 손상을 초래할 수 있지만, 추가적으로 살아남은 세포는 1차 사건에 의해 촉발된 복잡한 메커니즘에 의해 2차적으로 손상되어 추가적인 손상과 장애를 초래할 수 있다(Teasdale and Graham, 1998). LLLT는 다양한 생물학적 과정을 조절하는 것으로 밝혀졌다. Oron 등은 TBI 후 4시간 동안 제공된 TLT가 장기간에 걸쳐 기능적 신경학적 이점을 제공한다는 것을 보여주었다(Oron, et al., 2007). 추가 확증 시험이 필요하였다. TBI는 체중 감량 장치에 의해 유도되었으며 운동 기능은 신경학적 심각도 점수(NSS)를 사용하여 외상 후 1시간에 평가되었다. 그런 다음 마우스를 각각 8마리의 마우스로 구성된 세 그룹으로 나누었다. 가짜 LLLT 절차를 받고 방사선 조사를 받지 않은 한 대조군; 경두개로 두 가지 다른 용량(10 및 20mW/cm^2)으로 LLLT를 받은 두 그룹이다. 808nm Ga-As 다이오드 레이저는 뇌의 전체 피질을 조명하기 위해 외상 후 4시간 동안 경두개로 사용되었다. 운동 기능은 최대 4주까지 평가되었으며 병변의 부피도 측정되었다.

2) 척수손상(SCI)

척수는 길고 얇은 관 모양의 신경 다발로, 뇌에서 중추 신경계가 확장되어 있으며 척추뼈에 둘러싸여 보호된다. 척수 손상(SCI)은 척추의 외상으로 인해 발생할 수 있다. 척추뼈나 추간판이 부서져 척수에 날카로운 뼈 조각이 찔릴 수 있다. 일반적으로 척수 손상의 피해자는 신체의 특정 부분에서 감각 상실을 겪게 된다.

아직 LLLT는 척수 손상의 동물 모델에서만 연구되었다.

Rochkind의 예비 연구에서는 배양된 배아 신경 세포의 복합 임플란트와 레이저 조사가 완전히 절개된 척수의 재생 및 복구에 미치는 영향을 조사했다. 쥐. 절개, 이식 및 레이저 조사(780nm, 250 mW, 매일 30분) 후 3개월이 지나면 이식 및 레이저를 사용한 그룹에서 집중적인 축삭 발아가 발생했다. 이 연구는 체외 복합 임플란트가 절개된 척수를 재건하기 위한 재생 및 회복 소스임을 시사한다. 수술 후 저전력 레이저 조사는 축삭 발아 및 척수 복구를 향상시킨다. Rochkind의 최근 연구에서는 수술 후 780nm 레이저 광선요법이 폴리글리콜산 신경관을 사용하여 신경 결함을 다시 연결한 후 말초 신경의 재생 과정을 향상시키는 것으로 나타났다(Rochkind, et al., 2007).

Byrnes 등은 810nm 다이오드 레이저의 1.600J/cm^{2}를 사용하여 쥐의 척수의 T9 등쪽 반절단에서 치유와 기능을 향상시켰다(Byrnes, et al., 2007).

손상 직후 병변 부위에 빛(810nm)을 경피적으로 적용하고 14일 연속 매일 적용했다. 치료에는 150mW 출력의 레이저 다이오드가 사용되었다. 병변 부위의 피부 표면에서의 일일 복용량은 1.589J/cm^{2}였다. 반절단 및 타박상 손상이 있는 광 치료 그룹의 쥐에서 축삭 재성장의 평균 길이는 비교 가능한 치료되지 않은 대조군 그룹보다 상당히 길었다(3.66/pm0.26 mm, 반절단; 2.89±0.84 mm, 타박상).

광선 요법 그룹의 총 축삭 수는 두 손상 모델 모두에서 치료되지 않은 그룹에 비해 상당히 높았다($p < 0.05$). 비침습적으로 적용되는 광선 요법은 다양한 유형의 외상으로 인한 급성 SCI의 축삭 재생 및 기능 회복을 촉진한다(Wu, et al., 2009).

3) 신경독성의 역전

신경 독성은 천연 또는 인공 독성 물질에 노출되어 신경 조직에 손상을 일으키는 방식으로 신경계의 정상적인 활동을 변화시킬 때 발생한다.

Whelan 그룹의 연구에서는 쥐 모델에서 신경독으로 인한 신경 손상을 퇴치하기 위해 670nm LED를 사용하는 방법을 조사했다(Eells, et al., 2003). 메탄올 중독은 대사가 개미산으로 전환되어 망막과 시신경에 손상을 주어 실명을 초래함으로써 발생한다. 쥐 모델과 망막전위도를 망막 기능의 민감한 지표로 사용하여 그들은 670nm LED 치료(4J/cm^2), 메탄올에 중독된 쥐 및 망막 보호에 대한 조직병리학적 증거에서 막대와 원뿔 매개 기능의 상당한 회복을 발견했다.

후속 연구에서는 일차 배양 뉴런에서 시토크롬 C 산화효소의 비가역적 억제제인 시안화칼륨의 효과를 조사했다(Wong-Riley, et al., 2005). LED 처리는 10-100 M KCN에 의해 차단된 효소 활성을 부분적으로 회복했다. 이는 300 M KCN에 의해 유발된 신경 세포 사멸을 83.6%에서 43.5%로 크게 감소시켰다.

LED는 오전 10시 KCN에서만 신경 ATP 함량을 크게 복원했지만 테스트된 더 높은 농도의 KCN에서는 그렇지 않았다. 대조적으로, LED는 효소 수준을 간접적으로만 하향 조절하는 테트로도톡신의 해로운 효과를 완전히 역전시킬 수 있었다.

테스트된 파장(670, 728, 770, 830 및 880nm) 중에서 가장 효과적인 파장(830nm,

670nm)은 산화된 시토크롬 C 산화효소의 NIR 흡수 스펙트럼과 유사했다.

8 신경퇴행성 질환에 대한 LLLT

1) 신경퇴행성 질환

신경퇴행성 질환은 특정 신경 세포(뉴런)의 악화로 인해 발생하는 장애이다. 이러한 세포의 변화로 인해 비정상적으로 기능하게 되어 결국 사망에 이르게 된다. 이 질병, 알츠하이머병(AD), 파킨슨병(PD), 근위축성측삭경화증(ALS), 다발성 경화증(MS)은 모두 중추신경계의 신경 퇴화로 인해 발생한다(Friedlander, 2003). 이러한 파괴적인 퇴행성 질환의 만성적이고 끈질긴 진행성 특성으로 인해 대부분의 환자가 경험하는 하향 과정을 늦추거나 정지시킬 수 있는 치료법을 찾게 되었으며, 신경 손상을 실제로 역전시킬 수 있는 치료법이 훨씬 더 바람직할 것이다. 경두개 광선 요법은 이러한 목표를 달성할 가능성이 있는 것으로 간주된다.

2) 파킨슨병

파킨슨병(PD: Parkinson's disease)은 환자의 운동 능력, 언어 및 기타 기능을 종종 손상시키는 중추신경계의 퇴행성 장애이다(Jankovic, 2008).

Trimmer 등은 근적외선 치료(810nm 다이오드 레이저, 50mW/cm^2)가 산발성 PD 인간 투과연골 사이브리드 '세포형성 하이브리드' 신경 세포에서 축삭 수송을 정상 수준으로 회복할 수 있음을 보여주었다(Trimmer, 2009).

PD 과정에 대한 레이저 요법의 영향은 생체 내 및 시험관 내에서 연구되었다. 이러한 영향은 MAO B 및 Cu/Zn SOD 활성이 높거나 낮은 그룹 모두에서 적응성으로 나타났다. 레이저 치료는 신경학적 결손의 감소, MAO B, Cu/Zn-SOD의 활성 및 면역 지수의 정상화를 가져왔다(Vitreshchak, 2003).

3) 알츠하이머병

알츠하이머병, 알츠하이머형 노인성 치매(SDAT) 또는 알츠하이머병(AD: Alzheimer's disease)은 치매의 가장 흔한 형태이다(Selkoe, 2001).

AD의 원인은 아직 알려지지 않았지만, 산화 균형 장애, 미토콘드리아 기능 장애 및 시토크롬 C 산화효소 장애가 알츠하이머병 발병에 중요한 역할을 한다(Smith, et al., 2000; Sullivan and Brown, 2005).

영국방송공사(BBC) 뉴스는 근적외선(1070nm)을 전달하는 700개의 LED로 만든 실험용 헬멧이 과학자들에 의해 알츠하이머병 치료제로 테스트되고 있다고 보도했다. 알츠하이머병에 대한 현재 치료법은 질병의 진행을 지연시키지만 기억 상실을 되돌릴 수는 없다(Alzheimer's helmet therapy hope, 2008).

4) 근위축성 측삭경화증(ALS)

근위축성 측삭경화증(ALS: Amyotrophic Lateral Sclerosis)은 자발적인 근육 운동을 제어하는 중추 신경계의 신경 세포인 운동 뉴런의 퇴화로 인해 발생하는 진행성, 일반적으로 치명적인 신경퇴행성 질환이다.

운동 뉴런 질환인 이 장애는 상부 및 하부 운동 뉴런이 모두 퇴화되어 근육에 메시지를 보내는 것이 중단됨에 따라 몸 전체의 근육 약화 및 위축을 유발한다. 기능할 수 없게 되면 근육은 점차적으로 약화되고 탈신경으로 인해 연축(경련)이 발생하며 결국에는 탈신경으로 인해 위축된다.

미토콘드리아 기능 장애와 산화 스트레스는 ALS의 운동 뉴런 손실에 중요한 역할을 한다. 광선 요법은 미토콘드리아에 생체 조절 효과가 있다. 한 연구에서는 ALS 마우스 모델에서 운동 뉴런의 생존에 대한 LLLT와 리보플라빈의 시너지 효과를 조사했다. 그들은 810nm 다이오드 레이저, 140mW 출력, 1.4cm^2 스폿 면적, 120초 치료 기간 및 12J/cm^2 에너지 밀도를 사용했다. 결과는 이러한 레이저 매개변수를 사용하여 G93A SOD1 마우스의 질병 진행을 변경하는 데 효과적이지 않은 것으로 나타났다(Moges, et al., 2009).

9 정신 장애에 대한 LLLT

광선 요법은 거의 30년 동안 일부 정신 질환에 널리 사용되었다(Kripke, et al., 1983). 광선 요법은 다음과 같은 정신 질환에 대해 테스트되었다.

계절성 정서 장애(SAD)(Terman, et al., 1990), 월경전 불쾌 장애(Parry, et al., 1989), 산

전 및 산후 주요 우울 장애(Epperson, et al., 2004; Corral, 2000), 신경성 폭식증(Lam, et al., 1994), 성인 주의력 결핍 장애(Rybak, et al., 2006).

이 연구에서는 효과적인 햇빛과 매우 강렬한 인공 조명을 사용하는 제품(예: 라이트 박스)을 사용했다. 최신 연구에 따르면 특정 파장의 빛, 즉 '청색(blue)' 파장의 낮은 강도를 사용하는 것이 적어도 2,500lux를 사용하는 것만큼 효과적일 수 있는 것으로 나타났다(Wirz-Justice, et al., 1993). 우울증 및 기타 정신 질환을 치료하는 또 다른 접근법은 경두개 자기 자극(TMS)을 사용하는 것이다.

TMS는 빠르게 변화하는 자기장(전자기 유도)에 의해 조직에 약한 전류가 유도되는 뇌의 뉴런을 자극하는 비침습적 방법이다. 이렇게 하면 불편함을 최소화하면서 뇌 활동을 촉발할 수 있으며, 뇌 회로의 기능과 뇌의 연결성을 연구할 수 있다. 반복적인 TMS는 더 오래 지속되는 변경을 생성할 수 있다. 수많은 소규모 파일럿 연구를 통해 다양한 신경 실환(예: 편두통, 뇌졸중, 파킨슨병, 근긴장 이상, 이명) 및 정신 질환(예: 주요 우울증, 환청)에 대한 치료 도구가 될 수 있음이 나타났다(Pascual-Leone, et al., 2002). TMS의 성공은 경두개 NIR 광선 요법을 사용하여 유사한 자극이 뇌 뉴런에 적용될 수 있음을 시사했지만 아직 권위 있는 출판물은 없으며 성공에 대한 일화적인 보고만 있다.

다양한 형태의 LLLT가 우울증(Quah-Smith, et al., 2005; Gur, et al., 2002), 금연(Yiming, et al., 2000), 알코올 중독(Zalewska-Kaszubska and Obzejta, 2004)과 같은 정신 질환 치료를 위해 환자에게 적용되었다.

⑩ 전망

CNS 손상을 치료하고 퇴행성 신경 질환을 비침습적 방식으로 지연시키는 데 있어 TLT의 놀라운 효과는 부작용에 대한 증거가 거의 없으므로 TLT의 적용이 증가할 것임을 시사하고 있다. 세포와 조직에 대한 적색 및 근적외선의 작용에 대한 분자 및 세포 기초를 이해하는 데 있어 이루어지고 있는 발전은 의료계 전반에서 TLT의 수용을 높이는 데에만 도움이 될 수 있다.

뇌졸중에 대한 임상 시험은 뇌에서의 TLT 사용에 추가적인 신뢰성을 제공할 것이다. 치료적으로 효과적인 파장과 빛의 영향력을 뇌와 척수의 심부 구조에 전달하기에 충분한 전력을 갖춘 다이오드 레이저와 발광 다이오드 어레이의 가용성이 더욱 확대되면 더욱 광범위한 임상 연구가 촉진될 수 있다.

뇌졸중, 외상성 뇌 손상, 우울증, 알츠하이머병 및 파킨슨병은 척수 손상과 함께 현대 사회에서 많은 사망률과 질병률을 초래하며, 이는 서구 인구의 노령화와 수명 연장에 따라 증가할 것으로 사료된다. LLLT가 중추신경계 장애로 인한 사망, 고통, 장애, 재정적 부담을 완화하는 데 조금이라도 기여할 수 있다면 LLLT 분야 연구자들의 노력은 가치 있는 일이 될 수 있다.

참고자료

공희일(1996). 색채의 한의학 적용 방법론 연구. 제6회 현곡상 응모 논문집.

곽노규(2007). 감각과 신체－고대 중국의학에서 신체 지각의 문제. 한국의 철학회(3):77－95.

괴테. 색채론. 장희창 옮김(2005). 서울: 민음사, p.260.

나눔과학자료실, 원자의 구조와 주기성. http://www.sciencenanum.net/chemistry/periodicity/periodicity_05.html(접속 2023.09.20)

데이비드 라우어(1985). 조형의 원리. 서울: 미진사. p.238.

동아사이언스(2013.11.05). 빛의 속력은 어떻게 측정할까? https://www.dongascience.com/special.php?idx=547(접속 2023.09.20)

류수정(2007). 오방색의 색면 구성을 통해 전체론적 기능을 시도한 다과기 연구. 충남대학교 대학원 석사학위논문

박광수(2006). 아유르베다의 차크라 이론과 음양오행사상에 따른 색채치유 원리와 방법에 비추어본 괴테의 색채론. 괴테연구, 19, 21－45.

배하나(2004). 선호색 분석을 통한 한국인의 색채감성연구. 서울대학교 대학원 석사학위논문

서혜옥(2009). 칸딘스키의 색채론 내적 필연성의 심리학적 표현에 관한 연구. 한국색채학회지 23(1):69－80.

신동원, 김남일, 여인석(2006). 한 권으로 읽는 동의보감. 서울: 들녘. 232－241.

이준우(2022). 압력과 한의학에 대한 小考－첫 번째 이야기. 민족의학신문 https://www.mjmedi.com/news/articleView.html?idxno=55637

이천(1989). 편주 의학입문(영인본). 서울: 대성문화사, pp. 364－367.

장희창(1999). 괴테『색채론』의 구조와 그 현대적 의미. 괴테연구, 11(1):173－189 .

적외선분광법개론(2014). https://joonyoungsun.tistory.com/entry/적외선－분광법－개론－Infrared－Spectroscopy.(2023.09.21)

허준(1999). 대역동의보감. 서울: 법인문화사, pp. 521－524.

Ad, N., & Oron, U. (2001). Impact of low level laser irradiation on infarct size in the rat following myocardial infarction. *International journal of cardiology, 80*(2-3), 109-116. https://doi.org/10.1016/s0167-5273(01)00503-4

Adams, H., Adams, R., Del Zoppo, G., Goldstein, L. B., Stroke Council of the American Heart Association, & American Stroke Association (2005). Guidelines for the early management of patients with ischemic stroke: 2005 guidelines update a scientific statement from the Stroke Council of the American Heart Association/American Stroke Association.

Stroke, 36(4), 916–923. https://doi.org/10.1161/01.STR.0000163257.66207.2d

Adobe. Understanding primary, secondary, and tertiary colors. https://www.adobe.com/ph_en/creativecloud/design/discover/secondary-colors.html. 2023.09.21

Ahmad, M., Ahmad, A. S., Zhuang, H., Maruyama, T., Narumiya, S., & Doré, S. (2007). Stimulation of prostaglandin E2-EP3 receptors exacerbates stroke and excitotoxic injury. *Journal of neuroimmunology, 184*(1-2), 172–179. https://doi.org/10.1016/j.jneuroim. 2006.12.012

Albertini, R., Villaverde, A. B., Aimbire, F., Salgado, M. A., Bjordal, J. M., Alves, L. P., Munin, E., & Costa, M. S. (2007). Anti-inflammatory effects of low-level laser therapy (LLLT) with two different red wavelengths (660nm and 684nm) in carrageenan-induced rat paw edema. *Journal of photochemistry and photobiology. B, Biology, 89*(1), 50–55. https://doi.org/10.1016/j.jphotobiol.2007.08.005

Alzheimer's helmet therapy hope [BBC News] 1/25/2008 [cited 2009 2/25]; Health: Available from: http://news.bbc.co.uk/go/pr/fr/-/2/hi/health/7208768.stm.

Amber, R.B. (1983). *Colour Therapy. Healing with Color.* Santa Fe, USA: Aurora Press.

Anders, J. J., Borke, R. C., Woolery, S. K., & Van de Merwe, W. P. (1993). Low power laser irradiation alters the rate of regeneration of the rat facial nerve. *Lasers in surgery and medicine, 13*(1), 72–82. https://doi.org/10.1002/lsm.1900130113

Anders, J. J., Geuna, S., & Rochkind, S. (2004). Phototherapy promotes regeneration and functional recovery of injured peripheral nerve. *Neurological research, 26*(2), 233–239. https://doi.org/10.1179/016164104225013914

Anderson, M. (1977). *Color Healing. Chromotherapy and How It Works.* New York, USA: Samuel Weiser Inc. 1st Ed 1975.

Anonymous. Light therapy 1998; Accessed at "http://www.holisticonline.com/Light_Therapy/light_intro.htm"

Antonelly A. http://webphysicsdavidson.edu/project.html, 1995.

Asahi, M. and Yamamura, H. (1997) Physiological roles of cyclic nucleotide dependent protein kinases in advanced brain functions. *Tanpakushitsu Kakusan Koso. 42*, 403–410.

Asamoah, Benjamin & Uurasjärvi, Emilia & Raty, Jukka & Koistinen, Arto & Roussey, Matthieu & Peiponen, Kai. (2021). Towards the Development of Portable and In Situ Optical Devices for Detection of Micro and Nanoplastics in Water: A Review on the Current Status. Polymers. 13. 730. 10.3390/polym13050730.

Azbel', D. I., Egorushkina, N. V., Kuznetsova, I. I.u, Ratushniak, A. S., Shergin, S. M., Shurgaia, A. M., & Shtark, M. B. (1993). Vliianie syvorotki krovi bol'nykh, podvergshikhsia vnutrivennoĭ lazernoĭ terapii, na parametry sinapticheskoĭ peredachi [The effect of the blood serum from patients subjected to intravenous laser therapy on the parameters of synaptic transmission]. *Biulleten' eksperimental'noi biologii i meditsiny, 116*(8), 149–151.

Azeemi S. (1999). *Colour Therapy.* Al-Kitab Publications, Karachi 1999

Baker, H.E. (1991). Music and Color in the Holistic Healing of Grief. Journal of Holistic

Nursing, 9, 32 - 40.

Barbosa, A. M., Villaverde, A. B., Guimarães-Souza, L., Ribeiro, W., Cogo, J. C., & Zamuner, S. R. (2008). Effect of low-level laser therapy in the inflammatory response induced by Bothrops jararacussu snake venom. *Toxicon : official journal of the International Society on Toxinology, 51*(7), 1236–1244. https://doi.org/10.1016/j.toxicon.2008.02.007

Barolet D. (2008). Light-emitting diodes (LEDs) in dermatology. *Seminars in cutaneous medicine and surgery, 27*(4), 227–238. https://doi.org/10.1016/j.sder.2008.08.003

Barolet D. (2021). Near-Infrared Light and Skin: Why Intensity Matters. *Current problems in dermatology, 55*, 374–384. https://doi.org/10.1159/000517645

Barushka, O., Yaakobi, T., & Oron, U. (1995). *Effect of low-energy laser (He-Ne) irradiation on the process of bone repair in the rat tibia. Bone, 16*(1), 47–55. https://doi.org/10.1016/s8756-3282(94)00006-9

Bayat, M., Ansari, E., Gholami, N., & Bayat, A. (2007). Effect of low-level helium-neon laser therapy on histological and ultrastructural features of immobilized rabbit articular cartilage. *Journal of photochemistry and photobiology. B, Biology, 87*(2), 81–87. https://doi.org/10.1016/j.jphotobiol.2007.02.002

Bin Chen. (2019). The Interaction of Light and Matter. Astronomy & Astrophysics II. https://web.njit.edu/~binchen/phys321/. (2023.09.21)

Birren F. Ligh. (1988). Colour and Environment 1988; PA, USA Schiffer Pub Ltd.

Bischof, Marco. (2005). Biophotons-The Light in Our Cells. *Journal of Optometric Phototherapy. 15.* 1-5.

Bischof, Marco. (2005). Biophotons- The Light in Our Cells. *Journal of Optometric Phototherapy. 15.* 1-5.

Bjordal, J. M., Couppé, C., Chow, R. T., Tunér, J., & Ljunggren, E. A. (2003). A systematic review of low level laser therapy with location-specific doses for pain from chronic joint disorders. *The Australian journal of physiotherapy, 49*(2), 107–116. https://doi.org/10.1016/s0004-9514(14)60127-6

Bob Yirka, (2012). Chemists find smallest number of water molecules needed to form an ice crystal, https://phys.org/news/2012-09-chemists-smallest-molecules-ice-crystal.html (접속 2023.09.20)

Boschi, E. S., Leite, C. E., Saciura, V. C., Caberlon, E., Lunardelli, A., Bitencourt, S., Melo, D. A., & Oliveira, J. R. (2008). Anti-Inflammatory effects of low-level laser therapy (660nm) in the early phase in carrageenan-induced pleurisy in rat. *Lasers in surgery and medicine, 40*(7), 500–508. https://doi.org/10.1002/lsm.20658

Brosseau, L., Robinson, V., Wells, G., Debie, R., Gam, A., Harman, K., Morin, M., Shea, B., & Tugwell, P. (2007). WITHDRAWN: Low level laser therapy (Classes III) for treating osteoarthritis. *The Cochrane database of systematic reviews*, (1), CD002046. https://doi.org/10.1002/14651858.CD002046.pub3

Byrnes, K. R., Waynant, R. W., Ilev, I. K., Wu, X., Barna, L., Smith, K., Heckert, R., Gerst,

H., & Anders, J. J. (2005). Light promotes regeneration and functional recovery and alters the immune response after spinal cord injury. *Lasers in surgery and medicine, 36*(3), 171–185. https://doi.org/10.1002/lsm.20143

Candace Pert, James L. Oschman, (2000. Energy Medicine: The Scientific Basis, Churchill Livingstone; 1st edition, 2000.

Carnevalli, C. M., Soares, C. P., Zângaro, R. A., Pinheiro, A. L., & Silva, N. S. (2003). Laser light prevents apoptosis in Cho K-1 cell line. *Journal of clinical laser medicine & surgery, 21*(4), 193–196. https://doi.org/10.1089/104454703768247756.

Castano, A. P., Dai, T., Yaroslavsky, I., Cohen, R., Apruzzese, W. A., Smotrich, M. H., & Hamblin, M. R. (2007). Low-level laser therapy for zymosan-induced arthritis in rats: Importance of illumination time. *Lasers in surgery and medicine, 39*(6), 543–550. https://doi.org/10.1002/lsm.20516

Charles Klotsche. (1993). *Color Medicine: The Secrets of Color Vibrational Healing.* Light Technology Publishing

Chen, A. C., Arany, P. R., Huang, Y. Y., Tomkinson, E. M., Sharma, S. K., Kharkwal, G. B., Saleem, T., Mooney, D., Yull, F. E., Blackwell, T. S., & Hamblin, M. R. (2011). Low-level laser therapy activates NF-kB via generation of reactive oxygen species in mouse embryonic fibroblasts. PloS one, 6(7), e22453. https://doi.org/10.1371/journal.pone.0022453

Chen, C. H., Tsai, J. L., Wang, Y. H., Lee, C. L., Chen, J. K., & Huang, M. H. (2009). Low-level laser irradiation promotes cell proliferation and mRNA expression of type I collagen and decorin in porcine Achilles tendon fibroblasts in vitro. *Journal of orthopaedic research : official publication of the Orthopaedic Research Society, 27*(5), 646–650. https://doi.org/10.1002/jor.20800

Cherian, L., & Robertson, C. S. (2003). L-arginine and free radical scavengers increase cerebral blood flow and brain tissue nitric oxide concentrations after controlled cortical impact injury in rats. *Journal of neurotrauma, 20*(1), 77–85. https://doi.org/10.1089/089771503605172O9

Chung, H., Dai, T., Sharma, S. K., Huang, Y. Y., Carroll, J. D., & Hamblin, M. R. (2012). The nuts and bolts of low-level laser (light) therapy. *Annals of biomedical engineering, 40*(2), 516–533. https://doi.org/10.1007/s10439-011-0454-7

Ciais, G., Namer, M., Schneider, M., Demard, F., Pourreau-Schneider, N., Martin, P. M., Soudry, M., Franquin, J. C., & Zattara, H. (1992). La laserthérapie dans la prévention et le traitement des mucites liées à la chimiothérapie anticancéreuse [Laser therapy in the prevention and treatment of mucositis caused by anticancer chemotherapy]. *Bulletin du cancer, 79*(2), 183–191.

Clark, L.A. (1978). *The Ancient Art of Color Therapy.* Connecticut, USA: Devin-Adair Co. 1st Ed 1975.

Cocilovo A. (1999). Colored light therapy: overview of its history, theory, recent developments and clinical applications combined with acupuncture. *American journal of acupuncture, 27*(1-2), 71–83.

Corral, M., Kuan, A., & Kostaras, D. (2000). Bright light therapy's effect on postpartum depression. *The American journal of psychiatry, 157*(2), 303–304. https://doi.org/10.1176/appi.ajp.157.2.303-a

Correa, F., Lopes Martins, R. A., Correa, J. C., Iversen, V. V., Joenson, J., & Bjordal, J. M. (2007). Low-level laser therapy (GaAs lambda = 904nm) reduces inflammatory cell migration in mice with lipopolysaccharide-induced peritonitis. *Photomedicine and laser surgery, 25*(4), 245–249. https://doi.org/10.1089/pho.2007.2079

Demidova-Rice, T. N., Salomatina, E. V., Yaroslavsky, A. N., Herman, I. M., & Hamblin, M. R. (2007). Low-level light stimulates excisional wound healing in mice. *Lasers in surgery and medicine, 39*(9), 706–715. https://doi.org/10.1002/lsm.20549

Detaboada, L., Ilic, S., Leichliter-Martha, S., Oron, U., Oron, A., & Streeter, J. (2006). Transcranial application of low-energy laser irradiation improves neurological deficits in rats following acute stroke. *Lasers in surgery and medicine, 38*(1), 70–73. https://doi.org/10.1002/lsm.20256

Dröge W. (2002). Free radicals in the physiological control of cell function. *Physiological reviews, 82*(1), 47–95. https://doi.org/10.1152/physrev.00018.2001

Durukan, A., & Tatlisumak, T. (2007). Acute ischemic stroke: overview of major experimental rodent models, pathophysiology, and therapy of focal cerebral ischemia. *Pharmacology, biochemistry, and behavior, 87*(1), 179–197. https://doi.org/10.1016/j.pbb.2007.04.015

Ebbesen, F., Agati, G., & Pratesi, R. (2003). Phototherapy with turquoise versus blue light. Archives of disease in childhood. *Fetal and neonatal edition, 88*(5), F430–F431. https://doi.org/10.1136/fn.88.5.f430

Eells, J. T., Henry, M. M., Summerfelt, P., Wong-Riley, M. T., Buchmann, E. V., Kane, M., Whelan, N. T., & Whelan, H. T. (2003). Therapeutic photobiomodulation for methanol-induced retinal toxicity. *Proceedings of the National Academy of Sciences of the United States of America, 100*(6), 3439–3444. https://doi.org/10.1073/pnas.0534746100

Eichler, M., Lavi, R., Friedmann, H., Shainberg, A., & Lubart, R. (2007). Red light-induced redox reactions in cells observed with TEMPO. *Photomedicine and laser surgery, 25*(3), 170–174. https://doi.org/10.1089/pho.2007.2046

Ekim, A., Armagan, O., Tascioglu, F., Oner, C., & Colak, M. (2007). Effect of low level laser therapy in rheumatoid arthritis patients with carpal tunnel syndrome. *Swiss medical weekly, 137*(23-24), 347–352. https://doi.org/10.4414/smw.2007.11581

Elwakil, T. F., Elazzazi, A., & Shokeir, H. (2007). Treatment of carpal tunnel syndrome by low-level laser versus open carpal tunnel release. *Lasers in medical science, 22*(4), 265–270. https://doi.org/10.1007/s10103-007-0448-8

Epperson, C. N., Terman, M., Terman, J. S., Hanusa, B. H., Oren, D. A., Peindl, K. S., & Wisner, K. L. (2004). Randomized clinical trial of bright light therapy for antepartum depression: preliminary findings. *The Journal of clinical psychiatry, 65*(3), 421–425. https://doi.org/10.4088/jcp.v65n0319

Evans, A. R., Limp-Foster, M., & Kelley, M. R. (2000). *Going APE over ref-1. Mutation research, 461*(2), 83–108. https://doi.org/10.1016/s0921-8777(00)00046-x

Ferreira, D. M., Zângaro, R. A., Villaverde, A. B., Cury, Y., Frigo, L., Picolo, G., Longo, I., & Barbosa, D. G. (2005). Analgesic effect of He-Ne (632.8nm) low-level laser therapy on acute inflammatory pain. *Photomedicine and laser surgery, 23*(2), 177–181. https://doi.org/10.1089/pho.2005.23.177

Figueiro M. G. (2017). Disruption of Circadian Rhythms by Light During Day and Night. Current sleep medicine reports, 3(2), 76–84. https://doi.org/10.1007/s40675-017-0069-0

Fouquet, Roger & Pearson, Peter. (2006). Seven Centuries of Energy Services: The Price and Use of Light in the United Kingdom (1300-2000). *The Energy Journal. 27*. 138-178. 10.2307/23296980.

Freitas, Lucas & Hamblin, Michael. (2016). Proposed Mechanisms of Photobiomodulation or Low Level Light Therapy. IEEE Journal of Selected Topics in Quantum Electronics. 22. 1-1. 10.1109/JSTQE.2016.2561201.

Friedlander R. M. (2003). Apoptosis and caspases in neurodegenerative diseases. *The New England journal of medicine, 348*(14), 1365–1375. https://doi.org/10.1056/NEJMra022366

Friedmann, H., Lubart, R., Laulicht, I., & Rochkind, S. (1991). A possible explanation of laser-induced stimulation and damage of cell cultures. *Journal of photochemistry and photobiology. B, Biology, 11*(1), 87–91. https://doi.org/10.1016/1011-1344(91)80271-i

Furlan, A., Higashida, R., Wechsler, L., Gent, M., Rowley, H., Kase, C., Pessin, M., Ahuja, A., Callahan, F., Clark, W. M., Silver, F., & Rivera, F. (1999). Intra-arterial prourokinase for acute ischemic stroke. The PROACT II study: a randomized controlled trial. *Prolyse in Acute Cerebral Thromboembolism. JAMA, 282*(21), 2003–2011. https://doi.org/10.1001/jama.282.21.2003

Gavish, L., Perez, L., & Gertz, S. D. (2006). Low-level laser irradiation modulates matrix metalloproteinase activity and gene expression in porcine aortic smooth muscle cells. *Lasers in surgery and medicine, 38*(8), 779–786. https://doi.org/10.1002/lsm.20383

GORDON M. W. (1960). The correlation between in vivo mitochondrial changes and tryptophan pyrrolase activity. *Archives of biochemistry and biophysics, 91*, 75–82. https://doi.org/10.1016/0003-9861(60)90457-4

Gaham H. Then and now—Part 2 Accessed at "http://www.innerself.com/Health/Colour_Therapy_part_2.htm"

Gella, A., & Durany, N. (2009). Oxidative stress in Alzheimer disease. *Cell adhesion & migration, 3*(1), 88–93. https://doi.org/10.4161/cam.3.1.7402

Ghadiali D. (1997). Spectro-chrome Metery Encyclopedia 1997;NJ, USA Dinshah Health Society.

Gigo-Benato, D., Geuna, S., & Rochkind, S. (2005). Phototherapy for enhancing peripheral nerve repair: a review of the literature. *Muscle & nerve, 31*(6), 694–701. https://doi.org/10.1002/mus.20305

Ginsberg M. D. (2008). Neuroprotection for ischemic stroke: past, present and future. *Neuropharmacology, 55*(3), 363–389. https://doi.org/10.1016/j.neuropharm.2007.12.007

Graham H. (1998). *Discover Colour therapy* (2004) Ca USA Ulysses Press

Greco, M., Guida, G., Perlino, E., Marra, E., & Quagliariello, E. (1989). Increase in RNA and protein synthesis by mitochondria irradiated with helium-neon laser. *Biochemical and biophysical research communications, 163*(3), 1428–1434. https://doi.org/10.1016/0006-291x(89)91138-8

Guzzardella, G. A., Fini, M., Torricelli, P., Giavaresi, G., & Giardino, R. (2002). Laser stimulation on bone defect healing: an in vitro study. *Lasers in medical science, 17*(3), 216–220. https://doi.org/10.1007/s101030200031

Gür, A., Karakoc, M., Nas, K., Cevik, R., Sarac, J., & Ataoglu, S. (2002). Effects of low power laser and low dose amitriptyline therapy on clinical symptoms and quality of life in fibromyalgia: a single-blind, placebo-controlled trial. *Rheumatology international, 22*(5), 188–193. https://doi.org/10.1007/s00296-002-0221-z

Hacke, W., Donnan, G., Fieschi, C., Kaste, M., von Kummer, R., Broderick, J. P., Brott, T., Frankel, M., Grotta, J. C., Haley, E. C., Jr, Kwiatkowski, T., Levine, S. R., Lewandowski, C., Lu, M., Lyden, P., Marler, J. R., Patel, S., Tilley, B. C., Albers, G., Bluhmki, E., ... NINDS rt-PA Study Group Investigators (2004). Association of outcome with early stroke treatment: pooled analysis of ATLANTIS, ECASS, and NINDS rt-PA stroke trials. Lancet (London, England), 363(9411), 768–774. https://doi.org/10.1016/S0140-6736(04)15692-4

Hamblin, Michael & Carroll, James & Freitas, Lucas & Huang, Ying-Ying & Ferraresi, Cleber. (2018). Low-Level Light Therapy: Photobiomodulation. 10.1117/3.2295638.

Hassan M. (2000) Chromopathy, Institute of Chromopathy, Peshawar 2000

Hollas J. Michael. (1998). High Resolution Spectroscopy 2nd Edition, Wiley & Sons, 1998, 7

Hoffmann, A., Levchenko, A., Scott, M. L., & Baltimore, D. (2002). The IkappaB-NF-kappaB signaling module: temporal control and selective gene activation. Science (New York, N.Y.), 298(5596), 1241–1245. https://doi.org/10.1126/science.1071914

Hunt, R. 1956b: The Seven Keys to Color Healing. In Color Healing.

Islamic-turkish civilization and Europe. (2006). https://isamveri.org/pdfdrg/D164624/2006/164624_MALIKS.pdf (2023.09.22)

Ignatov, Y. D., Vislobokov, A. I., Vlasov, T. D., Kolpakova, M. E., Mel'nikov, K. N., & Petrishchev, I. N. (2005). Effects of helium-neon laser irradiation and local anesthetics on potassium channels in pond snail neurons. *Neuroscience and behavioral physiology, 35*(8), 871–875. https://doi.org/10.1007/s11055-005-0137-7

Ikeda, Y., & Long, D. M. (1990). *The molecular basis of brain injury and brain edema: the role of oxygen free radicals. Neurosurgery, 27*(1), 1–11. https://doi.org/10.1097/00006123-199007000-00001

Issac neuton. (1952). OPTICKS. http://strangebeautiful.com/other-texts/newton-opticks-4ed.pdf. Dover Publications. New York.

J. Aschoff and R. Wever, (1962) "Spontanperiodik des Menschen bei Ausschluß aller

Zeitgeber," *Naturwissenschaften 49, no. 15* (1962): 337–42.

J. Aschoff, (1960) "Exogenous and endogenous components in circadian rhythms." *Cold Spring Harbor Symposia on Quantitative Biology 25* (1960): 11–28.

J.-J. de Mairan, (1729). "Observation Botanique," *Histoire de l'Academie Royale des Sciences* (1729): 35–36.

Jamtvedt, G., Dahm, K. T., Christie, A., Moe, R. H., Haavardsholm, E., Holm, I., & Hagen, K. B. (2008). Physical therapy interventions for patients with osteoarthritis of the knee: an overview of systematic reviews. *Physical therapy, 88*(1), 123–136. https://doi.org/10.2522/ptj.20070043

Jankovic J. (2008). Parkinson's disease: clinical features and diagnosis. *Journal of neurology, neurosurgery, and psychiatry, 79*(4), 368–376. https://doi.org/10.1136/jnnp.2007.131045

Karu T. (1999). Primary and secondary mechanisms of action of visible to near-IR radiation on cells. Journal of photochemistry and photobiology. *B, Biology, 49*(1), 1–17. https://doi.org/10.1016/S1011-1344(98)00219-X

Karu, T. I., & Afanas'eva, N. I. (1995). Tsitokhrom c oksidaza kaka pervichnyĭ fotoaktseptor pri lazernom vozde⃞stvii sveta vidimogo i blizhnego IK-diapazona na kul'turu kletok [Cytochrome c oxidase as the primary photoacceptor upon laser exposure of cultured cells to visible and near IR-range light]. *Doklady Akademii nauk, 342*(5), 693–695.

Karu, T. I., & Kolyakov, S. F. (2005). Exact action spectra for cellular responses relevant to phototherapy. *Photomedicine and laser surgery, 23*(4), 355–361. https://doi.org/10.1089/pho.2005.23.355

Karu, T. I., Piatibrat, L. V., & Kalendo, G. S. (1999). Effekt podavleniia vnutrikletochnoĭ kontsentratsii ATF impul'snym lazernym izlucheniem s lambda=820nm [Suppression of the intracellular concentration of ATP by irradiating with a laser pulse of wavelength lambda=820nm]. *Doklady Akademii nauk, 364*(3), 399–401.

Karu, T. I., Pyatibrat, L. V., & Afanasyeva, N. I. (2004). A novel mitochondrial signaling pathway activated by visible-to-near infrared radiation. *Photochemistry and photobiology, 80*(2), 366–372. https://doi.org/10.1562/2004-03-25-RA-123

Karu, T. I., Pyatibrat, L. V., & Kalendo, G. S. (2001). Cell attachment to extracellular matrices is modulated by pulsed radiation at 820nm and chemicals that modify the activity of enzymes in the plasma membrane. *Lasers in surgery and medicine, 29*(3), 274–281. https://doi.org/10.1002/lsm.1119

Kellogg, J.H. (1910). Light Therapeutics. https://www.enkidulight.com/wp-content/uploads/2017/06/Light-Therapeutics.pdf (2023.09.20)

Khanna, A., Shankar, L. R., Keelan, M. H., Kornowski, R., Leon, M., Moses, J., & Kipshidze, N. (1999). Augmentation of the expression of proangiogenic genes in cardiomyocytes with low dose laser irradiation in vitro. *Cardiovascular radiation medicine, 1*(3), 265–269. https://doi.org/10.1016/s1522-1865(99)00018-9

Kizilirmak, C., Bianchi, M. E., & Zambrano, S. (2022). Insights on the NF-κB System Using

Live Cell Imaging: Recent Developments and Future Perspectives. Frontiers in immunology, 13, 886127. https://doi.org/10.3389/fimmu.2022.886127

Klotsche C. (1993). Colour Medicine, Light Technology Publishing 1993

Klepeis, V. E., Weinger, I., Kaczmarek, E., & Trinkaus-Randall, V. (2004). P2Y receptors play a critical role in epithelial cell communication and migration. *Journal of cellular biochemistry, 93*(6), 1115–1133. https://doi.org/10.1002/jcb.20258

Kortkov K. Accessed at http://www.kirlianresearch.com/

Kripke, D. F., Risch, S. C., & Janowsky, D. (1983). Bright white light alleviates depression. *Psychiatry research, 10*(2), 105–112. https://doi.org/10.1016/0165-1781(83)90109-9

L.R. Caplan (ed.), (2000). Caplan's Stroke: A Clinical Approach, 3rd ed., Butterworth-Heinemann, Boston

L.R. Squire, F. Bloom, and N. Spitzer, (2008). Fundamental Neuroscience, Academic Press

Lam, R. W., Goldner, E. M., Solyom, L., & Remick, R. A. (1994). A controlled study of light therapy for bulimia nervosa. *The American journal of psychiatry, 151*(5), 744–750. https://doi.org/10.1176/ajp.151.5.744

Lampl, Y. (2007). "Laser treatment for stroke," Expert. Rev. Neurother. 7, 961–965

Lampl, Y., Zivin, J. A., Fisher, M., Lew, R., Welin, L., Dahlof, B., Borenstein, P., Andersson, B., Perez, J., Caparo, C., Ilic, S., & Oron, U. (2007). Infrared laser therapy for ischemic stroke: a new treatment strategy: results of the NeuroThera Effectiveness and Safety Trial-1 (NEST-1). *Stroke, 38*(6), 1843–1849. https://doi.org/10.1161/STROKEAHA.106.478230

Lapchak, P. A., & Araujo, D. M. (2007). Advances in ischemic stroke treatment: neuroprotective and combination therapies. *Expert opinion on emerging drugs, 12*(1), 97–112. https://doi.org/10.1517/14728214.12.1.97

Lapchak, P. A., Salgado, K. F., Chao, C. H., & Zivin, J. A. (2007). Transcranial near-infrared light therapy improves motor function following embolic strokes in rabbits: an extended therapeutic window study using continuous and pulse frequency delivery modes. *Neuroscience, 148*(4), 907–914. https://doi.org/10.1016/j.neuroscience.2007.07.002

Lapchak, P. A., Wei, J., & Zivin, J. A. (2004). Transcranial infrared laser therapy improves clinical rating scores after embolic strokes in rabbits. *Stroke, 35*(8), 1985–1988. https://doi.org/10.1161/01.STR.0000131808.69640.b7

Lavi, R., Shainberg, A., Friedmann, H., Shneyvays, V., Rickover, O., Eichler, M., Kaplan, D., & Lubart, R. (2003). Low energy visible light induces reactive oxygen species generation and stimulates an increase of intracellular calcium concentration in cardiac cells. *The Journal of biological chemistry, 278*(42), 40917–40922. https://doi.org/10.1074/jbc.M303034200

Lavi, R., Sinyakov, M., Samuni, A., Shatz, S., Friedmann, H., Shainberg, A., Breitbart, H., & Lubart, R. (2004). ESR detection of 1O2 reveals enhanced redox activity in illuminated cell cultures. *Free radical research, 38*(9), 893–902. https://doi.org/10.1080/1071576010001642646

Lee, M. S., Baletto, F., Kanhere, D. G., & Scandolo, S. (2008). Far-infrared absorption of water clusters by first-principles molecular dynamics. *The Journal of chemical physics, 128*(21), 214506.

https://doi.org/10.1063/1.2933248

Lee, S. Y., Park, K. H., Choi, J. W., Kwon, J. K., Lee, D. R., Shin, M. S., Lee, J. S., You, C. E., & Park, M. Y. (2007). A prospective, randomized, placebo-controlled, double-blinded, and split-face clinical study on LED phototherapy for skin rejuvenation: clinical, profilometric, histologic, ultrastructural, and biochemical evaluations and comparison of three different treatment settings. Journal of photochemistry and photobiology. *B, Biology, 88*(1), 51–67. https://doi.org/10.1016/j.jphotobiol.2007.04.008

Leung, M. C., Lo, S. C., Siu, F. K., & So, K. F. (2002). Treatment of experimentally induced transient cerebral ischemia with low energy laser inhibits nitric oxide synthase activity and up-regulates the expression of transforming growth factor-beta 1. *Lasers in surgery and medicine, 31*(4), 283–288. https://doi.org/10.1002/lsm.10096

Liu, H., Colavitti, R., Rovira, I. I., & Finkel, T. (2005). Redox-dependent transcriptional regulation. *Circulation research, 97*(10), 967–974. https://doi.org/10.1161/01.RES.0000188210.72062.10

Lubert S. (1995). *Stanford University*. Biochemistry 4th.

Lychagov, Vladislav & Tuchin, Valery & Vilenskii, Maxim & Reznik, Boris & Ichim, Thomas & De Taboada, Luis. (2006). Experimental study of NIR transmittance of the human skull-art. no. 60850T. Proceedings of SPIE-The International Society for Optical Engineering. 6085. 10.1117/12.650116.

M.A. Smith, C.A. Rottkamp, A. Nunomura, et al., "Oxidative stress in Alzheimer's disease," Biochim. Biophys. Acta 1502, 139–144 (2000).

Massey V. (2000). The chemical and biological versatility of riboflavin. *Biochemical Society transactions, 28*(4), 283–296.

Matute, C., Alberdi, E., Domercq, M., Sánchez-Gómez, M. V., Pérez-Samartín, A., Rodríguez-Antigüedad, A., & Pérez-Cerdá, F. (2007). Excitotoxic damage to white matter. *Journal of anatomy, 210*(6), 693–702. https://doi.org/10.1111/j.1469-7580.2007.00733.x

McCraty, Science of the Heart, 36.

McNeely, M. L., Armijo Olivo, S., & Magee, D. J. (2006). *A systematic review of the effectiveness of physical therapy interventions for temporomandibular disorders. Physical therapy, 86*(5), 710–725.

Melool, S. (2016). Jet Lag and the Biological Clock. The Science Journal of the Lander *College of Arts and Sciences, 10*(1). Retrieved from https://touroscholar.touro.edu/sjlcas/vol10/iss1/5

Mester, Andrew., & Mester, Adam. (2017). The History of Photobiomodulation: Endre Mester (1903-1984). *Photomedicine and laser surgery, 35*(8), 393–394. https://doi.org/10.1089/pho.2017.4332

Mester, E., Szende, B., & Gärtner, P. (1968). Die Wirkung der Lasstrahlen auf den Haarwuchs der Maus [The effect of laser beams on the growth of hair in mice]. *Radiobiologia, radiotherapia, 9*(5), 621–626.

Moges, H., Vasconcelos, O. M., Campbell, W. W., Borke, R. C., McCoy, J. A., Kaczmarczyk, L., Feng, J., & Anders, J. J. (2009). Light therapy and supplementary Riboflavin in the

SOD1 transgenic mouse model of familial amyotrophic lateral sclerosis (FALS). *Lasers in surgery and medicine, 41*(1), 52–59. https://doi.org/10.1002/lsm.20732

Molecular Resonance Effect Technology. http://www.cocoonnutrition.org/catalog/page_activated_water.php

Moore, P., Ridgway, T. D., Higbee, R. G., Howard, E. W., & Lucroy, M. D. (2005). Effect of wavelength on low-intensity laser irradiation-stimulated cell proliferation in vitro. *Lasers in surgery and medicine, 36*(1), 8–12. https://doi.org/10.1002/lsm.20117

Moriyama, Y., Moriyama, E. H., Blackmore, K., Akens, M. K., & Lilge, L. (2005). In vivo study of the inflammatory modulating effects of low-level laser therapy on iNOS expression using bioluminescence imaging. *Photochemistry and photobiology, 81*(6), 1351–1355. https://doi.org/10.1562/2005-02-28-RA-450

Morris, C. J., Aeschbach, D., & Scheer, F. A. (2012). Circadian system, sleep and endocrinology. *Molecular and cellular endocrinology, 349*(1), 91–104. https://doi.org/10.1016/j.mce.2011.09.003

Moss T. (1980). Body Electric 1980; New York P. Tarcher

Multicenter Acute Stroke Trial--Europe Study Group, Hommel, M., Cornu, C., Boutitie, F., & Boissel, J. P. (1996). Thrombolytic therapy with streptokinase in acute ischemic stroke. *The New England journal of medicine, 335*(3), 145–150. https://doi.org/10.1056/NEJM199607183350301

Mussbacher, M., Salzmann, M., Brostjan, C., Hoesel, B., Schoergenhofer, C., Datler, H., Hohensinner, P., Basílio, J., Petzelbauer, P., Assinger, A., & Schmid, J. A. (2019). Cell Type-Specific Roles of NF-κB Linking Inflammation and Thrombosis. Frontiers in immunology, 10, 85. https://doi.org/10.3389/fimmu.2019.00085

Naeser, M. A., Hahn, K. A., Lieberman, B. E., & Branco, K. F. (2002). Carpal tunnel syndrome pain treated with low-level laser and microamperes transcutaneous electric nerve stimulation: A controlled study. *Archives of physical medicine and rehabilitation, 83*(7), 978–988. https://doi.org/10.1053/apmr.2002.33096

Neiburger E. J. (1999). Rapid healing of gingival incisions by the helium-neon diode laser. *Journal of the Massachusetts Dental Society, 48*(1), 8–40.

Nes, A. G., & Posso, M. B. (2005). Patients with moderate chemotherapy-induced mucositis: pain therapy using low intensity lasers. *International nursing review, 52*(1), 68–72. https://doi.org/10.1111/j.1466-7657.2004.00401.x

Niels Ryberg Finsen. The Nobel Prize in Physiology or Medicine 1903. https://www.nobelprize.org/prizes/medicine/1903/finsen/biographical/(접속 2023.09.20)

Nissan, M., Rochkind, S., Razon, N., & Bartal, A. (1986). HeNe laser irradiation delivered transcutaneously: its effect on the sciatic nerve of rats. *Lasers in surgery and medicine, 6*(5), 435–438. https://doi.org/10.1002/lsm.1900060502

NobelPrize.org. Neils Ryberg Finsen–Biographical. Available: https://www.nobelprize.org/nobel_prizes/medicine/laureates/1903/finsen- bio.html [February 10th, 2018].

Oliver zerbe. Medicinal chemistry. https://www.chem.uzh.ch/zerbe/MedChem/MedChem1_Intro.pdf (접속2023.09.20)

Omi, T., Kawana, S., Sato, S., Takezaki, S., Honda, M., Igarashi, T., Hankins, R. W., Bjerring, P., & Thestrup-Pedersen, K. (2005). Cutaneous immunological activation elicited by a low-fluence pulsed dye laser. The British journal of dermatology, 153 Suppl 2, 57–62. https://doi.org/10.1111/j.1365-2133.2005.06971.x

Oron, A., Oron, U., Chen, J., Eilam, A., Zhang, C., Sadeh, M., Lampl, Y., Streeter, J., DeTaboada, L., & Chopp, M. (2006). Low-level laser therapy applied transcranially to rats after induction of stroke significantly reduces long-term neurological deficits. *Stroke, 37*(10), 2620–2624. https://doi.org/10.1161/01.STR.0000242775.14642.b8

Oron, A., Oron, U., Streeter, J., de Taboada, L., Alexandrovich, A., Trembovler, V., & Shohami, E. (2007). low-level laser therapy applied transcranially to mice following traumatic brain injury significantly reduces long-term neurological deficits. *Journal of neurotrauma, 24*(4), 651–656. https://doi.org/10.1089/neu.2006.0198

Oron, U., Ilic, S., De Taboada, L., & Streeter, J. (2007). Ga-As (808nm) laser irradiation enhances ATP production in human neuronal cells in culture. *Photomedicine and laser surgery, 25*(3), 180–182. https://doi.org/10.1089/pho.2007.2064

Ott J. (1972). Health and Light: The Effects of Natural and Artificial Light on Man and Other Living Things. Devin-Adair Company

Oxidative phosphorylation. https://www.khanacademy.org/science/ap-biology/cellular-energetics/cellular-respiration-ap/a/oxidative-phosphorylation-etc. (2023.09.26)

Palmer, A. M., Marion, D. W., Botscheller, M. L., Swedlow, P. E., Styren, S. D., & DeKosky, S. T. (1993). Traumatic brain injury-induced excitotoxicity assessed in a controlled cortical impact model. J*ournal of neurochemistry, 61*(6), 2015–2024. https://doi.org/10.1111/j.1471-4159.1993.tb07437.x

Parry, B. L., Berga, S. L., Mostofi, N., Sependa, P. A., Kripke, D. F., & Gillin, J. C. (1989). Morning versus evening bright light treatment of late luteal phase dysphoric disorder. *The American journal of psychiatry, 146*(9), 1215–1217. https://doi.org/10.1176/ajp.146.9.1215

Pasantes-Morales, H., & Tuz, K. (2006). Volume changes in neurons: hyperexcitability and neuronal death. *Contributions to nephrology, 152*, 221–240. https://doi.org/10.1159/ 000096326

Pascual-Leone, A., Davey, N., Rothwell, J. , et al. (eds), (2002). *Handbook of Transcranial Magnetic Stimulation*. Oxford University Press, London

Passarella, S., Casamassima, E., Molinari, S., Pastore, D., Quagliariello, E., Catalano, I. M., & Cingolani, A. (1984). Increase of proton electrochemical potential and ATP synthesis in rat liver mitochondria irradiated in vitro by helium-neon laser. *FEBS letters, 175*(1), 95–99. https://doi.org/10.1016/0014-5793(84)80577-3

Passarella, S., Ostuni, A., Atlante, A., & Quagliariello, E. (1988). Increase in the ADP/ATP exchange in rat liver mitochondria irradiated in vitro by helium-neon laser. *Biochemical and biophysical research communications, 156*(2), 978–986. https://doi.org/10.1016/s0006-

291x(88)80940-9

Pastore, D., Greco, M., Petragallo, V. A., & Passarella, S. (1994). Increase in <--H+/e- ratio of the cytochrome c oxidase reaction in mitochondria irradiated with helium-neon laser. *Biochemistry and molecular biology international, 34*(4), 817–826.

Perry R. Scientific documentation on colour therapy. http://www.rachelperry.net/SCIENTIFIC.html

Azeemi, S. T., & Raza, S. M. (2005). A critical analysis of chromotherapy and its scientific evolution. *Evidence-based complementary and alternative medicine : eCAM, 2*(4), 481–488. https://doi.org/10.1093/ecam/neh137

Peruri, A., Morgan, A., D'Souza, A., Mellon, B., Hung, C. W., Kayal, G., Shin, H., et al. (2022). *Pineal Gland from the Cell Culture to Animal Models: A Review. Life, 12*(7), 1057. MDPI AG. Retrieved from http://dx.doi.org/10.3390/life12071057

Peter R. (1995). The Quantum Theory of Motion, Cambridge University Press.

Peterson A. Our relationships with light and colour 2001; Accessed at http://www.inlightimes.com/2001/02/colour-light.htm

Phil Sang Chung, You Chan Kim, Min Sang Chung, Sang Oun Jung, Chung Ku Ree. (2005). The Effect of Low-power Laser on the Murine Hair Growth. *Journal of the Korean Society of Plastic and Reconstructive Surgeons 2005, 32*(2):149-154.

Plaetzer, K., Kiesslich, T., Krammer, B., & Hammerl, P. (2002). Characterization of the cell death modes and the associated changes in cellular energy supply in response to AlPcS4-PDT. Photochemical & photobiological sciences. *Official journal of the European Photochemistry Association and the European Society for Photobiology, 1*(3), 172–177. https://doi.org/10.1039/b108816e

Plaghki, L., Decruynaere, C., Van Dooren, P., & Le Bars, D. (2010). *The fine tuning of pain thresholds: a sophisticated double alarm system. PloS one, 5*(4), e10269. https://doi.org/10.1371/journal.pone.0010269

Pleasanton A. (1876). Blue and Sun Light 1876; Philadelphia Claxton, Reuser & Haffelfinger.

Poon, V. K., Huang, L., & Burd, A. (2005). Biostimulation of dermal fibroblast by sublethal Q-switched Nd:YAG 532nm laser: collagen remodeling and pigmentation. Journal of photochemistry and photobiology. *B, Biology, 81*(1), 1–8. https://doi.org/10.1016/j.jphotobiol.2005.05.006

Powers, W. J., Rabinstein, A. A., Ackerson, T., Adeoye, O. M., Bambakidis, N. C., Becker, K., Biller, J., Brown, M., Demaerschalk, B. M., Hoh, B., Jauch, E. C., Kidwell, C. S., Leslie-Mazwi, T. M., Ovbiagele, B., Scott, P. A., Sheth, K. N., Southerland, A. M., Summers, D. V., & Tirschwell, D. L. (2019). Guidelines for the Early Management of Patients With Acute Ischemic Stroke: 2019 Update to the 2018 Guidelines for the Early Management of Acute Ischemic Stroke: A Guideline for Healthcare Professionals From the American Heart Association/American Stroke Association. *Stroke, 50*(12), e344–e418. https://doi.org/10.1161/STR.0000000000000211

Pradzynski, C. C., Forck, R. M., Zeuch, T., Slavíček, P., & Buck, U. (2012). A fully size-resolved perspective on the crystallization of water clusters. Science (New York, N.Y.), 337(6101), 1529–1532. https://doi.org/10.1126/science.1225468

Principles of Spectroscopy. https://www.ugpti.org/smartse/research/citations/downloads/Chong-Principlesz_of_Spectroscopy_CHEM6230-2013.pdf. (2023.09.24)

Qalander B. 1979; LOH-O-QALAM, Maktaba Tajuddin Baba Auliya, Karachi

Quah-Smith, J. I., Tang, W. M., & Russell, J. (2005). Laser acupuncture for mild to moderate depression in a primary care setting--a randomised controlled trial. *Acupuncture in medicine : journal of the British Medical Acupuncture Society, 23*(3), 103–111. https://doi.org/10.1136/aim.23.3.103

RWTH AACHEN UNIVERSITY. Superconductivity and SQUID magnetometer. https://institut2a.physik.rwth-aachen.de/de/teaching/praktikum/Anleitungen/FK11-SQUID.pdf. (2023.09.21)

Rahnama, M., Tuszynski, J. A., Bókkon, I., Cifra, M., Sardar, P., & Salari, V. (2011). Emission of mitochondrial biophotons and their effect on electrical activity of membrane via microtubules. *Journal of integrative neuroscience, 10*(1), 65–88. https://doi.org/10.1142/S0219635211002622

Ralph T.H. Griffith. (1895) The Hymns of the Atharvaveda. https://www.sacred-texts.com/hin/av/index.htm (접속 2023.09.20)

Rochkind, S., Leider-Trejo, L., Nissan, M., Shamir, M. H., Kharenko, O., & Alon, M. (2007). Efficacy of 780-nm laser phototherapy on peripheral nerve regeneration after neurotube reconstruction procedure (double-blind randomized study). *Photomedicine and laser surgery, 25*(3), 137–143. https://doi.org/10.1089/pho.2007.2076

Rosamond, W., Flegal, K., Furie, K., Go, A., Greenlund, K., Haase, N., Hailpern, S. M., Ho, M., Howard, V., Kissela, B., Kittner, S., Lloyd-Jones, D., McDermott, M., Meigs, J., Moy, C., Nichol, G., O'Donnell, C., Roger, V., Sorlie, P., Steinberger, J., ... American Heart Association Statistics Committee and Stroke Statistics Subcommittee (2008). Heart disease and stroke statistics-2008 update: a report from the American Heart Association Statistics Committee and Stroke Statistics Subcommittee. *Circulation, 117*(4), e25–e146. https://doi.org/10.1161/CIRCULATIONAHA.107.187998

Rubinov, A.N., & Afanas'ev, A.A. (2005). Nonresonance mechanisms of biological effects of coherent and incoherent light. Optics and Spectroscopy, 98, 943-948.

Rybak, Y. E., McNeely, H. E., Mackenzie, B. E., Jain, U. R., & Levitan, R. D. (2006). An open trial of light therapy in adult attention-deficit/hyperactivity disorder. *The Journal of clinical psychiatry, 67*(10), 1527–1535. https://doi.org/10.4088/jcp.v67n1006

S.P. Finklestein, M. Fisher, A.J. Furlan, et al., (1999). "Recommendations for standards regarding preclinical neuroprotective and restorative drug development," *Stroke 30*, 2752–2758

Salomatina, E., Jiang, B., Novak, J., & Yaroslavsky, A. N. (2006). Optical properties of normal and cancerous human skin in the visible and near-infrared spectral range. *Journal of biomedical optics, 11*(6), 064026. https://doi.org/10.1117/1.2398928

Sander, C.G. (1926). Colour in Health and Disease. London, UK: C.W. Daniel Co.

Sandercock, P., Lindley, R., Wardlaw, J., Dennis, M., Lewis, S., Venables, G., Kobayashi, A., Czlonkowska, A., Berge, E., Slot, K. B., Murray, V., Peeters, A., Hankey, G., Matz, K., Brainin, M., Ricci, S., Celani, M. G., Righetti, E., Cantisani, T., Gubitz, G., ... IST-3 Collaborative Group (2008). Third international stroke trial (IST-3) of thrombolysis for acute ischaemic stroke. Trials, 9, 37. https://doi.org/10.1186/1745-6215-9-37

Saver J. L. (2006). Time is brain-quantified. *Stroke, 37*(1), 263–266. https://doi.org/10.1161/01.STR.0000196957.55928.ab

Schafer, F. Q., & Buettner, G. R. (2001). Redox environment of the cell as viewed through the redox state of the glutathione disulfide/glutathione couple. *Free radical biology & medicine, 30*(11), 1191–1212. https://doi.org/10.1016/s0891-5849(01)00480-4

Schauss, A. G. (1979). Tranquilizing effect of color reduces aggressive behavior and potential violence. *Journal of Orthomolecular Psychiatry, 8*(4), 218–221.

Schnatz, P. F., & Manson, J. E. (2014). Vitamin D and cardiovascular disease: an appraisal of the evidence. *Clinical chemistry, 60*(4), 600–609. https://doi.org/10.1373/clinchem.2013.211037

Schreck, R., & Baeuerle, P. A. (1991). A role for oxygen radicals as second messengers. *Trends in cell biology, 1*(2-3), 39–42. https://doi.org/10.1016/0962-8924(91)90072-h

Selkoe D. J. (2001). Alzheimer's disease: genes, proteins, and therapy. *Physiological reviews, 81*(2), 741–766. https://doi.org/10.1152/physrev.2001.81.2.741

Shah J. Divine healing Accessed at "http://www.jmshah.com/"

Sheppard, A. R., Swicord, M. L., & Balzano, Q. (2008). Quantitative evaluations of mechanisms of radiofrequency interactions with biological molecules and processes. *Health physics, 95*(4), 365–396. https://doi.org/10.1097/01.HP.0000319903.20660.37

Shefer, G., Barash, I., Oron, U., & Halevy, O. (2003). Low-energy laser irradiation enhances de novo protein synthesis via its effects on translation-regulatory proteins in skeletal muscle myoblasts. *Biochimica et biophysica acta, 1593*(2-3), 131–139. https://doi.org/10.1016/s0167-4889(02)00350-6

Source: Boston Consulting Group, Milken institud in Real World Drug Discovory, R. Rydzewski, Elsevier, 2008

Stahel, P. F., VanderHeiden, T. F., & Kim, F. J. (2017). Why do surgeons continue to perform unnecessary surgery?. Patient safety in surgery, 11, 1. https://doi.org/10.1186/s13037-016-0117-6

Storz P. (2007). Mitochondrial ROS--radical detoxification, mediated by protein kinase D. Trends in cell biology, 17(1), 13–18. https://doi.org/10.1016/j.tcb.2006.11.003

Streeter, J., De Taboada, L., & Oron, U. (2004). Mechanisms of action of light therapy for stroke and acute myocardial infarction. Mitochondrion, 4(5-6), 569–576. https://doi.org/10.1016/j.mito.2004.07.037

Stroke Therapy Academic Industry Roundtable (STAIR) (1999). Recommendations for standards regarding preclinical neuroprotective and restorative drug development. *Stroke, 30*(12), 2752–2758. https://doi.org/10.1161/01.str.30.12.2752

Sullivan, P. G., & Brown, M. R. (2005). Mitochondrial aging and dysfunction in Alzheimer's disease. *Progress in neuro-psychopharmacology & biological psychiatry, 29*(3), 407–410. https://doi.org/10.1016/j.pnpbp.2004.12.007

Sutherland J. C. (2002). Biological effects of polychromatic light. *Photochemistry and photobiology, 76*(2), 164–170. https://doi.org/10.1562/0031-8655(2002)076<0164:beopl>2.0.co;2

Taber, K. H., Warden, D. L., & Hurley, R. A. (2006). Blast-related traumatic brain injury: what is known?. *The Journal of neuropsychiatry and clinical neurosciences, 18*(2), 141–145. https://doi.org/10.1176/jnp.2006.18.2.141

Taylor C. T. (2008). Mitochondria and cellular oxygen sensing in the HIF pathway. *The Biochemical journal, 409*(1), 19–26. https://doi.org/10.1042/BJ20071249

Teasdale, G. M., & Graham, D. I. (1998). Craniocerebral trauma: protection and retrieval of the neuronal population after injury. *Neurosurgery, 43*(4), 723–738. https://doi.org/10.1097/00006123-199810000-00001

Terman, J. S., Terman, M., Schlager, D., Rafferty, B., Rosofsky, M., Link, M. J., Gallin, P. F., & Quitkin, F. M. (1990). Efficacy of brief, intense light exposure for treatment of winter depression. *Psychopharmacology bulletin, 26*(1), 3–11.

Trelles, M. A., Mordon, S., & Calderhead, R. G. (2007). Facial rejuvenation and light: our personal experience. *Lasers in medical science, 22*(2), 93–99. https://doi.org/10.1007/s10103-006-0418-6

Trimmer, P. A., Schwartz, K. M., Borland, M. K., De Taboada, L., Streeter, J., & Oron, U. (2009). Reduced axonal transport in Parkinson's disease cybrid neurites is restored by light therapy. *Molecular neurodegeneration, 4*, 26. https://doi.org/10.1186/1750-1326-4-26

Tuby, H., Maltz, L., & Oron, U. (2006). Modulations of VEGF and iNOS in the rat heart by low level laser therapy are associated with cardioprotection and enhanced angiogenesis. *Lasers in surgery and medicine, 38*(7), 682–688. https://doi.org/10.1002/lsm.20377

Vasiliev, Mikhail & Alameh, Kamal. (2008). Photonic Nano-Structures For Water Quality Monitoring. ECU Publications. 7004. 10.1117/12.786319.

Vatansever, Fatma & Hamblin, Michael. (2012). Far infrared radiation (FIR): Its biological effects and medical applications. Photon Lasers Med. 1. 255-266. 10.1515/plm-2012-0034.

Vitreshchak, T. V., Mikhailov, V. V., Piradov, M. A., Poleshchuk, V. V., Stvolinskii, S. L., & Boldyrev, A. A. (2003). Laser modification of the blood in vitro and in vivo in patients with Parkinson's disease. *Bulletin of experimental biology and medicine, 135*(5), 430–432. https://doi.org/10.1023/a:1024950922391

Walker, Morton (1991): The Power of Color. New York, USA: Avery Publishing Group.

Wan, S., Parrish, J. A., Anderson, R. R., & Madden, M. (1981). Transmittance of nonionizing radiation in human tissues. *Photochemistry and photobiology, 34*(6), 679–681. https://doi.

org/10.1111/j.1751-1097.1981.tb09063.x

Whelan, H. T., Buchmann, E. V., Dhokalia, A., Kane, M. P., Whelan, N. T., Wong-Riley, M. T., Eells, J. T., Gould, L. J., Hammamieh, R., Das, R., & Jett, M. (2003). Effect of NASA light-emitting diode irradiation on molecular changes for wound healing in diabetic mice. *Journal of clinical laser medicine & surgery, 21*(2), 67–74. https://doi.org/10.1089/104454703765035484

Whelan, H. T., Smits, R. L., Jr, Buchman, E. V., Whelan, N. T., Turner, S. G., Margolis, D. A., Cevenini, V., Stinson, H., Ignatius, R., Martin, T., Cwiklinski, J., Philippi, A. F., Graf, W. R., Hodgson, B., Gould, L., Kane, M., Chen, G., & Caviness, J. (2001). Effect of NASA light-emitting diode irradiation on wound healing. *Journal of clinical laser medicine & surgery, 19*(6), 305–314. https://doi.org/10.1089/104454701753342758

White, G.S. (1956). *Color Healing*. In Color Healing.

Wiessner P. W. (2014). Embers of society: Firelight talk among the Ju/'hoansi Bushmen. *Proceedings of the National Academy of Sciences of the United States of America, 111*(39), 14027–14035. https://doi.org/10.1073/pnas.1404212111

Wiessner P. W. (2014). Embers of society: Firelight talk among the Ju/'hoansi Bushmen. *Proceedings of the National Academy of Sciences of the United States of America, 111*(39), 14027–14035. https://doi.org/10.1073/pnas.1404212111

Wilden, L., & Karthein, R. (1998). Import of radiation phenomena of electrons and therapeutic low-level laser in regard to the mitochondrial energy transfer. *Journal of clinical laser medicine & surgery, 16*(3), 159–165. https://doi.org/10.1089/clm.1998.16.159

Wills, P. (1993). *Colour Therapy*. The Use of Colour for Health and Healing. Dorset, U.K.: Element Books.

Wirz-Justice, A., Graw, P., Kräuchi, K., Gisin, B., Jochum, A., Arendt, J., Fisch, H. U., Buddeberg, C., & Pöldinger, W. (1993). Light therapy in seasonal affective disorder is independent of time of day or circadian phase. *Archives of general psychiatry, 50*(12), 929–937. https://doi.org/10.1001/archpsyc.1993.01820240013001

Wong, S. F., & Wilder-Smith, P. (2002). Pilot study of laser effects on oral mucositis in patients receiving chemotherapy. Cancer journal (Sudbury, Mass.), 8(3), 247–254. https://doi.org/10.1097/00130404-200205000-00008

Wong-Riley, M. T., Liang, H. L., Eells, J. T., Chance, B., Henry, M. M., Buchmann, E., Kane, M., & Whelan, H. T. (2005). Photobiomodulation directly benefits primary neurons functionally inactivated by toxins: role of cytochrome c oxidase. *The Journal of biological chemistry, 280*(6), 4761–4771. https://doi.org/10.1074/jbc.M409650200

Wu, X., Dmitriev, A. E., Cardoso, M. J., Viers-Costello, A. G., Borke, R. C., Streeter, J., & Anders, J. J. (2009). 810nm Wavelength light: an effective therapy for transected or contused rat spinal cord. *Lasers in surgery and medicine, 41*(1), 36–41. https://doi.org/10.1002/lsm.20729

Yetish, G., Kaplan, H., Gurven, M., Wood, B., Pontzer, H., Manger, P. R., Wilson, C.,

McGregor, R., & Siegel, J. M. (2015). Natural sleep and its seasonal variations in three pre-industrial societies. *Current biology: CB, 25*(21), 2862–2868. https://doi.org/10.1016/j.cub.2015.09.046

Yiming, C., Changxin, Z., Ung, W. S., Lei, Z., & Kean, L. S. (2000). Laser acupuncture for adolescent smokers--a randomized double-blind controlled trial. *The American journal of Chinese medicine, 28*(3-4), 443–449. https://doi.org/10.1142/S0192415X00000520

Ying, R., Liang, H. L., Whelan, H. T., Eells, J. T., & Wong-Riley, M. T. (2008). Pretreatment with near-infrared light via light-emitting diode provides added benefit against rotenone- and MPP+-induced neurotoxicity. *Brain research, 1243*, 167–173. https://doi.org/10.1016/j.brainres.2008.09.057

Yonsei University Department of Physics General Physics Labs. (20201117). 빛의 간섭과 회절. http://phylab.yonsei.ac.kr/exp_ref/209_Light_KOR.pdf. (2023.09.22)

Yu, H. S., Chang, K. L., Yu, C. L., Chen, J. W., & Chen, G. S. (1996). Low-energy helium-neon laser irradiation stimulates interleukin-1 alpha and interleukin-8 release from cultured human keratinocytes. *The Journal of investigative dermatology, 107*(4), 593–596. https://doi.org/10.1111/1523-1747.ep12583090

Yu, W., Naim, J. O., McGowan, M., Ippolito, K., & Lanzafame, R. J. (1997). Photomodulation of oxidative metabolism and electron chain enzymes in rat liver mitochondria. *Photochemistry and photobiology, 66*(6), 866–871. https://doi.org/10.1111/j.1751-1097.1997.tb03239.x

Yunus A. Cengel and Afshin J. Ghajar. (2015). *Heat and mass transfer: Fundamentals and applications*, 5th ed., McGraw-Hill Education.

Zalewska-Kaszubska, J., & Obzejta, D. (2004). Use of low-energy laser as adjunct treatment of alcohol addiction. *Lasers in medical science, 19*(2), 100–104. https://doi.org/10.1007/s10103-004-0307-9

Zelickson, B. D., Kilmer, S. L., Bernstein, E., Chotzen, V. A., Dock, J., Mehregan, D., & Coles, C. (1999). Pulsed dye laser therapy for sun damaged skin. *Lasers in surgery and medicine, 25*(3), 229–236. https://doi.org/10.1002/(sici)1096-9101(1999)25:3

anonymonus. Colour history. Colour Therapy healing. "http://www.colourtherapyhealing.com/colour/colour_history.php" (접속 2023.09.20)

de la Iglesia, H. O., Fernández-Duque, E., Golombek, D. A., Lanza, N., Duffy, J. F., Czeisler, C. A., & Valeggia, C. R. (2015). Access to Electric Light Is Associated with Shorter Sleep Duration in a Traditionally Hunter-Gatherer Community. *Journal of biological rhythms, 30*(4), 342–350. https://doi.org/10.1177/0748730415590702

de la Iglesia, H. O., Moreno, C., Lowden, A., Louzada, F., Marqueze, E., Levandovski, R., Pilz, L. K., Valeggia, C., Fernandez-Duque, E., Golombek, D. A., Czeisler, C. A., Skene, D. J., Duffy, J. F., & Roenneberg, T. (2016). Ancestral sleep. *Current biology : CB, 26*(7), R271–R272. https://doi.org/10.1016/j.cub.2016.01.071

색 인

▣ 저자약력 ▣

❖ 차용철 한의학박사

- (전)수원대학교 스포츠과학부 교수
- 서울대학교 차세대융합기술연구원 나노프리모연구센터 및 기능성식물소재 융합연구센터 책임연구원(겸임)
- 세계자연건강포럼(사) 자문의원
- 선문대학교 대학원 통합의학과 외래교수
- 오운육기 건강체질연구소 소장

■ **저서**

- 오운육기 건강체질 뜸
- 오운육기 통변처방(신개념 예방한의학)
- 사암의 사고(병증해설 및 배혈 해석)
- 스포츠 전공자를 위한 인체해부학
- 피부 테이핑(피부운동학의 임상응용)
- 두개접형비골기법(CSNT)
- 톰슨테크닉의 임상적 적용

❖ 김상희 이학박사

- 건강식품 연구원 대표, 팜스웰 회장
- 선문대학교 대학원 통합의학과 석/박사
- 서울대학교 자연과학대학 SPARC 수료
- 한국야생식물가꾸기 협회 수석부회장
- 오운육기 건강체질연구소 자문위원
- 서울대학교 산림치유사 1급 수료
- 서울대학교 약학대학원 수료

■ **저서**

- 대자연의선물 아유르베다
- 오운육기 건강체질 뜸

❖ 최상기 이학박사

- 선문대학교 일반대학원 통합의학과 박사
- 선문대학교 통합의학대학원 석사

■ **저서**

- 오운육기 건강체질 뜸
- 오운육기 통변처방(신개념 예방한의학)
- 사암의 사고(병증해설 및 배혈 해석)
- 약보다 쑥뜸